口腔医学数字化技术及应用

刘云峰　程康杰　仵健磊・著

中国轻工业出版社

图书在版编目（CIP）数据

口腔医学数字化技术及应用/刘云峰，程康杰，仵健磊著．—
北京：中国轻工业出版社，2025.4
ISBN 978-7-5184-4198-3

Ⅰ.①口… Ⅱ.①刘… ②程… ③仵… Ⅲ.①数字
技术—应用—口腔科学 Ⅳ.①R78-39

中国版本图书馆 CIP 数据核字（2022）第 222337 号

责任编辑：王　淳　　责任终审：简延荣
文字编辑：宋　博　　责任校对：晋　洁　　封面设计：锋尚设计
策划编辑：宋　博　　版式设计：霸　州　　责任监印：张京华

出版发行：中国轻工业出版社（北京鲁谷东街 5 号，邮编：100040）
印　　刷：北京君升印刷有限公司
经　　销：各地新华书店
版　　次：2025 年 4 月第 1 版第 3 次印刷
开　　本：787×1092　1/16　印张：11.5　　插页：4
字　　数：280 千字
书　　号：ISBN 978-7-5184-4198-3　定价：48.00 元
邮购电话：010-85119873
发行电话：010-85119832　010-85119912
网　　址：http://www.chlip.com.cn
Email：club@chlip.com.cn

250418K5C103ZBW

前言
Foreword

习近平总书记在党的二十大报告中指出，推进健康中国建设，把保障人民健康放在优先发展的战略位置。这一战略任务对医工结合领域的科研工作者提出了新要求。

随着医疗技术的发展和人们生活水平的提高，传统以二维影像为基础的诊断和依赖医生操作经验的治疗方式已经不能满足口腔疾病诊疗的精准度要求。近年来，以医学图像为基础的三维模型重建、数字化手术方案设计、生物力学分析、个性化手术工具的设计与3D打印制备、个性化植入体及修复体的设计等数字化技术在口腔医学中得到了广泛应用，显著提高了口腔种植、颌骨缺损重建、口腔正畸等口腔疾病诊疗的精准度和治疗效率及良好的远期效果。

本书作者团队多年来一直专注于数字化技术在口腔医学中的应用研究，是国内较早开展数字化口腔种植技术、数字化颌骨缺损修复重建技术、数字化精准正畸等方面研究的团队，在医学模型重建、生物力学有限元分析、医学3D打印等方面取得了一定的成果，并大量临床应用，本书就是对相关成果的总结。本书可以作为相关专业的研究生教材，共分为8章：第1章绪论介绍口腔医学中主要的数字化技术及其在口腔医学中的发展历史、主要应用领域与现状；第2章介绍颌骨模型及下颌骨生物力学有限元模型构建技术，包括CT图像处理、下颌骨三维模型构建及生物力学建模和分析；第3章介绍数字化牙种植技术，包括三维模型重建、种植方案设计、手术导板设计与3D打印及临床案例；第4章介绍下颌骨数字化精确重建技术，包括颌骨三维模型重建、手术方案设计、手术导板设计与打印及临床案例；第5章介绍下颌骨新型植入体拓扑优化设计及制备，包括拓扑优化设计、生物力学分析及检测、植入体设计与制备等；第6章介绍数字化正畸技术，包括正畸生物力学有限元分析及测量、正畸方案设计与实施等；第7章介绍可摘局部义齿的数字化设计与制作技术；第8章对全文进行了总结与展望。

本书内容相关的研究工作先后得到了国家自然科学基金（项目编号：52175280，51775506，51375453，50905164）、浙江省自然科学基金（项目编号：LY13E050017，Y2090835）资助，本书还获得浙江工业大学研究生教材建设项目资助（项目编号：20220104），一并致谢！

本书由浙江工业大学刘云峰、程康杰和仵健磊合著。研究生徐健斌、廖文清、周根、袁喜根、彭文明、范莹莹、袁子茜、何传鑫等为本书做了大量工作，在此表示衷心感谢。本书的临床案例由长期以来的医疗合作伙伴浙江医院的张建兴主任、浙江大学医学院附属口腔医院的朱赴东主任、浙江大学医学院附属第一医院的朱慧勇主任、浙江大学医学院附属第二医院的董研主任、杭州口腔医院林海燕主任、杭州国大口腔的邵现红主任等提供，对长期以来给予大力支持的口腔临床专家在此一并表示感谢！

由于作者水平有限，书中难免存在疏漏和不足之处，敬请读者提出宝贵意见。

注：本书所有彩色插图可扫描书中对应的二维码查看。

作　者

于浙江工业大学

目录
Contents

第 1 章　绪论

第 1 章插图

1.1　引言

口腔作为人体重要的功能区域，包含了牙齿、牙龈、舌头、上下腭、上下颌骨以及丰富的神经和血管等重要组织结构，在人体中承担着语言、咀嚼、吞咽等功能，也是展现微笑等面部表情和容貌的主要区域[1]。口腔健康是世界卫生组织确定的人体健康十大标准之一，是反映人体健康和生命质量的一面镜子[2]。随着人们生活水平的提高，对口腔健康的重视程度也越来越高，对口腔疾病的精确诊治不断提出新的要求，不断推动口腔诊疗向精准化方向发展。

口腔医学是现代医学的重要组成部分，与自然科学特别是工程科学技术的发展密切相关。近年来，随着医学三维建模、治疗方案数字化规划、医学模型 3D 打印、手术机器人等数字化工程技术在口腔医学中的深入研究和广泛应用，以“医工结合”为典型特征的口腔医学数字化技术得到了长足发展和快速进步，促进了现代口腔医学技术的快速发展[3-5]。

数字技术（Digital Technology），或称数字化技术，是与计算机相伴相生的科学技术，它是指借助一定的软件和设备将各种信息，包括图、文、声、像等，转化为计算机能识别的二进制数字“0”和“1”后进行运算、加工、存储、传送、传播、还原的技术。数字化技术是计算机技术、多媒体技术以及互联网技术的基础，是实现信息数字化的技术手段。在数字化技术的支持下，各种现代设计和先进制造技术得到了快速发展，包括计算机辅助设计 CAD（Computer Aided Design）、计算机辅助制造 CAM（Computer Aided Manufacturing）、拓扑优化设计 TOD（Topological Optimal Design）、有限元方法 FEM（Finite Element Method）、3D（3 Dimensional）打印、数控加工 NC（Numerical Control）等。近年来，这些数字化技术在医学领域得到了大量应用[6]，并发展成了区别于传统自由手术（Free Hand Surgery，FHS）的计算机辅助手术 CAS（Computer-assisted Surgery）或称为图像引导手术 IGS（Image-guided Surgery）或导航手术 NS（Navigation Surgery）[7] 的手术技术，特别是与口腔医学相结合，促进了口腔种植、下颌骨缺损重建、根尖切除、正畸矫治力控制等口腔诊疗的数字化和精准化[8-15]。

口腔医学数字化技术就是指利用数字化医学影像技术（如计算机断层扫描、模型扫描或口内扫描）及工程领域的图像处理与三维重建、CAD/CAM、优化设计、有限元仿真分析、3D 打印等各种数字化技术手段进行口腔疾病诊断、分析、个性化治疗方案规划及手术辅助工具设计、医学模型及个性化工具的 3D 打印等，并在这些技术的协助下，由医生实施精准的临床手术操作，实现口腔疾病的个性化和精准化诊疗。

近十年来，口腔医学数字化技术得到了快速发展和应用，但其内涵始终是研究和利用与口腔医学相关的各种数字化技术，以帮助实现口腔疾病诊疗的数字化[8]。而其研究的外延则不断拓展，从最初的三维图像获取和建模、人体三维模型打印和模型外科手术等[9-11,16-18]，逐渐发展到融合口腔医学、机械工程、生物材料、计算机与软件、信息科学以及生物力学、细胞及分子生物学等多学科交叉与复合的研究领域，主要研究解决针对实现口腔疾病诊疗的个性化和精准化的一系列数据获取、数据处理及三维重建、生物力学仿真分析及测量、数字化设计及制造、组织再生与功能重建等科学与技术问题[19-22]。

1.2 口腔医学数字化技术体系框架

口腔医学数字化技术的体系框架如图 1-1 所示。主要包括两大部分，一部分是基础理论和支撑技术，主要包括口腔数字化建模、数字化分析与仿真、数字化设计、数字化制造及临床实现；一部分是临床应用领域，包括口腔种植、口腔修复、颌面外科和口腔正畸。同时，口腔医学数字化技术是一个不断发展的开放概念，随着人工智能、大数据、“互联网+”、智能制造、机器人等新技术的发展和应用，将不断促进口腔医学与这些新技术的相互融合和应用，使口腔医学和口腔临床继续向精准化、自动化方向发展。因此口腔医学数字化技术的应用领域和基础支撑技术都将随着技术的进步而不断扩大和拓展。

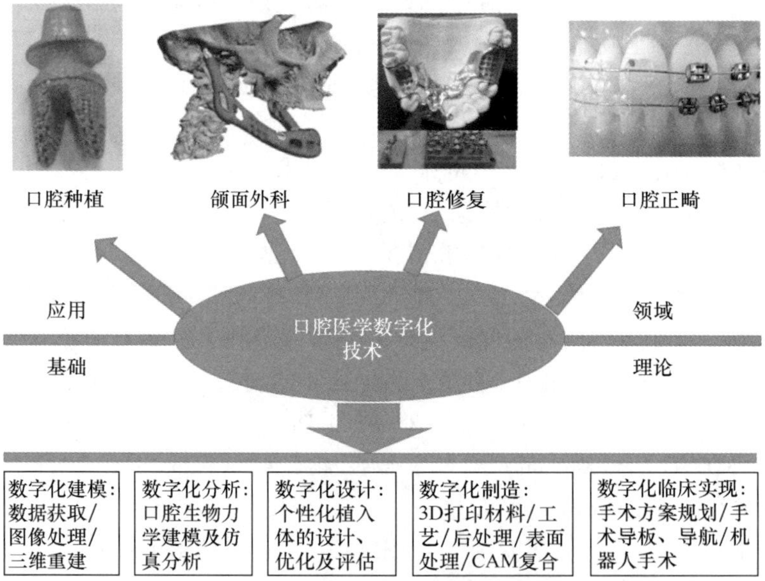

图 1-1　口腔医学数字化技术体系框架

1.2.1 口腔医学数字化技术的主要应用领域

① 数字化口腔种植。区别于基于二维全景片诊断和自由手操作的口腔种植技术，数字化口腔种植是利用口腔 CT（Computerized Tomography，计算机断层扫描）图像和牙模或口内扫描数据，进行口腔组织三维模型重建，并设计三维种植方案，在此基础上设计并 3D 打印手术辅助导板帮助医生实施精准的种植手术操作，或者利用手术视频导航系统或

机器人手术系统实施精准手术操作[11,23]。

② 数字化颌面外科技术。区别于传统的颌面部骨骼或软组织缺损修复中凭医生经验完成手术操作，数字化颌面外科技术是利用基于 CT 的三维重建得到口腔三维模型，在此基础上设计同体移植手术方案和手术模板（包括移植组织获取模板和塑型模板，以及植入模板），并通过 3D 打印将制造出的手术模板用于手术中，帮助医生实现精准的临床操作；如果采用人工植入体修复颌骨缺损，则在口腔三维模型的基础上，构建生物力学模型，利用拓扑优化等设计技术，设计出符合口腔生物力学的个性化颌骨植入体，然后利用钛合金或 PEKK（聚醚酮酮）等生物相容性较好的材料制作出个性化植入体用于临床手术[10]。

③ 数字化口腔修复技术。区别于传统的义齿制作主要依赖于技工手工修模和铸造完成制作，数字化口腔修复技术主要针对可摘局部义齿及赝复体修复、种植固定义齿或覆盖义齿修复等问题，利用牙模或口内直接扫描得到口腔内表面数据，设计符合生物力学原理的可摘局部义齿支架、种植修复的固定桥或覆盖义齿支架、义齿金属内冠、全瓷冠等，利用金属 3D 打印或 CAM 多轴铣削技术，加工出相应的修复体用于临床，实现精确修复[24,25]。

④ 数字化正畸技术。传统正畸矫治中，主要依赖医生经验设计治疗方案并根据牙齿移动的实际效果进行方案调整，治疗效率和质量均存在不确定性。数字化正畸技术是利用患者口腔 CT 数据和牙模数据，重建获得牙周组织（包括牙、牙周膜和牙槽骨）的三维模型，在此基础上设计出符合生物力学原理的最佳矫治方案和相应的个性化矫治器（如个性化弯制的弓丝、个性化托槽）并用于临床，实现牙齿的精准移动，完成理想的矫治治疗[26]。

1.2.2 口腔医学数字化技术的基础理论和支撑技术

（1）数据获取技术

在口腔医学领域用得较多的是 X 射线片，包括曲面体层片和牙片，但只能提供二维的图像信息，无法提供三维的影像。20 世纪 70 年代，英国工程师 Housefield 发明了计算机断层扫描技术，即 CT 扫描，并在 1971 年开发出了第一台颅脑 CT，于 1972 年应用于临床，开创了医学影像的三维时代。CT 扫描可以提供一系列的二维断层图像，通过这些图像在高度方向的叠加与融合，生成组织的三维信息。大型螺旋 CT［图 1-2（a）］为医学影像的获得提供了较好的技术手段，但螺旋 CT 价格较高，适合于综合性大医院。口腔医学领域对小型专业的 CT 扫描有特殊的需求，1997 年日本学者 Arai 开发出了 CBCT（Cone Beam Computerized Tomography，锥束状 CT）技术，并于 2001 年进入临床，目前 CBCT［图 1-2（b）］已经在口腔医学行业得到了大规模应用。CBCT 与螺旋 CT 的最大区别在于螺旋 CT 的投影数据是一维的，重建后的图像数据是二维的，重组的三维图像是连续多个二维切片堆积而成的，其图像金属伪影较重。而 CBCT 的投影数据是二维的，重建后直接得到三维图像。从它们的成像结构看，CBCT 用三维锥形束 X 线扫描代替体层 CT 的二维扇形束扫描；与此相对应，CBCT 采用一种二维面状探测器来代替螺旋 CT 的线状探测器。显然，CBCT 采用锥形束 X 线扫描可以显著提高 X 线的利用率，只需旋转 360°即可获取重建所需的全部原始数据，而且用面状探测器采集投影数据可以加速数据的采集速度。与螺旋 CT 相比，CBCT 还具有辐射剂量小、机器小型化、价格低等优势。CT 和 CBCT 的图像都采用标准的医学图像格式 DICOM（Digital Imaging and Communications in Medicine）保存。当对一名患者进行 CT 扫描时，CT 图像可以同时获取图像的矢状面、冠状面和轴平面三个平面的图像信息，包含了下颌骨各解剖部分的准确信息，形成一系列的二维切片。

在口腔医学领域，CT 扫描能够获得人体硬组织内部结构数据，但对于牙龈表面和牙齿表面的数据，CT 图像无法准确获取，通过印模技术获得的石膏牙模是一直以来广泛应用的口内数据获取方法。为了将石膏牙模数字化，可以应用牙模扫描仪进行扫描［图 1-2（c）］，获得牙模表面的点云或者三角网格数据，这些数据可以利用各种数据软件进行处理或者设计。由于口腔石膏印模存在误差，取模过程中病人口腔不适感明显，近年发展起来的口内扫描技术可以直接获得口腔内表面数据，具有明显的优势。口内扫描仪［图 1-2（d）］是应用小型探入式光学扫描头，直接在患者口腔内获取牙齿、牙龈、黏膜等软硬组织表面三维形貌及彩色纹理信息。这种方式颠覆了临床制取印模、翻制石膏模型的传统操作流程，无需石膏模型和技工室辅助，省去了大量烦琐的传统步骤，如等待印模材料凝固和印模消毒、灌注模型，同时降低了材料和人工的消耗，可由临床医生直接获取数字牙模，简化了临床操作流程。而且，不同于传统模型，利用数字模型能够可视化地进行大量的口内变化分析，例如牙齿的移动、倾斜、旋转、退缩和磨耗分析。

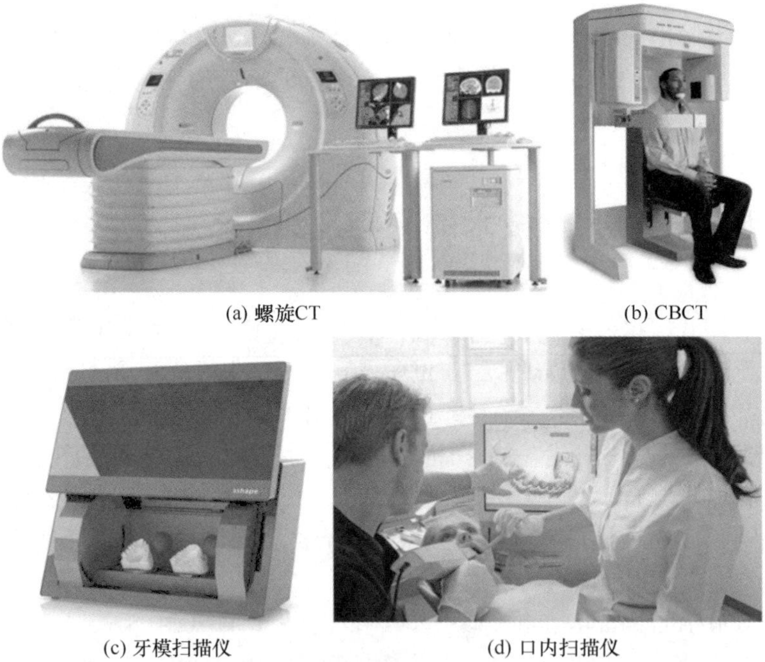

(a) 螺旋CT　(b) CBCT

(c) 牙模扫描仪　(d) 口内扫描仪

图 1-2　不同的口腔医学数据获取方式

另外，近年来发展起来的面部扫描技术，可以通过激光扫描、结构光扫描、图像捕捉等方式，获得人体面部皮肤三维数据，重建出彩色的面部皮肤，可以在软件中与 CT 图像重建的骨骼模型融合，用于整形后的面部软组织变化分析等，如图 1-3 所示。

（2）数据处理及三维模型重建

人体组织，尤其是骨骼的三维计算机模型在教学、研究以及临床应用中发挥着越来越重要的作用。因为人体骨组织具有复杂的结构和表面几何形状，所以对骨骼的测绘，设计

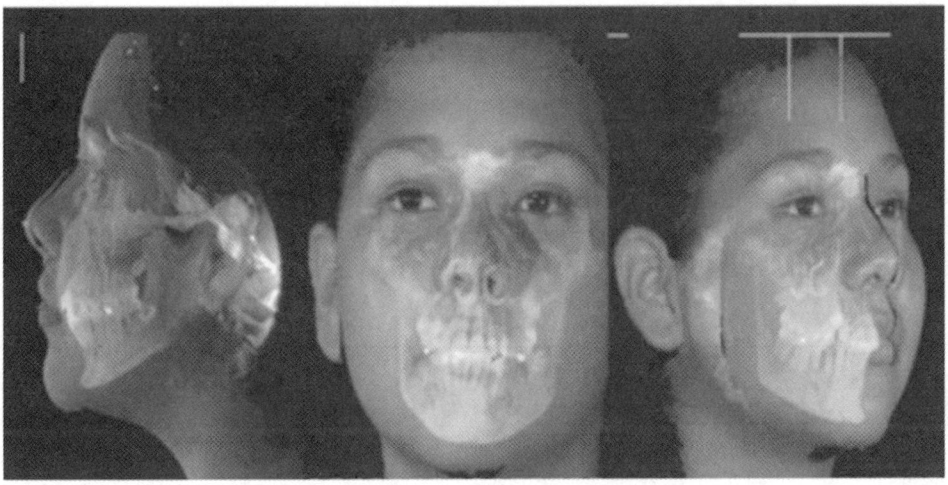

图 1-3　面部三维图像与骨组织模型融合[27]

和制造都难于常规零件。根据人体口腔组织不同的数据类型，即 CT/MRI（Magnetic Resonance Imaging，磁共振成像）图像、石膏牙模扫描/口内扫描数据，需要采用不同的建模方式进行处理。下颌骨三维模型是根据患者的 CT 或者 MRI 图像，利用计算机建立三维模型，然后重现下颌骨的内部结构，具有唯一性和高还原性。在临床运用中，无论是物理模型还是虚拟模型，都是基于 CT 或者 MRI 图像，这两种成像技术对临床诊断和手术重建意义重大。其中，通过 CT 扫描图像创建的下颌骨三维模型能够更好地可视化骨组织结构包括皮质骨和内部松质骨结构，而 MRI 图像更侧重于可视化软组织，包括颞下颌关节的软组织和关节盘[28,29]。

对于医学图像包括 CT 和 MRI 图像，一般采用专用的医学图像处理软件如比利时 Materialise 公司的 Mimics 软件进行处理，获得口腔组织的三维模型。其主要的操作包括灰度阈值设定、感兴趣区域（Region Of Interesting，ROI）提取、掩模（Mask）生成、三维模型计算及渲染显示等。Mimics 的功能模块如图 1-4 所示，包括输入/输出、图像处理与三维重建、三角网格 STL+、有限元分析前处理等模块，利用这些模块可以实现 3D 图像生成

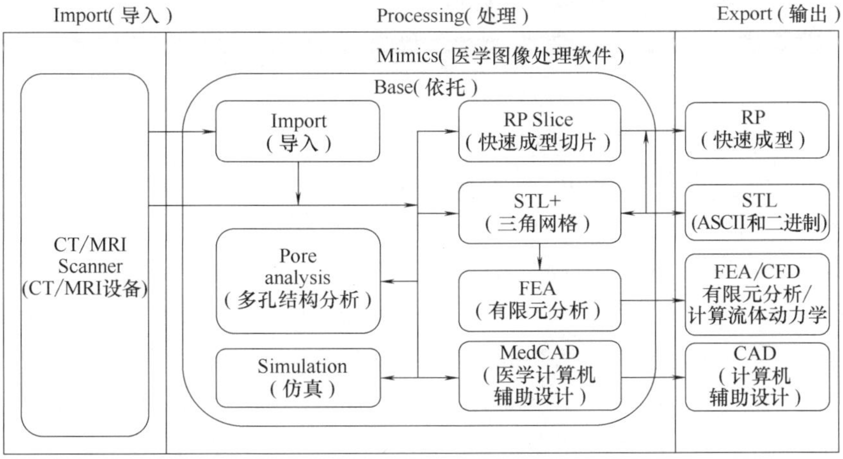

图 1-4　Mimics 功能模块

及编辑处理，然后输出通用的 CAD、FEA（Finite Element Analysis，有限元分析），RP（Rapid Prototyping，快速成型）格式，也可以进行大规模数据的转换处理。图 1-5 给出了一个下颌骨三维模型重建的实例，在 Mimics 软件中，由于 CT 图像中不同组织的灰度值（又称 Hounsfield unit 或 HU 值）不同，如表 1-1 所示，通过阈值选择，分离出需要的颌骨组织，接着利用区域增长功能，将上下颌骨进行分离，得到一个只包含下颌骨的 Mask，最后根据这个新建的 Mask 重建出下颌骨的三维模型。该模型可以利用三角片格式（Stereolitography，STL 文件）进行存储和在不同软件之间进行数据读写。

表 1-1　　人体组织的灰度值（HU 值）范围[30]

Tissue(组织)	Hounsfield number(亨氏单位)	Display(显像)
Bone(骨)	+1000	White(白色)
Muscle(肌肉)	+35	↓
Water(水)	0	↓
Fat(脂肪)	-100	↓
Air(空气)	-1000	Black(黑色)

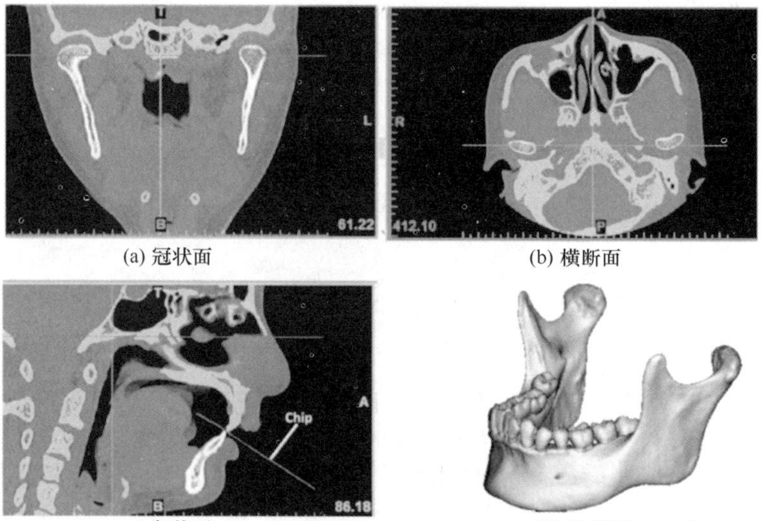

(a) 冠状面　(b) 横断面　(c) 矢状面　(d) 3D视图

图 1-5　根据 CT 图像构建下颌骨三维模型

另外，美国 Synopsys 公司的 Simpleware 软件（图 1-6）也具有专业医学图像处理功能，如图 1-6 所示，包含了 ScanIP（图像处理模块）、+FE Module（有限元处理模块）、+NURBS（曲面构建模块）、+CAD（设计模块）等模块以及物理模块（含结构力学、流体力学以及多学科分析功能），适合于医学建模和有限元分析的前置处理。Simpleware 在三维成像技术、CAD 建模技术与仿真分析技术方面进行了整合，而且提供了创新设计和数字建模仿真解决方案，其技术从集成图像的数据采集到建立 CAD 模型的全过程，并提供多种体网格生成技术，同时可以导出 NURBS 曲面表达的 CAD 模型。因此该软件系统提供了较为完整的图像三维建模技术路线，使用户的工作流程得到简化[31]。

其他的医学图像处理和三维重建软件还有 Able Software 公司的 3D-Doctor、Visage Im-

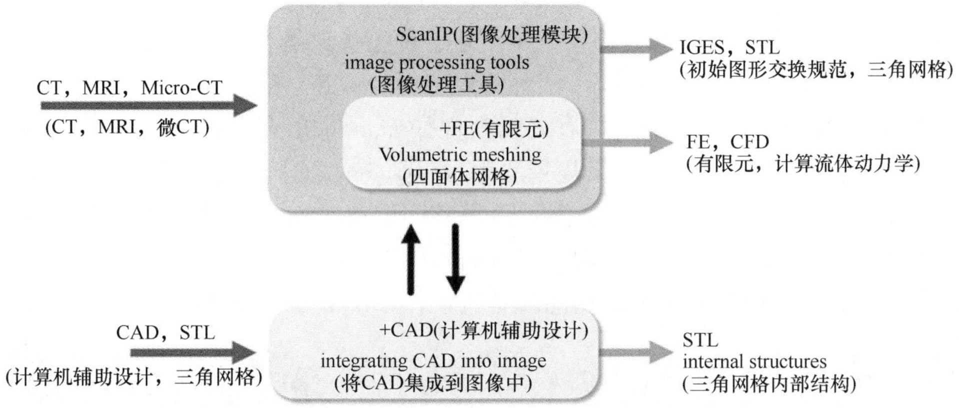

图 1-6　Simpleware 软件功能模块

aging 公司的 Amira 等。另外，中国科学院自动化研究所开发的医学影像开发包 MITK（Medical Imaging Toolkit）提供了一套医学影像处理和分析算法的 C++类库，是一个开放的算法框架，可以用于图像算法的研究，3DMed 就是基于 MITK 开发的一个医学图像处理软件。

重建的人体组织三维模型的准确度与 CT 图像获取时的扫描参数如层间距和切片厚度以及 CT 图像本身的质量息息相关。所以对患者进行 CT 扫描时，需要按建模和诊断要求，对扫描参数进行设置和调整。一般情况下，需要临床医生根据建模需要，对放射科的操作人员提出扫描要求包括扫描参数值、扫描区域、口腔张口或闭合状态等，通过对患者口腔部位进行 CT 扫描，获取其真实的组织信息数据。

与基于 CT 生成的网格数据一样，对牙模进行扫描得到的数据或直接通过口内扫描得到的数据，均可通过 STL 文件进行存储和数据交换。利用一些通用的网格处理软件如 Geomagic 软件，可以进行三角网格的压缩、光滑、修补等操作，并可生成 CAD 软件通用的基于四边域的 NURBS 曲面。另外，Materialise 公司的 3-matic 软件作为 Mimics 的配套软件，也提供了大量的网格编辑功能，以及直接在三角网格的基础上生成四面体实体网格的算法，可以作为有限元分析的前处理软件。

（3）治疗方案数字化规划技术[32-37]

在口腔畸形诊治和正颌手术方面，数字化技术的应用主要涉及三维模型重建、手术方案规划、手术模板设计与打印等。计算机图形图像技术应用于颅颌面畸形诊治始于 20 世纪 70 年代后期，进入 90 年代后，随着计算机图形图像处理技术、人工智能专家系统等技术的成熟，计算机技术才在正颌外科术前诊断、手术模拟、术后疗效预测方面获得了广泛应用，对正颌外科的发展起到了极大的推动作用，比如 Sinclair 等（1995 年）就研究了计算机辅助系统对正颌外科软组织预测的准确性，显示计算机系统预测和手术实际结果无明显差异。因此，利用计算机辅助系统对正颌外科手术进行模拟和预测具有重要的临床意义。近年来，人工智能与机器学习技术也在正颌、正畸等诊疗中得到了应用。

目前，口腔领域应用最广泛的方案规划软件当属种植牙方案设计软件 Simplant，该软件最早由比利时 Materialise 公司的牙科部门开发，由于 Materialise 的牙科部门在 2006 年已经成为 Dentsply 公司的一部分，所以在 2013 年 Simplant 软件正式归入 Dentsply 公司。Simplant 软件包括输入/输出、图像处理及三维重建、种植体放置与调整、手术导板生成等功能，并可以对 CT 图像和石膏三维模型两种数据进行处理和融合。

另外，在口腔颌面外科领域比较有名的软件如 Materialise 公司的 ProPlan CMF™ 软件可用于颌骨的重建及正颌等整形方案规划和手术模拟[38]。而医学软件 Dolphin 系统（美国加州 Patterson Dental Supply 公司）提供了更完整的解决方案，其功能则包括了种植牙方案设计、正颌外科方案规划、头影测量、正畸排牙和矫治模拟分析等，其面部扫描数据与 CT 重建模型融合并实现头影测量的功能较有特色，如图 1-7 所示[29,35]。

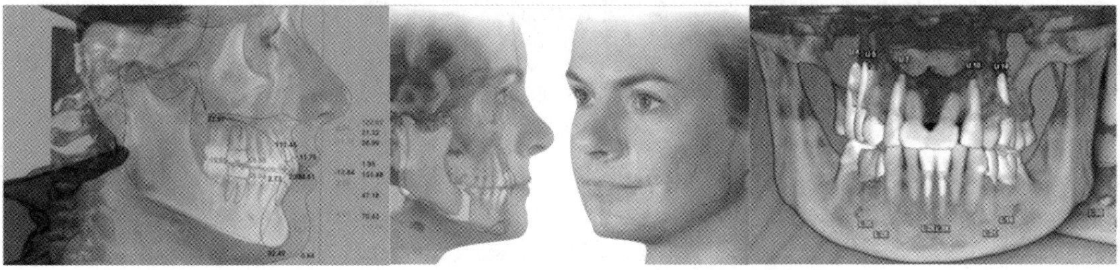

(a) 正畸测量与规划　　(b) 正颌手术规划与模拟　　(c) 种牙手术规划

图 1-7　Dolphin 软件可将面扫与 CT 重建模型融合，并提供头影测量和治疗方案规划[27]

Materialse 公司的 3-matic 软件是 Mimics 的配套软件，提供了基于三角网格的设计功能，可以基于人体组织的三维模型进行个性化的植入体设计。另外，该软件还具有三角网格编辑及处理以及四面体网格生成功能，可以作为有限元分析的前处理软件。

国内杭州六维齿科医疗技术有限公司也提供种植牙方案设计软件 6D-Dental Plan 以及种牙导板和颌面外科手术方案规划和导板的技术支持[39]。除了这些专业的软件以外，采用通用软件如 Geomagic、Rhino 等进行手术方案设计和导板设计也是一种可行的方法。

（4）口腔生物力学有限元分析

口腔医学领域涉及较多的力学问题，如牙种植体的方案布局、颌骨植入体的结构设计和固定方式、口腔修复体的设计、正畸矫治方案设计等。由于口内力学测量难度较大，因此利用有限元方法进行量化分析是一种较为可行的生物力学分析技术。有限单元法 FEM 简称有限元法，是一种在工程科学领域中广泛应用的数学物理方法，用于模拟并解决工程中的力学、热学、电磁学等物理场问题。近年来，随着计算机技术的飞速发展和各种功能齐全的大型分析软件如 Ansys、Abaqus 等在医学领域的应用，有限元分析技术已经成为研究口腔生物力学问题的重要工具。有限元方法的分析比较自由，而且可以通过实验数据对分析结果进行验证，虽然在精度、运算能力和效率方面还存在一些不足，但其有效性已经得到了大量的实验和临床数据证实。Mimics 软件中的 FEA 模块可以将图像数据进行快速处理，输出相应的文件格式，用于有限元及 CFD（计算机模拟流体动力学）分析，用户可用图像数据建立三维网格模型，然后利用实体网格生成工具如 3-matic 软件生成实体网格并应用在 FEM 分析中。利用 Mimics FEA 模块中的网格重新划分功能可以对 FEA 的输入数据进行最大限度的优化，基于扫描数据的 HU 值，可以对体网格进行材质分配，包括非均匀密度计算、杨氏模量和泊松比计算等。

目前，有限元技术在下颌骨生物力学模型构建和仿真方面得到了广泛的应用。在下颌骨有限元分析中，对下颌骨肌肉力的处理是一个难点，目前肌肉力的加载方式可以通过将肌肉力设置为一组一定值的主动牵引力[40,41]、模拟为非接地弹簧[42]、模拟为接地弹簧[43]三种方式实现，而在实验模型上，一般用弹簧和砝码等实现肌肉力的模拟，如图 1-8 所示。

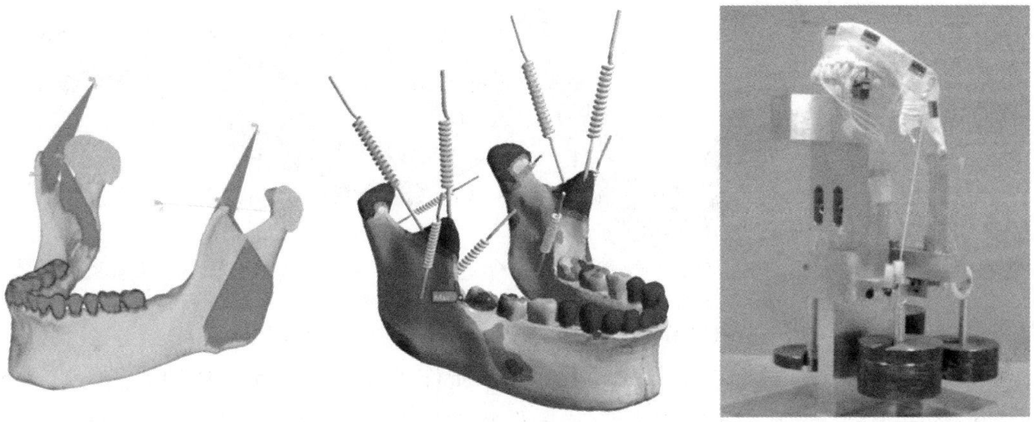

(a) 非接地弹簧　　(b) 接地弹簧　　(c) 砝码

图 1-8　肌肉力加载方式

下颌骨生物力学有限元分析在阻生智齿对下颌骨力学性能的影响分析中，可以得出智齿不同方向和萌出高度时的下颌骨力学性能，进而为临床医生和患者在决定是否需要排除智齿时提供力学方面的依据[42-44]；而下颌骨缺损时，腓骨植入修复作为一种金标准在临床上广泛应用，但由于腓骨的高度与下颌骨高度相比明显不足，因此临床上存在将腓骨植入体固定于不同的垂直高度位置的问题，通过有限元分析可以得到不同的腓骨植入体的高度位置重建的下颌骨其力学行为明显不同，进而为医生的临床操作时兼顾患者的外貌恢复和力学性能重建提供参考[45]；下颌骨人工植入体的结构设计方面，利用基于下颌骨的有限元分析和拓扑优化技术，可以得到不同多孔结构下颌骨植入体和骨折内固定板，并通过金属 3D 打印制作出来用于动物实验或力学性能测试[21,46-48]；利用有限元分析也可以对下颌骨不同部位骨折的不同内固定方式进行比较，以找到最佳的固定方式[49,50]。同时，通过基于 3D 打印的实验模型的测试，可以对有限元仿真结果进行验证[51,52]。

在牙齿正畸的生物力学分析方面，有限元方法同样得到了广泛应用。在有限元模型中，可以构建出牙齿、牙槽骨和牙周膜，根据这些组织的材料本构模型，设置材料参数，并将弓丝产生的矫治力施加到牙齿上，分析得到牙根、牙周膜和牙槽骨上的初始应力和应变，如图 1-9 所示，并通过模型上进行力学测量进行验证[53]；也可以通过动态模拟，对正畸治疗过程进行动态仿真，得到应力应变的变化情况，为精确制订正畸治疗策略提供量化的数据支持。目前，正畸中牙齿移动的机制一般认为是通过对牙周膜的应力刺激实现的，因此牙周膜上的应力和应变大小是决定矫治力施加的一个重要指标，通过构建更为精确的牙周膜本构模型，利用有限元分析，可以进一步得到更为精确的牙周膜应力范围，进而为牙齿上矫治力的施加提供量化的依据[15,54]。

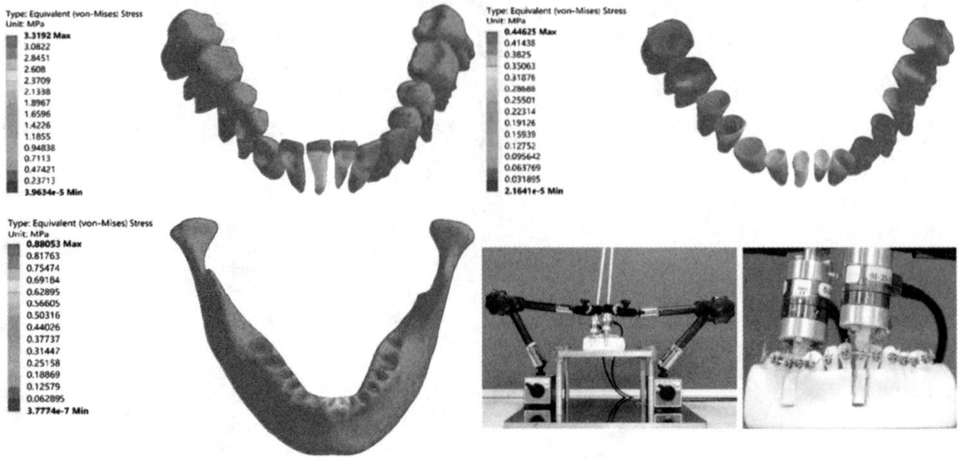

图 1-9　正畸矫治力作用下，牙齿、牙周膜和牙槽骨上的 von-Mises 等效应力分布及实验测试[53]

（5）数字化制造技术（CAM 加工和 3D 打印）

在口腔修复领域，长期以来，牙冠等假体的制作主要采取对牙科技师雕刻的蜡型进行翻模铸造的手工制作方式，这种传统方式需耗费大量人工劳动及时间，且不可避免产生铸造缺陷，假体制造精度和稳定性难以保证，临床迫切需要对这种传统制造技术进行改进和升级。计算机辅助设计与制造（CAD/CAM）技术是一种集成了计算机软件技术和数控加工技术的先进制造技术，是数字化制造技术的基础和核心，该技术最早产生于工业领域，一直在航空航天、军工领域广泛应用。用 CAD/CAM 技术设计生产工业零件，不但可以提高生产效率和工件质量，还可以实现大规模批量制造，并有效降低生产成本[10]。1973 年法国人 Duret 首次将 CAD/CAM 概念引入口腔领域，1984 年他发明了第一台齿科 CAD/CAM 设备，1989 年在美国芝加哥会议上用 4 个小时加工了单冠。20 世纪 80 年代 Nörmann 首次将数字化口内扫描仪应用于口腔修复，1987 年 Brandestini 发明了第一台商业用牙科 CAD/CAM 系统，成了 CEREC 加工系统（Sirona Dental Systems）的基础。另外，虚拟印模和三维模型提高了患者和技工的舒适度，虚拟模型便于存储、整理和远程交流。CAD/CAM 系统大大提高了修复的效率，减少了患者的就诊时间，减轻了技师加工修复体的劳动强度。相对于传统假体加工方法，CAD/CAM 系统制作的修复体质量好，可重复性强，在世界范围内得到越来越广泛的应用[55]。

迄今为止，CAD/CAM 技术已经发展成为基于数字化设计、多轴切削即 CAM 加工和增材制造的数字化制造技术，并广泛地应用于口腔医学的各个领域。现有应用主要包括：口腔固定冠桥修复体、可摘局部义齿支架、种植基台、种植导板、隐形正畸托槽、个性化颌面缺损赝复体、颅颌骨重建钛支架和术前规划用颅颌骨模型等的制造。数字化制造技术中的数字化设计部分是通过计算机软件完成的，而目前用于口腔医学领域的数字化制造技术，按其技术原理主要可分为两大类：去除式加工和增量式加工，即通过数控加工或增材制造设备完成。商品化的各类 CAD 软件虽在功能表现上有所差异，但现今针对口腔科的主流假体/植体设计，其设计流程与功能实现基本趋于一致化。而与 CAD 软件不同的是，为了适应各类不同口腔假体/植体形态特点的加工需求，各类数控加工/增材制造设备在制造原理和工艺上则有很大的差别[5,56]。

增材制造又被称为快速成型或3D打印，起源于20世纪80年代末，以1988年Charles W. Hull开始销售第一台商界业应用的快速成型机为标志[57]，作为一种新型的制造技术，逐渐在制造领域占得重要席位。因为它采用了材料层层叠加的原理，突破了传统材料去除成形和材料变形成形等加工工艺的限制，省去了工装模具和夹具的步骤，并可以迅速制造出结构复杂的实体模型。增材制造技术集CAD、机械工程、数控技术和新材料为一体，显著缩短了产品开发周期，增强了企业竞争能力。经过几十年的发展，目前比较成熟并已经商业化的增材制造技术分为立体光刻技术SLA（Stereo Lithography Apparatus），选择性激光烧结SLS（Selective Laser Sintering），选择性激光熔化技术SLM（Selective Laser Melting）、熔融沉积制造FDM（Fused Deposition Modeling）和三维印刷3DP（Three Dimensional Printing）[58]，目前这些技术已经在口腔医学领域得到了广泛应用[59]。

选择性激光烧结（SLS）是采用激光束对固体粉末进行选择性逐层烧结，从而生成预设计形状的三维零件，又称为选区激光烧结。整个工艺过程分为建立CAD模型，处理数据，铺设固体粉末，粉末烧结以及后处理等阶段。SLS技术的成形材料广泛，大致分为两类，一类是低熔点的材料，例如塑料、金属或陶瓷的包覆粉末（或与聚合物的混合物），第二类是高熔点的金属粉末材料，目前的烧结设备和工艺大多使用第一类成形材料。SLS技术已经逐渐运用于医疗行业，如图1-10（a）所示，通过SLS增材制造技术，可以有效还原生物结构，不仅可以进行模拟教学，还能进行手术预规划[60]。立体光刻技术SLA可以打印透明树脂材料，适用于各类手术导板的打印，如图1-10（b）所示。选择性激光熔化技术SLM是基于选择性激光烧结技术发展而来的一种增材制造技术[61]。与SLS技术相比，SLM成型的成形材料比较单一，只限于金属粉末，可应用于打印各类金属植入体，如图1-11所示。

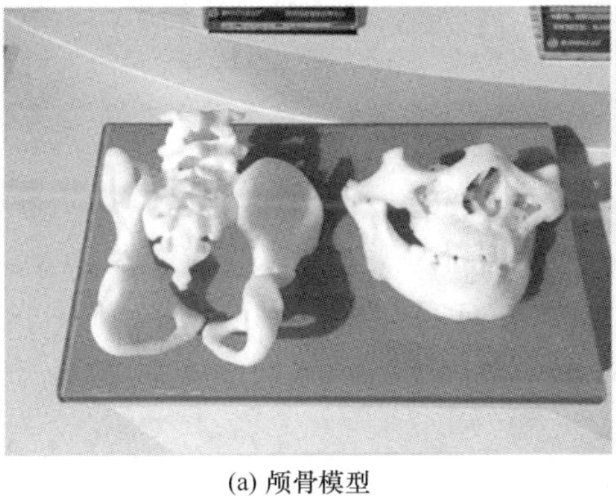

(a) 颅骨模型

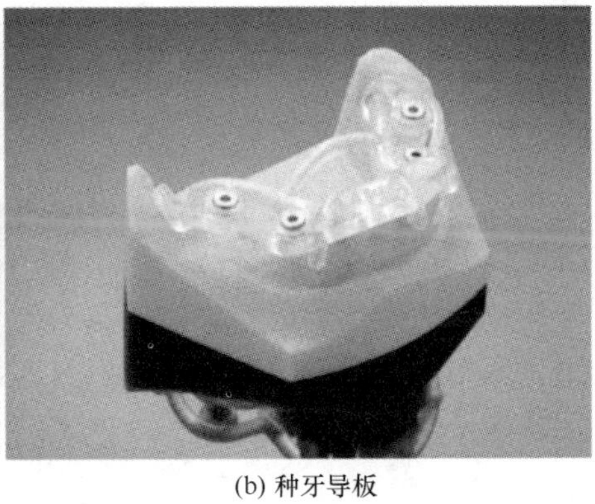

(b) 种牙导板

图1-10　SLS产品

随着增材制造技术的迅速发展，口腔医疗行业成为增材制造技术增长最快的市场之一，主要分为口腔颌面外科、牙种植、口腔修复、牙正畸等[62]。通过打印截骨导板，可以精确截取移植的自体骨块，使得手术更加直观，而且省时省力[63]。2010年比利时Hasselt大学生物医学研究所利用快速成形技术为一位83岁患者制作了钛合金下颌骨，并最终取得了良好的功能和美观效果[64]。除了设计制造特定外部形状的金属植入物外，增材制造技术还能设计制造特殊的内部结构，例如“金属骨小梁”。采用 SLM 打印制造的意大利 Leader 种植体系统“钛骨”（TIXOS）结构实现了商业化应用，另外通过电子束熔融技术制造的金属骨小梁也已经运用于骨科、关节植入物的内部。在国内，北京大学口腔医院的唐志辉教授从 2012 年至今，一直在研究个性化根形牙种植体的设计制造、有限元分析和动物实验研究[63]。广州中国科学院先进技术研究所陈贤帅博士的团队[65]、浙江工业大学彭伟教授的团队也对个性化根性种植牙进行了研究，并在初期稳定性和有限元分析方面进行了深入探索[66-71]。增材制造技术还能制作个性化可摘局部义齿，金属内冠、全冠等进行口腔修复。用 SLS 技术制作镍铬合金及纯钛金属基底冠，其基底冠各点隙均小于 120μm，达到了临床标准[72,73]。在正畸方面，利用增材制造技术可以制作与患者牙面贴合的个性化舌侧托槽，且定位准确，操作方便[74,75]，华南理工大学杨永强教授的团队对个性化舌侧牙齿托槽的设计和增材制造也进行了初步研究[76,77]。国际知名的正畸隐形牙套 Invisalign（隐适美）就是通过增材制造技术辅助制造的。另外，增材制造技术还能代替传统标准的二维钛板，制作个性化固定板，从而降低手术中弯制钛板的风险，提高钛板固定治疗的稳定性[46]。

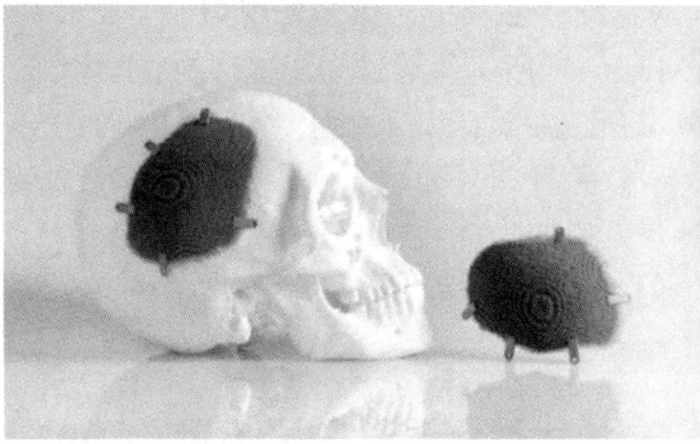

(a) 金属植入物

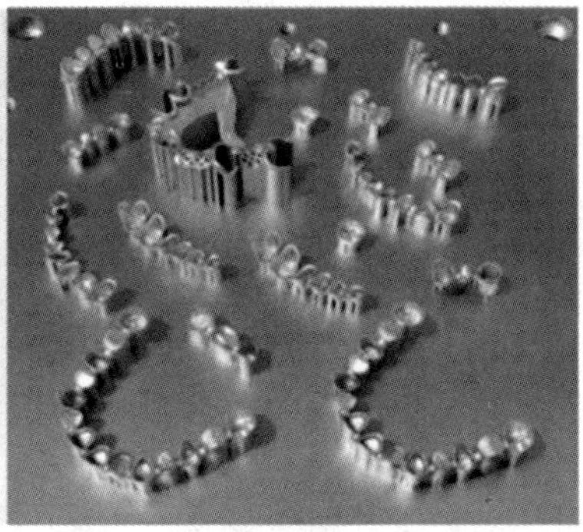

(b) 金属牙冠

图 1-11　SLM 产品

可以看到，增材制造技术使医疗手术由传统的纯经验方式转向了数字化精准实施方向。随着该技术在口腔医疗领域的广泛应用，不仅给人们观念带来变革，同时对口腔临床发展带来颠覆性的力量。近年来发展起来的生物 3D 打印技术，可以制造与人体三维结构类似的生物模型，包括细胞和组织器官打印，不仅解决了生理解剖标本难以获得的问题，也避免了道德伦理方面的问题[78]。

1.3　口腔医学数字化技术的主要作用

与口腔医学研究和临床治疗的传统手段相比，数字化技术对口腔医学的精准化发展有极大的促进作用，主要表现在以下几方面：

① 极大地丰富了口腔医学研究的手段。比如基于 CT 重建的三维解剖结构可视化使疾病诊断更加直观、精准且非常有利于医患沟通；口腔生物力学有限元仿真等数字化分析以

及基于三角网格的三维设计、拓扑优化等设计手段使手术方案的制订及植入体的设计等更加精准。

② 为口腔诊疗的个性化提供了充足的手段。基于三维组织模型可以设计个性化的治疗方案，以及个性化的植入器械和手术器械（如导板），避免了传统诊疗时基于二维信息时存在的不确定性、对医生经验的高度依赖以及只能选择通用器械的问题，减少了并发症发生的概率，缩短了治疗康复的时间。特别是口腔疾病的治疗经常涉及患者颜面部的外貌恢复、咀嚼和语言等功能的恢复，数字化技术提供的个性化治疗方案可以有效提高治疗的质量和效果。

③ 为口腔医学实现精准医疗提供了技术保障。精准医疗是目前医学技术发展的方向，也是广大患者的迫切要求。传统口腔疾病的治疗中更多依赖于医生的经验，采用标准化的植入和手术器械，手术的精准度有较大的提高空间。数字化技术可以通过术前设计精准的治疗方案，术中利用个性化的器械精准实施治疗方案，精准控制治疗的误差，使治疗的精准度得到显著提高。

参考文献

[1] 张志愿，俞光岩，杨丕山，等. 口腔科学［M］. 北京：人民卫生出版社，第8版，2013. 3.

[2] 依予健. 世界卫生组织提出人体健康十条标准［J］. 中华护理杂志，1988，23（12）：736.

[3] Van Noort R. The future of dental devices is digital［J］. Dental Materials，2012，28（1）：3-12.

[4] Joda T，Gallucci G O. The virtual patient in dental medicine［J］. Clincal Oral Implants Research，2015，26：725-726.

[5] Joda T，Ferrari M，Gallucci G O，et al. Digital technology in fixed implant prosthodontics［J］. Periodontology 2000，2017，73（1）：178-192.

[6] 白波，陈玉书. 数字化技术给骨科学带来了全新的变革［J］. 中华关节外科杂志：电子版，2015，9（1）：1-3.

[7] Gargallo-Albiol J，Barootchi S，Salomo-Coll O，et al. Advantages and disadvantages of implant navigation surgery-A systematic review［J］. Annals of Anatomy. 2019，225：1-10.

[8] Liu Y F，Zhu F D，Dong X T，et al. Study on computer-aided surgery engineering based on modern engineering technology［J］. Journal of Information & Computational Science. 2008，5（1）：127-134.

[9] Liu Y F，Shao X H，Dong X T，et al. Study on realization of minimally invasive dental implant based on techniques of digital design and manufacturing［J］. Materials Science Forum. 2009，626-627：559-564.

[10] 刘云峰，朱慧勇，董星涛，等. 实现精确颌面外科手术的数字化设计与制造技术研究［J］. 中国机械工程，2010，21（17）：2100-2106.

[11] 刘云峰，徐俊华，董星涛，等. 实现精确种牙的现代设计与制造技术［J］. 机械工程学报，2010，46（5）：150-157.

[12] Liu Y F，Liao W Q，Jin G S，et al. Additive manufacturing and digital design assisted precise apicoectomy：a case study［J］. Rapid Prototyping Journal，2014，20（1）：33-40.

[13] Liu Y F，Xu L W，Zhu H Y，et al. Technical procedures for template-guided surgery for mandibular reconstruction based on digital design and manufacturing［J］. Biomedical Engineering Online，2014，13：63-77.

[14] Tapie L，Lebon N，Mawussi B，et al. Understanding dental CAD/CAM for restorations-the digital

workflow from a mechanical engineering viewpoint [J]. International Journal of Computerized Dentistry, 2015, 18 (1): 21-44.

[15] 仵健磊，彭伟，董辉跃，等. 基于超-黏弹性的牙周膜本构模型构建及模拟 [J]. 中国生物医学工程学报，2018，37 (2): 194-201.

[16] 刘云峰，杨利平，董星涛，等. 多平台的三维医学 CAD 模型重建技术研究 [J]. 工程图学学报，2009，30 (1): 6-11.

[17] Liu Y F, Dong X T, Peng W. Study on digital data processing techniques for 3D medical model [A]. Proceedings of 2010 4th International Conference on Bioinformatics and Biomedical Engineering [C]. Chengdu: IEEE, 2010.

[18] Liu Y F, Dong X T, Zhu H Y, et al. Study on application of rapid prototyping in precise oral and maxillofacial surgery [J]. Advanced Materials Research, 2010, 102-104: 64-68.

[19] Liu Y F, Zhu F D, Dong X T, et al. Digital design of scaffold for mandibular defect repair based on tissue engineering [J]. Journal of Zhejiang University SCIENCE B, 2011, 12 (9): 769-779.

[20] Liu Y F, Zhou G, Xu J B, et al. Simulation of bone regeneration within stress environment based on scaffold degradation [J]. International Journal of Digital Content Technology and its Applications (JDCTA), 2013, 7 (6): 799-907.

[21] Cheng K J, Liu Y F, Yao C Y, et al. A personalized mandibular implant with supporting and porous structures designed with topology optimization-A case study of canine [J]. Rapid Prototyping Journal, 2019, 25 (2): 417-426.

[22] Liu Y F, Wu J L, Song S L, et al. Thermo-mechanical properties of glass fiber reinforced shape memory polyurethane for orthodontic application [J]. Journal of Materials Science: Materials in Medicine, 2018, 29 (148): 1-11.

[23] 廖文清. 基于导板的牙种植手术中骨骼温度场的研究 [D]. 杭州：浙江工业大学，2012.

[24] 袁喜根. 基于 SLM 的上颌赝复体支架设计制造研究 [D]. 杭州：浙江工业大学，2016.

[25] 何传鑫. 基于 3D 打印技术的上颌赝复体数字化设计与制造研究 [D]. 杭州：浙江工业大学，2017.

[26] 仵健磊. 个性化精确正畸的生物力学机理及基于 SMP 的实现技术研究 [D]. 杭州：浙江工业大学，2018.

[27] https: //www. dolphinimaging. com.

[28] 崔坤鹏. 基于快速原型制造技术的人体骨骼修复及生物力学分析研究 [D]. 沈阳：东北大学，2010.

[29] Lohfeld S, Barron V, Mchugh P E. Biomodels of bone: A review [J]. Annals of Biomedical Engineering, 2005, 33 (10): 1295-1311.

[30] Kau C H, Richmond S. Three-dimensional imaging for orthodontics and maxillofacial surgery [J]. British dental journal official journal of the British Dental Association: BDJ online, 2011, 210 (10): 496.

[31] https: //www. synopsys. com/simpleware/products/software.

[32] Bouletreau P, Makaremi M, Ibrahim B, et al. Artificial intelligence: Applications in orthognathic surgery [J]. Journal of Stomatology and Oral Maxillofacial Surgery, 2019, 120 (4): 347-354.

[33] Sohaib S, Reinhilde J, Eman S, et al. Three-dimensional treatment planning and treatment protocol in embryonal rhabdomyosarcoma and orthognathic surgery: A case report [J]. Oral and Maxillofacial Surgery Cases, 2019, 5 (3): 1-6.

[34] Vittert L, Katina S, Ayoub A, et al. Assessing the outcome of orthognathic surgery by three-dimension-

al soft tissue analysis [J]. International Journal of Oral and Maxillofacial Surgery, 2018, 47 (12): 1587-1595.

[35] 刘建华，黄佳梦，林军，等. 数字化时代的正颌手术概况 [J]. 浙江医学，2018，40 (23): 2511-2515.

[36] 代杰文，王璧霞，魏弘朴，等. 数字化正颌外科流程及临床效果回顾性分析 [J]. 上海交通大学学报 (医学版)，2016，36 (9): 1333-1340.

[37] 魏世成，邓锋. 口腔医学信息学 [M]. 成都：四川大学出版社，2003.

[38] https://www.materialise.com/en/medical/software/proplan-cmf.

[39] http://www.6d-dental.com.

[40] 杨文华. 下颌骨骨折二维与三维坚强内固定生物力学的三维有限元研究 [D]. 天津：天津医科大学，2010.

[41] Wagner A, Krach W, Schicho K, et al. A 3-dimensional finite-element analysis investigating the biomechanical behavior of the mandible and plate osteosynthesis in cases of fractures of the condylar process [J]. Oral Surgery, Oral Medicine, Oral Pathology, Oral Radiology, and Endodontology, 2002, 94 (6): 678-686.

[42] Bezerra T P, Silva Junior F I, Scarparo H C, et al. Do erupted third molars weaken the mandibular angle after trauma to the chin region? A 3D finite element study [J]. International Journal of Oral & Maxillofacial Surgery, 2013, 42 (4): 474-480.

[43] Antic S, Vukicevic A M, Milasinovic M, et al. Impact of the lower third molar presence and position on the fragility of mandibular angle and condyle: A three-dimensional finite element study [J]. Journal of Cranio-Maxillofacial Surgery, 2015, 43 (6): 870-878.

[44] Liu Y F, Wang R, Baur D A. A finite element analysis of the stress distribution to the mandible from impact forces with various orientations of third molars [J]. Journal of Zhejiang University SCIENCE B, 2018, 19 (1): 38-48.

[45] Cheng K J, Liu Y F, Wang J H, et al. Biomechanical behavior of mandibles reconstructed with fibular grafts at different vertical positions using finite element method [J]. Journal of Plastic, Reconstructive & Aesthetic Surgery, 2019, 72: 281-289.

[46] Peng W M, Liu Y F, Jiang X F, et al. Bionic mechanical design and 3D printing of novel porous Ti6Al4V implants for biomedical applications [J]. Journal of Zhejiang University SCIENCE B, 2019, 20 (8): 647-659.

[47] Liu Y F, Fan Y Y, Jiang X F, et al. A customized fixation plate with novel structure designed by topological optimization for mandibular angle fracture based on finite element analysis [J]. Biomedical Engineering Online, 2017, 16: 131-147.

[48] 夏疆. 个性化多孔人工髁突假体优化设计与生物力学分析 [D]. 杭州：浙江工业大学，2019.

[49] Aquilina P, Chamoli U, Parr W C H, et al. Finite element analysis of three patterns of internal fixation of fractures of the mandibular condyle [J]. British Journal of Oral and Maxillofacial Surgery, 2013, 51 (4): 326-331.

[50] Wang R, Liu Y F, Wang J H, et al. Effect of interfragmentary gap on mechanical behavior of mandibular angle fracture with three fixation designs-a finite element analysis [J]. Journal of Plastic, Reconstructive & Aesthetic Surgery, 2017, 70 (3): 360-369.

[51] Meyer C, Martin E, Kahn J, et al. Development and biomechanical testing of a new osteosynthesis plate (TCP) designed to stabilize mandibular condyle fractrues [J]. Journal of Cranio-Maxillofacial-Surgery, 2007, 35 (2): 84-90.

[52] 范莹莹. 下颌骨骨折个性化 3D 内固定系统优化设计及生物力学分析 [D]. 杭州: 浙江工业大学, 2018.
[53] Zhou X W, Gan Y Z, Zhao Q F, et al. Simulation of orthodontic force of archwire applied to full dentition using virtual bracket displacement method [J]. International Journal of Numerical Meththods and Biomedical Engineering, 2019, 35 (5): e3189-e3202.
[54] Wu J L, Liu Y F, Peng W, et al. A biomechanical case study on the optimal orthodontic force on the maxillary canine tooth based on finite element analysis [J]. Journal of Zhejiang University SCIENCE B, 2018, 19 (7): 535-546.
[55] 姚江武. 数字化口腔修复 (1)-概论 [J]. 临床口腔医学杂志, 2016, 32 (1): 50-52.
[56] 姚江武. 数字化口腔修复 (4)-直接数字化制造 [J]. 临床口腔医学杂志, 2016, 32 (2): 119-122.
[57] Gross B C, Erkal J L, Lockwood S Y, et al. Evaluation of 3D printing and its potential impact on biotechnology and the chemical sciences [J]. Analytical Chemistry, 2014, 86 (7): 3240-3253.
[58] Martelli N, Serrano C, van den Brink H, et al. Advantages and disadvantages of 3-dimensional printing in surgery: A systematic review [J]. Surgery 2016, 159 (6): 1485-1500.
[59] Liu Q B, Leu M C, Schmitt S M. Rapid prototyping in dentistry: Technology and application [J]. The International Journal of Advanced Manufacturing Technology, 2006, 29 (3-4): 317-335.
[60] Ligon S C, Liska R, Stampfl J, et al. Polymers for 3D printing and customized additive manufacturing [J]. Chemical Reviews. 2017, 117 (15): 10212-10290.
[61] 潘琰峰. 316 不锈钢金属粉末的选择性激光烧结成形研究 [D]. 南京: 南京航空航天大学, 2005.
[62] 章文献. 选择性激光熔化快速成形关键技术研究 [D]. 武汉: 华中科技大学, 2008.
[63] 胡洪成, 卢松鹤. 3D 打印技术在口腔医学应用的国内外现状和趋势 [J]. 中国医疗器械信息, 2017, 23 (3): 6-10.
[64] Nickels L. World' s first patient-specific jaw implants [J]. Metal Powder Report, 2012, 67 (2): 12-14.
[65] Chen J, Zhang Z, Chen X, et al. Design and manufacture of customized dental implants by using reverse engineering and selective laser melting technology [J]. Journal of Prosthetic Dentistry, 2014, 112 (5): 1088-1095.
[66] 高亦林. 面向即刻种植的个性化拟自然牙种植体设计研究 [D]. 杭州: 浙江工业大学, 2015.
[67] 高亦林, 游嘉, 彭伟, 等. 个性化拟自然牙种植体的设计及有限元分析 [J]. 中国口腔种植学杂志, 2015, 20 (2): 62-65.
[68] 游嘉. 基于 SLM 技术的多根牙种植体的设计制造与动物实验研究 [D]. 杭州: 浙江工业大学, 2015.
[69] 傅凯杰. 具有药物携带功能的多孔种植体及 SLM 制备 [D]. 杭州: 浙江工业大学, 2016.
[70] 彭伟, 周乐峰, 徐旭, 等. 多根牙种植体初期稳定性的有限元分析 [J]. 浙江工业大学学报, 2016, 44 (3): 283-287.
[71] 张伟. 基于 SLM 多孔牙种植体结构设计研究 [D]. 杭州: 浙江工业大学, 2018.
[72] 胡江, 高勃, 韩彦峰. 激光快速成形技术制作镍铬合金基底冠的实验研究 [J]. 中华口腔医学杂志, 2008, 43 (2): 107-110.
[73] 韩彦峰, 高勃, 胡江, 等. 激光快速成形技术制作纯钛基底冠 [J]. 中国激光, 2007, 34 (6): 876-880.
[74] 刘云峰, 郑晓东, 李伯休, 等. 基于 SLM 的个性化舌侧托槽的数字化设计与成型 [J]. 浙江工

业大学，2017，45（5）：506-509.

[75] 郑晓东. 基于 SLM 的个性化舌侧正畸矫治器设计与制备技术［D］. 杭州：浙江工业大学，2017.

[76] 孔卫东，王淑范，王迪，等. 选区激光熔化直接成型个性化舌侧托槽的研究［J］. 激光技术，2012，36（3）：301-306+311.

[77] 王淑范，杨永强. 舌侧托槽的数字化 3D 打印技术［J］. 广东牙病防治，2013，21（8）：408-413.

[78] Heinrich M A，Liu W J，Jimenez A，et al. 3D bioprinting：from benches to translational applications［J］. Small，2019，15（23）：e1805510.

第 2 章　下颌骨生物力学有限元模型构建及分析

第 2 章插图

2.1　引言

下颌骨位于面下部，是人体颌面部骨骼中体积和面积均最大的，也是颅颌面唯一能活动的骨骼。下颌骨生理结构复杂（图 2-1），在肌肉作用下，下颌骨承受较大的咀嚼力，受力情况复杂。对下颌骨受力情况的清晰理解可以为下颌骨缺损修复、骨折修复、人工植入体设计等提供理论支撑。但目前对下颌骨受力情况缺乏有效的口内在线测量手段，而生物力学有限元分析是一种可用于模拟评估下颌骨在承受载荷时的生物力学响应（应力、应变分布及位移偏移量）的计算方法，具有较好的适应性和精度，能够满足下颌骨受力情况分析的要求。但有限元分析需对实际情况进行简化，其结果对下颌骨个体差异、非均匀的材料力学特性、咬合力和约束条件变化等众多因素非常敏感，因此，精确地构建下颌骨生物力学有限元分析模型是进行下颌骨生物力学有限元分析及人工植入体结构设计的基础。

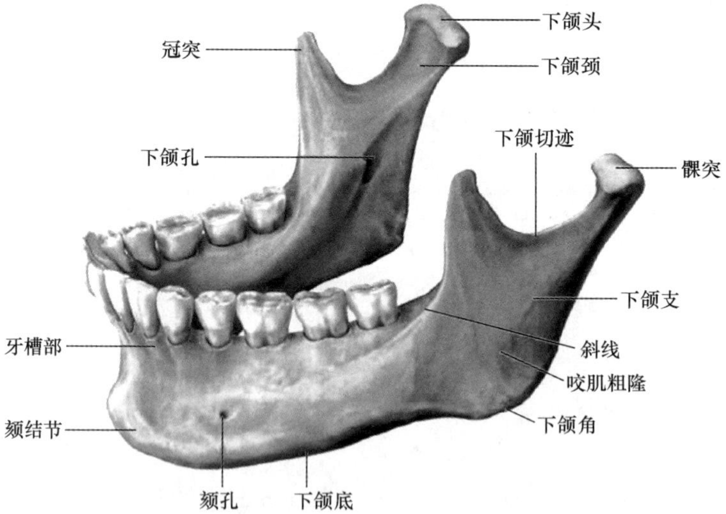

图 2-1　下颌骨生理结构

2.2　医学图像处理及下颌骨三维模型重建

人体组织，尤其是骨骼的计算机三维模型在医学教学、生物医学研究及临床应用中发挥着越来越重要的作用。由于人体骨骼具有复杂的内部结构和表面几何形状，所以对骨骼的测绘、设计和制造无法通过产品开发与设计的常规技术手段实现，其难度和要求显著提高。人体组织的三维模型是根据患者的 CT 或者 MRI 图像，通过计算机图像处理和结构重建，构建出组织的三维模型，重现组织的内部结构，具有较高的还原性。无论是物理的生物模型还是虚拟的生物模型，都是基于医学图像如 CT 或者 MRI 图像，所以这两种成像技术对临床诊断和手术重建意义重大。其中，CT 扫描图像更侧重于硬组织的重建，所以基于 CT 图像创建的骨骼三维模型能够更好地可视化骨骼三维结构；而磁共振成像（MRI）更侧重于软组织的可视化，如用于诊断颞下颌关节的软组织紊乱、确定关节盘的位置信息等，所以 MRI 一般很少用于骨折诊断如下颌骨急性创伤[1,2]。当对一名患者指定部位进行 CT 扫描时，可以获得该部位一系列横断面信息图像即二维切片。然后将这些二维切片图像文件导入专业的医学图像处理和三维重建软件，如 Mimics 软件，在软件中实现图像叠加与融合，进而可以进一步获得扫描部位冠状面、横断面和矢状面的图像信息。在 Mimics 软件中，根据 CT 图像的灰度值，通过阈值选择工具，可以筛选出骨骼组织；利用区域增长（Region Growing）工具，可以将感兴趣的骨骼区域从整体扫描区域内分离出来，生成得到一个只包含感兴趣区域骨骼的掩模（Mask），最后根据这个新生成的掩模重建出所需的骨骼三维模型。

三维模型的准确度与 CT 图像质量、扫描参数如间距等息息相关，所以对患者进行 CT 扫描时，需要设置和调整合适的扫描参数。目前，常用的 CT 扫描设备包括口腔锥束状 CT 即 CBCT 和大型螺旋 CT。一般情况下，对患者头部进行 CT 扫描需要由专业人员完成，从而获取其真实准确的头部信息数据。图 2-2 是一名 30 岁的牙列无缺损、咬合关系正常、无颞下颌关节疾患的健康女性志愿者，用螺旋 CT 机（Toshiba/Aquilion ONE）进行扫描的结果，扫描范围为下颌骨下缘至鼻骨上缘平面，扫描参数采用 120kV、150mA、像素尺寸 0.342mm、层厚 0.5mm、切片增量 0.5mm，一共获得 421 张 CT 图像，并存储为 DICOM 文件格式。

将所得包含下颌骨 DICOM 格式的 CT 图像数据导入医学图像处理软件 Mimics 中，设置 CT 图像灰度值（HU 阈值：400~3071），使用区域增长工具并点击下颌骨区域以分割和生成只包含下颌骨的新的掩膜，通过三维计算（Calculate 3D）功能重建下颌骨三维模型。如有需要，还可通过掩模编辑（Edit Masks）功能用于擦除上颌骨与下颌骨边界相连的区域，主要包括上下牙列和颞下颌关节区域，以得到独立的下颌骨掩模后生成独立的下颌骨三维模型。但分离下颌骨需要对逐幅图像进行处理，工作量非常大，因此可以在 CT 扫描时，让患者咬住蜡片或棉球以分离上下牙列，这样上下颌在 CT 图像上处于自然分离状态，会大量减少图像处理中掩模编辑功能。如图 2-2（d）所示，下颌骨外部（皮质骨、牙齿）和内部（松质骨、神经管、牙根）的组织结构已获得较好的重建效果。

2.3 下颌骨有限元网格模型构建

创建人体硬组织有限元网格模型的方法主要有两种，即基于三角网格的建模方法[3]

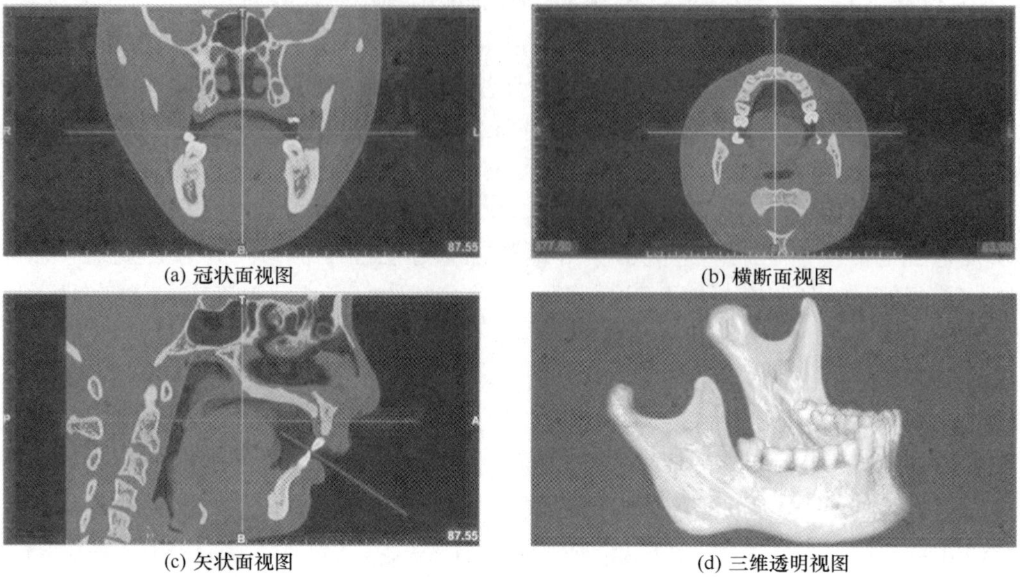

(a) 冠状面视图　(b) 横断面视图

(c) 矢状面视图　(d) 三维透明视图

图 2-2　基于 CBCT 图像重建的下颌骨三维模型

与基于参数曲面的建模方法[4,5]。三角网格模型是以患者 CT 图像数据为基础，通过图像处理后直接生成创建得到的；参数曲面模型则是在三角网格模型的基础上，进一步借助成熟的商用 CAD 软件如 Geomagic、Rhino 等通过划分多区域四边形 NURBS 曲面创建而成。人体硬组织有限元模型构建的具体步骤，如图 2-3 所示。

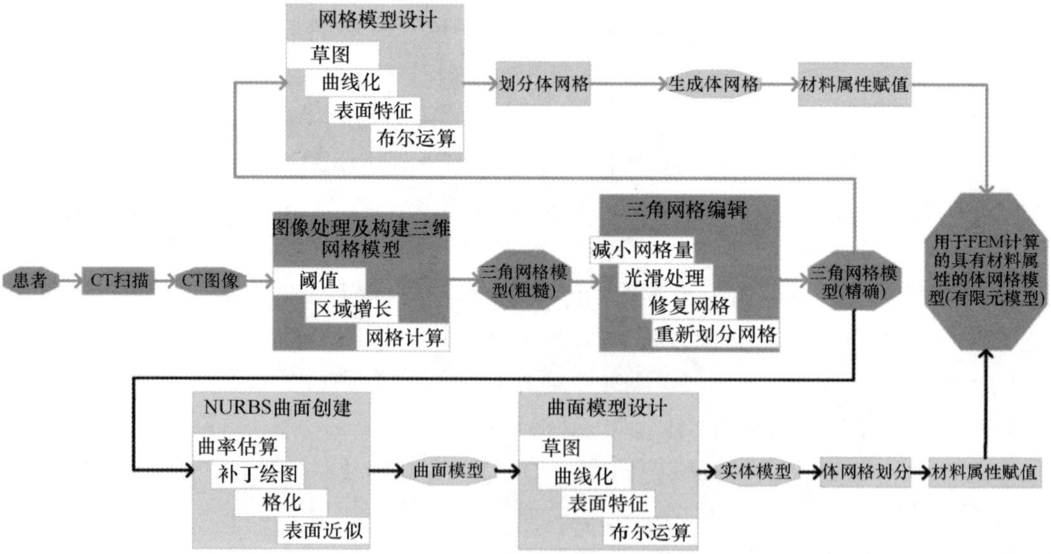

图 2-3　有限元建模流程

2.3.1　基于三角网格的建模方法

三角网格模型的构建是以 CT 图像为基础，通过医学软件 Mimics 和 3-matic 实现的。

根据三角网格模型（STL 模型），可以生成对应的体网格模型，并在 Mimics 软件中对其实体网格模型进行材料赋值。三角网格是一系列平面，因此它只包含顶点的坐标以及连接信息，如图 2-4 所示。欧几里得空间 R^3 中，有限个三角形相互连接构成三角网格 T，两个三角形可能不相交，可能相交于顶点，也可能边缘重合。三角网格 T 包括：a. 不同的顶点：$P=\{P_i \in R^3\}$；b. 边缘 $E=\{E_i \in P \times P\}$；c. 相邻三角形：$T=\{T_i \in P_3\}$。

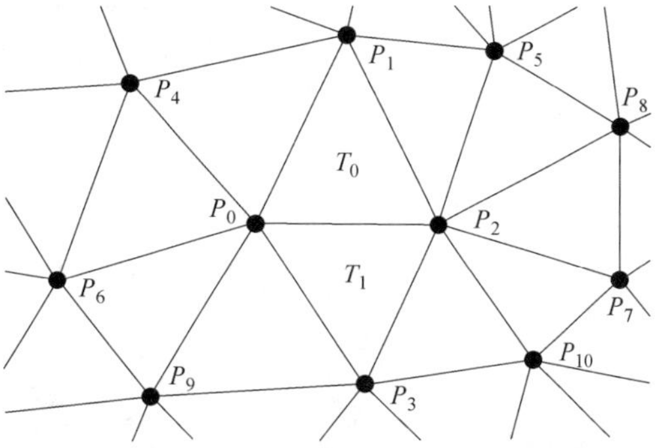

图 2-4　三角网格表面

粗糙三角网格模型包含一系列相互连接的三角形，近似于物体的真实表面。因此，在重建具有复杂几何形状的零件时意义重大。但是，三角网格仅包含表面信息，需要将其转换为体网格模型才能用于有限元分析。在生成体网格前，需要在 3-matic 或者 Geomagic 软件中，利用网格工具对三角网格模型进行修正，例如检查网格质量、减少网格、光滑网格、填补网格漏洞、修补不良网格、优化网格等。通过了网格质量检查的三角网格模型可以直接在 3-matic 中生成具有 4 节点的四面体网格，也可以在 Abaqus 软件中通过网格编辑工具生成体网格（INP 文件）。图 2-5 清晰地展示了三角网格与体网格的差异。

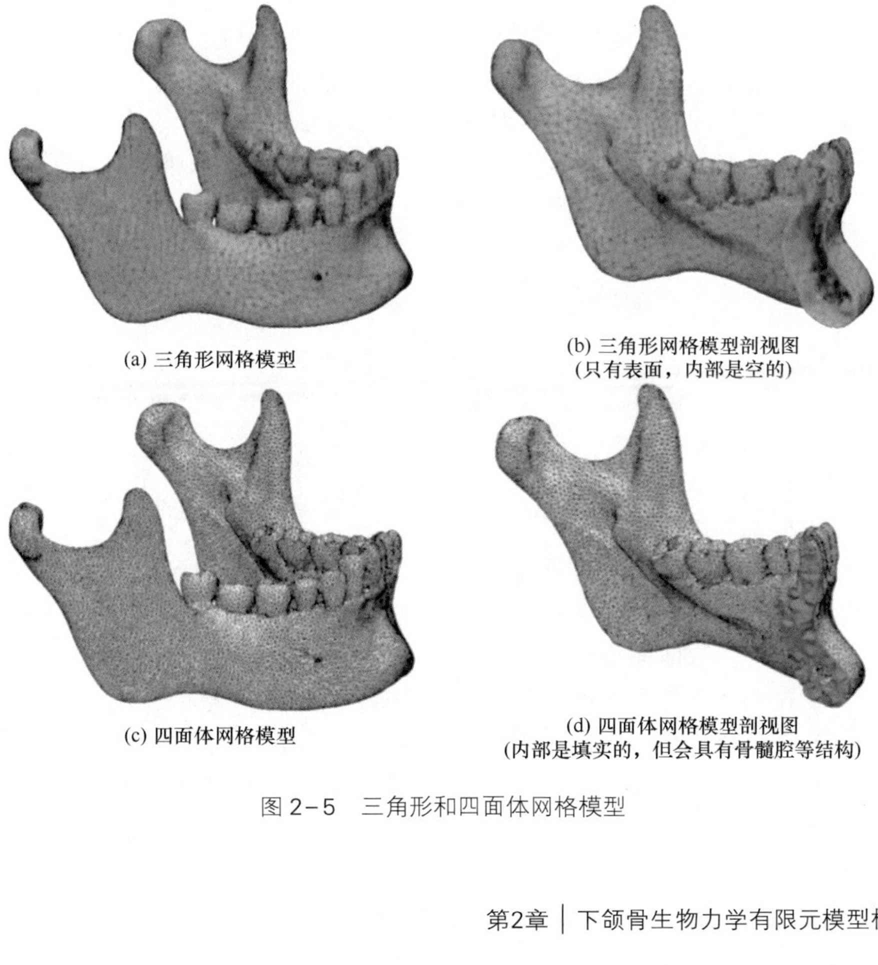

图 2-5　三角形和四面体网格模型

在三角网格模型上，还可以进行简单的正向设计。大多数正向设计是在CAD设计软件中进行，基于三角网格模型的正向设计则在3-matic软件中进行。正如传统的CAD设计软件一样，3-matic软件也包含草图设计，曲线设计，表面设计和特征设计等功能。直接在三角网格模型上进行正向设计省去了将三角网格转换为参数曲面网格再输入到传统CAD软件进行设计的复杂步骤，节约了设计时间。图2-6展示了设计小型固定板的过程。首先选取合适的表面，画出固定板的中心曲线。设置固定板的形态以及螺钉的尺寸，则会生成贴合下颌骨表面的固定板，并在曲线两端生成螺钉。再利用曲线、拉伸、布尔等操作在固定板上合适位置生成其他的螺钉，形成最终的固定系统。

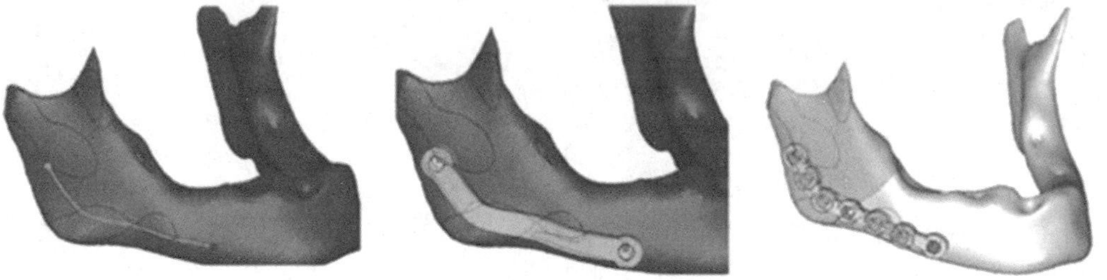

(a) 引导曲线　(b) 初始弯曲板和端螺钉　(c) 其他螺孔

图2-6　在三角网格模型上设计固定系统

2.3.2　基于参数曲面的建模方式

在过去的几十年里，基于曲面的计算机辅助设计建模方式已经成为主流技术，例如利用UG/NX，Pro/Engineering，Catia，Solid Works等商业软件工具。这些软件将参数曲面作为构建和计算几何形状的基础，尤其是对特定的种植体、骨移植和手术工具的设计，这些软件具有强大的设计功能。参数曲面是指$U \times V$参数域中的张量积曲面，它可以描述任何复杂表面（包括平面、二次曲面和自由曲面）：

$$S(u,v)=\frac{\sum_{i}\sum_{j}w_{ij}D_{ij}N_{ij}^{m}(u)N_{j}^{n}(v)}{\sum_{i}\sum_{j}w_{ij}N_{ij}^{m}(u)N_{j}^{n}(v)} \tag{2-1}$$

其中D_{ij}是曲面上的控制点，$N(u)$和$N(v)$分别是U和V方向上的节点向量函数。不同的基函数决定了不同函数类型，例如Coons曲面、Bezier和非均匀有理B样条（NURBS）曲面。如图2-7所示，参数曲面上的任何点不仅包含$x(u, v)$，$y(u, v)$和$z(u, v)$的坐标信息，还可以通过计算获得更多的信息，包括参数方向上的曲率、切线矢量和法向量。边界上的切向量保证联合曲面片时约束的连续性。

由于参数曲面包含下颌骨的主要数据信息，所以有些学者仍然选择使用CAD平台进行三维建模。为了获得高质量的体网格模型，在三角网格表面上需要进行一系列简化和近似操作，三角网格是参数曲面的基础，但它只包含一些离散信息。下颌骨的几何形状比较复杂，所以自动化的处理操作不足以生成高质量的参数曲面，因此，在此过程中需要花费更多的时间和精力进行手动操作。图2-8展示了基于三角网格生成NURBS曲面的过程。自动估计三角网格的曲率、探测轮廓线、对三角网格进行初步划分，如图2-8（a）所示。进而检测边界的特征，自动生成曲面片，如图2-8（b）所示，进行参数拟合。直接在三

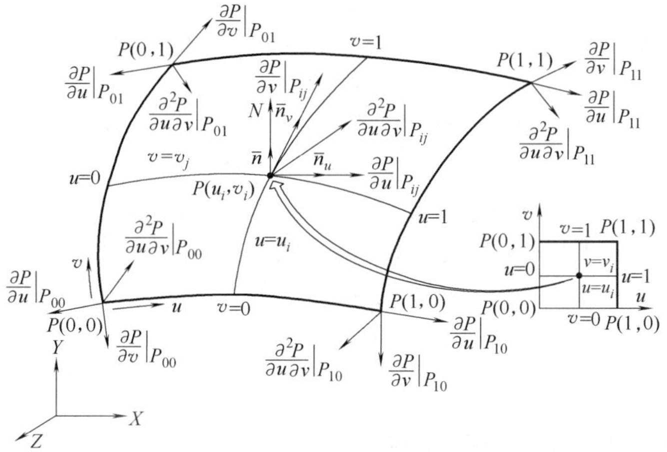

图 2-7　参数曲面

角网格上划分区域时，这些曲线边界可作为划分连续分块的主曲线，但这个过程可能会产生相交、无序或奇异三角网格。另外，如果区域划分太多，操作时间也会相应增加，因此必须手动减少区域划分数量。在手动减少划分区域时，会呈现图 2-8（c）的效果。为了提高网格质量，需要进行区域优化，移动、增加和去除点，交换面等操作。每一块区域都能形成一块四边形参数曲面，所有相邻的曲面都可以通过连续性来跨越边界，如图 2-8（d）所示。根据从相关三角形中提取的插值点，再利用边界连续性约束逼近参数曲面，便得到完整曲面，如图 2-8（e）所示。Geomagic 软件提供误差分析工具，可以将参数化曲面模型与原来的三角网格模型进行比较，获得一个用不同颜色（或灰度编码）标注绝对偏差的图像，如图 2-8（f）所示，曲面模型比三角网格模型具有更高的精准度。

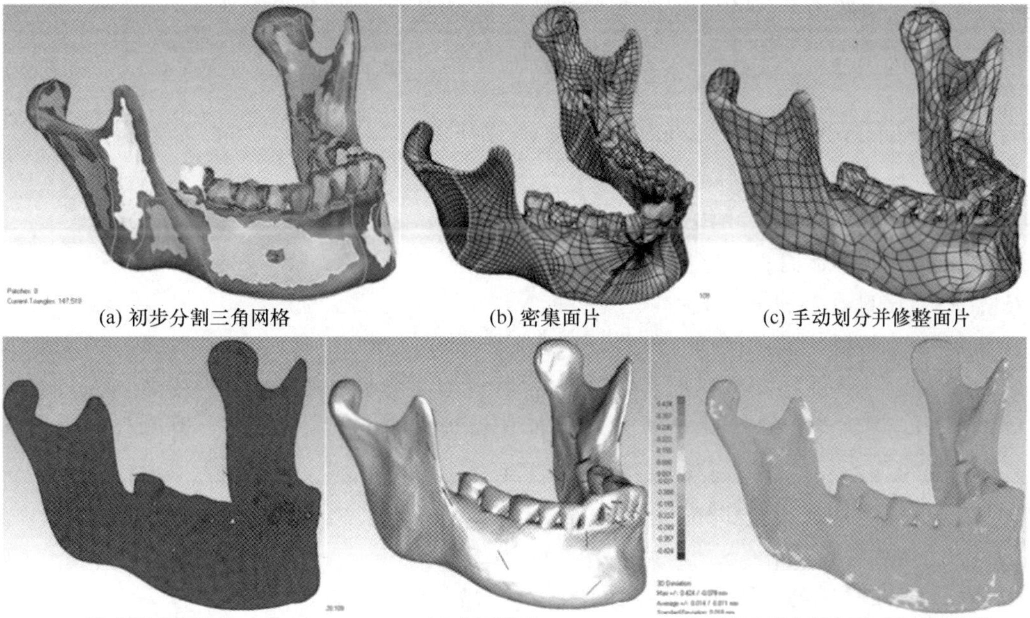

(a) 初步分割三角网格　(b) 密集面片　(c) 手动划分并修整面片

(d) 创建插值网格　(e) 曲面模型　(f) 对比参数曲面和原三角网格模型

图 2-8　构建参数曲面的三维模型

基于参数曲面的曲面模型也需要转化为实体网格模型才能进行生物力学分析。将参数曲面模型保存为初始图形文件交换格式（*.igs），导入到CAD设计软件中，例如UG，然后缝合这些区域表面，形成一个完整的实体模型。实体模型与基于三角网格模型生成的体网格模型不同，它具有明显的均匀性，并且没有骨髓腔等任何内部结构。然而，CAD软件拥有强大的设计工具，可以设计具有复杂几何形状的零部件，如植入物、固定板、螺钉或个体化移植物。实体网格模型可以导出Parasolid文件、STEP文件或CAD软件定义的其他文件格式，这些文件均能被Abaqus软件识别。由于利用Abaqus软件中的网格划分工具来生成体网格时，很难修复模型的几何问题。因此一般情况下，还需要使用第三方网格划分软件来进行网格划分，例如HyperMesh。

2.3.3 下颌骨材料属性的赋值

下颌骨几何形状复杂且包含神经管、牙齿等组织器官，因此在对下颌骨进行的诸多有限元研究中，研究人员为了节约时间成本、降低计算难度，往往将下颌骨定义为连续、均匀、线弹性和各向同性的材料，并简单人为地分为皮质骨与松质骨两部分进行弹性模量和泊松比的赋值。事实上，骨组织不是均匀的固体，而是由不同密度的较为坚硬的皮质骨与不规则多孔海绵状的松质骨组成的复杂结构，具有非均匀的力学性能。因此需建立与不同解剖部位骨特性相对应的具有非均匀材料特性的下颌骨三维模型，以提高有限元模型的精度。

下颌骨的非均匀材料特性可通过在Mimics软件中，对CBCT图像数据的HU值进行插值计算来得到骨表观密度与HU值之间的线性方程，进而推算出弹性模量与骨表观密度之间的对数方程去定义下颌骨的材料属性，使得构建的有限元模型更接近人体实际情况。

在Mimics软件中，骨表观密度与HU值之间的基本线性方程表达式[6]：

$$\rho=\rho_{min}+\frac{(\rho_{max}-\rho_{min})(HU-HU_{min})}{HU_{max}-HU_{min}} \tag{2-2}$$

式中 ρ——骨的表观密度，kg/m³；

ρ_{max}——骨的最大表观密度，kg/m³；

ρ_{min}——骨的最小表观密度，kg/m³；

HU——骨的HU值；

HU_{max}——骨的最大的HU值；

HU_{min}——骨的最小的HU值。

根据Mimics软件的操作手册，皮质骨的最大HU值为2000HU，松质骨的最小HU值为200HU。同时，在六维™牙种植软件中使用椭圆骨密度统计功能，测得骨的最大表观密度$\rho_{max}=2291kg/m^3$，最小表观密度$\rho_{min}=271kg/m^3$。由以上数值对式（2-2）进行插值，可得骨表观密度与HU值之间的线性方程：

$$\rho=47+1.122HU \tag{2-3}$$

另外，弹性模量与骨表观密度之间的基本指数方程表达式[6]：

$$E=k\rho^{a} \tag{2-4}$$

式中 E——骨的弹性模量，MPa；

ρ——骨的表观密度，kg/m^3；

k，a——常量。

取皮质骨最大的弹性模量 $E_{皮}=21.6GPa$[7]，松质骨的弹性模量 $E_{松}=1.2GPa$[8]，结合上述骨的最大表观密度和最小表观密度对式（2-4）进行插值，可得弹性模量与骨表观密度之间的指数方程：

$$E=0.63\rho^{1.35} \tag{2-5}$$

在 Mimics 软件中利用材料赋值（Materials）功能，输入上述推导所得的式（2-3）与式（2-5）中的参数，并将下颌骨定义为 10 种不同材料特性。如图 2-9（a）所示为下颌骨的剖面视图，更直观地展示下颌骨不同解剖部位被赋予了对应的密度和弹性模量；图 2-9（b）为材料属性列表，显示密度、弹性模量及泊松比的具体数值。结合图 2-9（a）和（b）可以看出：下颌骨（包括牙齿）的密度范围为 $103\sim3176kg/m^3$，弹性模量范围为 329~33655MPa，泊松比为 0.3。其中，牙齿牙釉质部分显示为红色，即弹性模量达到 30GPa 左右；皮质骨部分主要显示为淡红色、黄色，即弹性模量处于 10~20GPa 之间；松质骨部分主要显示为青色、蓝色，即弹性模量较小；另外，髁状突和冠突周围显示有些许青色、蓝色图像，这很有可能是由于 Mimics 软件未能精确地分离下颌骨与骨膜等软组织残留物导致的。完成材料属性赋值后，下颌骨四面体网格模型以 *.inp 格式保存导出，在 Abaqus（V6.13，Dassault Systèmes，Cedex，France）中进行读取以用于有限元计算。

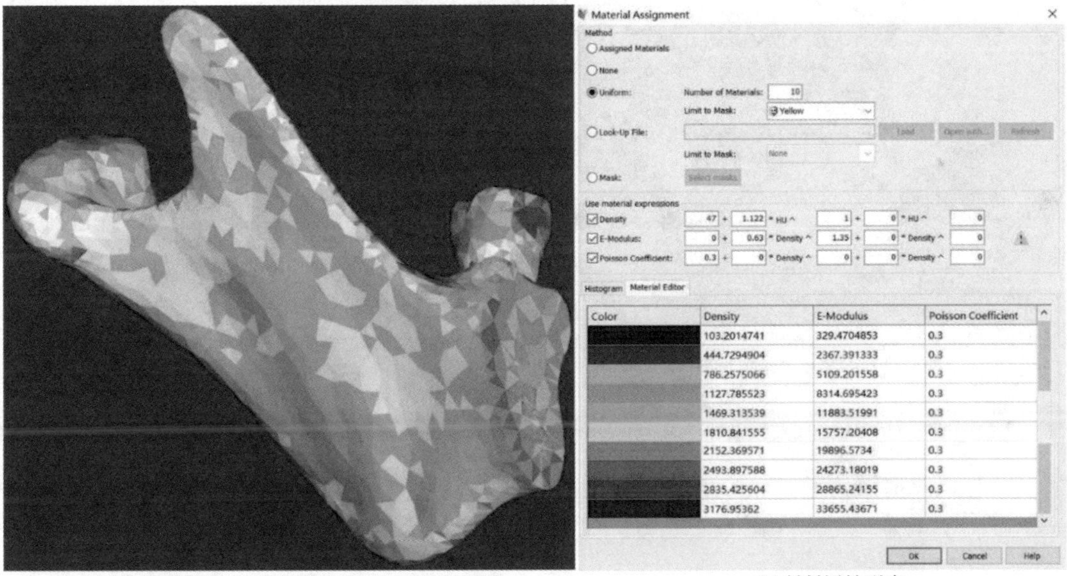

(a) 颜色编码模型，不同颜色代表不同的材料属性　　(b) 材料属性列表

图 2-9　材料属性模型

不同个体的下颌骨骨密度或者相同个体在生命的不同阶段的下颌骨骨密度都是变化的。图 2-9 选取的是一位 30 岁健康志愿者的下颌骨，具有代表性意义。从结果可以看出：下颌骨及牙齿被赋予的材料特性均在合理范围内，验证了推导所得的骨表观密度与 HU 值之间的线性方程及弹性模量与骨表观密度之间的对数方程用于构建下颌骨材料属性的合理性和有效性。

2.3.4 下颌骨咬合力的施加方式与边界条件

（1）下颌骨肌群

骨骼的运动是在肌肉群的收缩作用下实现的，图 2-10 是下颌骨的肌肉群示意图，在升颌肌群和降颌肌群的作用下，下颌骨实现咬合、前伸、侧移等口腔部位的动作。因此，对下颌骨进行生物力学有限元分析时，必须对肌肉力的作用进行加载，以最大程度的接近实际情况。

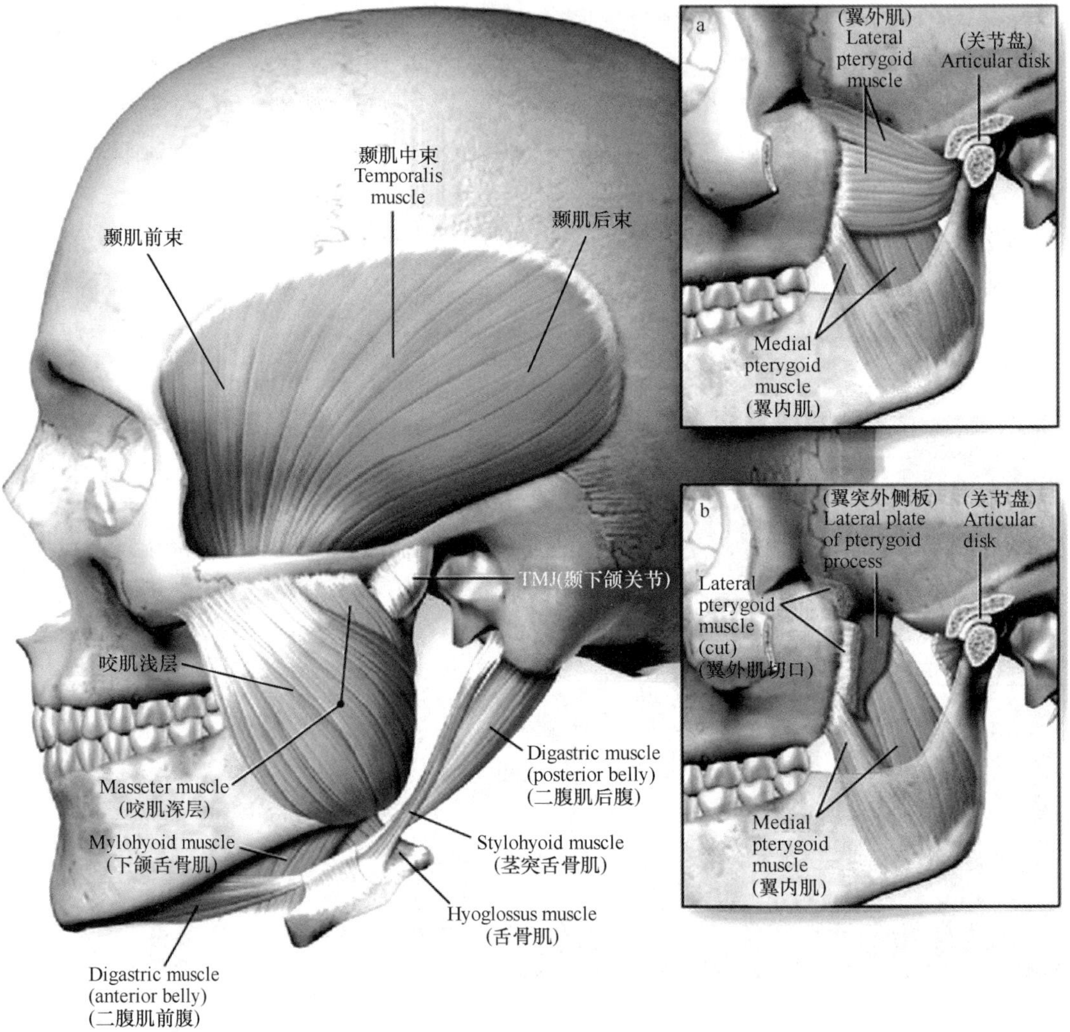

图 2-10 下颌骨肌群

（2）下颌骨的咬合力大小

人类咬合力一般分为吞咽力、咀嚼力和最大咬合力。由于存在年龄、性别和测量方法的差异性，得到的咬合力大小也各不相同。有统计文献[9] 显示：无口腔疾病的健康人类咬合力大小的范围为 15.7~4341.4N；对于患有牙科疾病的患者，其吞咽力大小的范围为

1.7~296N，咀嚼力大小的范围为15.7~261.7N；对于无牙颌患者，其最大咬合力大小的范围为28~190N，咀嚼力大小的范围为8.8~49.9N。Maurer等[10] 在对下颌重建患者进行临床随访时，测量记录了其术后最大咬合力的数值，发现磨牙区的咬合力降低了76%，切牙区的咬合力降低了59%。通过剔除Maurer等记录的数据中下颌体部缺损重建以外的病例后进行计算，得到正常颌骨磨牙区域咬合力的平均大小为（90±45）N，范围为39~186N；切牙区域咬合力的平均大小为（50±40）N，范围为16~140N，可作为有限元计算中下颌骨咬合力大小的参考值。

（3）咬合力的施加方式与边界条件

咬合力施加方式为以主动牵引力来替代咀嚼肌肌力，同时限制咬合区域垂直方向的运动来实现。研究表明，肌肉力的大小由生理横断面（肌纤维垂直的断面）所决定，即：

$$F_m = \lambda \cdot A \tag{2-6}$$

式中 F_m——肌肉力的最大值，N；

λ——肌力系数，N/mm^2；

A——生理横断面面积，mm^2。

生理横断面与肌肉的体积成正比，与肌纤维的平均长度反比，即：

$$A = \frac{V}{L} = \frac{m}{L \cdot \rho} \tag{2-7}$$

式中 V——肌肉的体积，mm^3；

L——肌纤维的平均长度，mm；

m——肌肉的质量，g；

ρ——肌肉的密度，kg/mm^3。

将式（2-7）代入式（2-6）可得：

$$F_m = \frac{\lambda \cdot m}{L \cdot \rho} \tag{2-8}$$

式（2-8）表明，决定下颌咀嚼肌肌力的因素众多，在生理状态相同（λ 相同）的情况下，肌肉的质量或体积越大、肌纤维的长度越短，则代表肌肉的生理横断面面积越大，即肌肉力越大。

以模拟第一磨牙咬合为例，将 *.inp 文件导入Abaqus软件后，在下颌骨模型表面选取7组主要肌肉（咬肌浅层、咬肌深层、翼内肌、颞肌前束、颞肌中束、颞肌后束、翼外肌）附着区域对称地定义成14个代表肌肉分布的面（Surface）。在颏棘处建立局部笛卡尔坐标系，将上述定义的7组肌肉力以牵引力（Surface traction）的形式加载在下颌骨模型上，如图2-11（a）所示。肌肉力大小及方向[11] 如表2-1所示。在下颌骨右侧第一磨牙区域设置垂直方向的约束。边界条件设置为下颌骨双侧髁状突的后部与上部区域六自由度完全固定。通过以上步骤可大致实现咬合力的施加，但由于存在下颌骨大小和几何形状的差异、定义的各组肌肉面积不尽相同等因素，咬合力的大小得不到精确控制。因此需在上述操作的基础上，运算得到咬合区域的反作用力后，再重新修正各组肌肉的肌力大小（如表2-2所示，从而达到能精确控制所施加咬合力大小的效果，如图2-11（b）所示，咬合力大小为90.03N），使得有限元计算结果具有可比性。通过类似方法可实现切牙区域

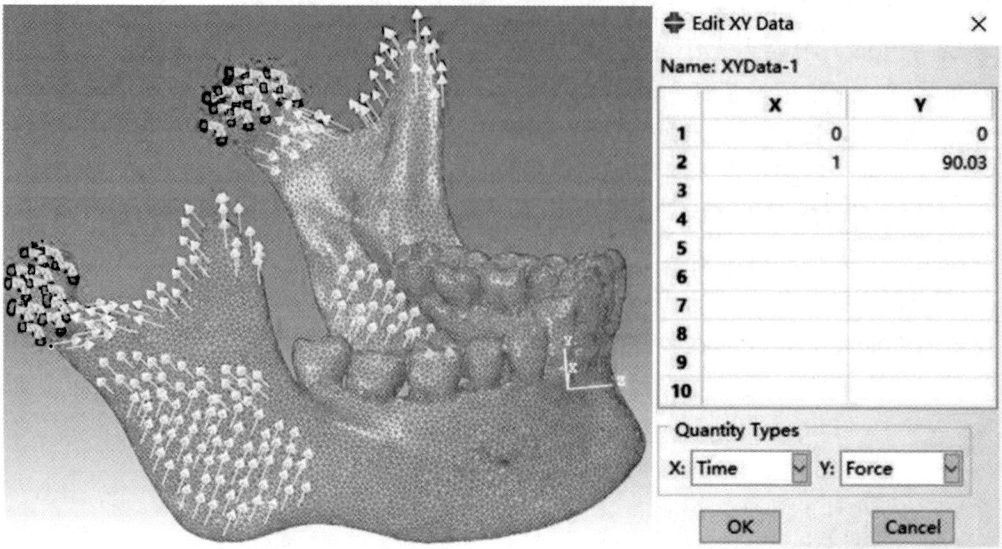

(a) 下颌骨模型上的载荷与边界条件　(b) 咬合力的数值

图 2-11　下颌骨有限元模型

咬合力的施加，切牙咬合时初始的肌肉力大小及方向如表 2-3 所示，修正后各组肌肉的肌力大小如表 2-4 所示。

表 2-1　加载在第一磨牙区域的肌肉力

咀嚼肌	最大肌力/N	比例因子		单位矢量坐标		
		咬合侧	平衡侧	*X*	*Y*	*Z*
咬肌浅层	190.4	0.72	0.60	−0.21	+0.89	+0.42
咬肌深层	81.6	0.72	0.60	−0.55	+0.76	−0.36
翼内肌	174.8	0.84	0.60	+0.49	+0.79	+0.37
颞肌前束	158.0	0.73	0.58	−0.15	+0.99	+0.04
颞肌中束	95.6	0.66	0.67	−0.22	+0.83	−0.50
颞肌后束	75.6	0.59	0.39	−0.21	+0.47	−0.86
翼外肌	66.9	0.30	0.65	+0.63	−0.17	+0.76

注：每个肌肉的力量由最大肌力乘以比例因子和单位矢量坐标确定。单位矢量坐标以右侧为例。所有的坐标系参考局部笛卡尔坐标系，其中 *XY* 面为正面，*ZX* 面为咬合平面，*YZ* 面与 *XY*、*XZ* 面正交。

表 2-2　修正后加载在第一磨牙区域的肌肉力

咀嚼肌	最大肌力/N	横截面积/mm^2		比例因子	
		右侧	左侧	咬合侧	平衡侧
咬肌浅层	190.4	539.31	539.50	0.1028	0.0856
咬肌深层	81.6	196.28	195.70	0.1210	0.1012
翼内肌	174.8	214.40	214.95	0.2769	0.1973
颞肌前束	158.0	132.70	132.63	0.0612	0.1326
颞肌中束	95.6	119.95	119.85	0.3889	0.3092
颞肌后束	75.6	101.19	100.98	0.2521	0.2565
翼外肌	66.9	104.09	104.46	0.1733	0.1141

表 2-3　　加载在切牙区域的肌肉力

咀嚼肌	最大肌力/N	比例因子		单位矢量坐标		
		咬合侧	平衡侧	X	Y	Z
咬肌浅层	190.4	1.00	1.00	−0.21	+0.89	+0.42
咬肌深层	81.6	1.00	1.00	−0.55	+0.76	−0.36
翼内肌	174.8	0.76	0.76	+0.49	+0.79	+0.37
颞肌前束	158.0	0.98	0.98	−0.15	+0.99	+0.04
颞肌中束	95.6	0.96	0.96	−0.22	+0.83	−0.50
颞肌后束	75.6	0.94	0.94	−0.21	+0.47	−0.86
翼外肌	66.9	0.27	0.27	+0.63	−0.17	+0.76

注：每个肌肉的力量由最大肌力乘以比例因子和单位矢量坐标确定。单位矢量坐标以右侧为例。所有的坐标系参考局部笛卡尔坐标系，其中 XY 面为正面，ZX 面为咬合平面，YZ 面与 XY、XZ 面正交。

表 2-4　　修正后加载在切牙区域的肌肉力

咀嚼肌	最大肌力/N	横截面积/mm^2		比例因子	
		右侧	左侧	咬合侧	平衡侧
咬肌浅层	190.4	539.31	539.50	0.1465	0.1464
咬肌深层	81.6	196.28	195.70	0.1725	0.1730
翼内肌	174.8	214.40	214.95	0.2571	0.2564
颞肌前束	158.0	132.70	132.63	0.0565	0.0565
颞肌中束	95.6	119.95	119.85	0.5355	0.5360
颞肌后束	75.6	101.19	100.98	0.3763	0.3770
翼外肌	66.9	104.09	104.46	0.2832	0.2822

从图 2-11（a）中可以看出：以主动牵引力来替代咀嚼肌肌力的有限元模型较好地再现了下颌骨在正常人体生理环境中被肌肉包覆的相似形态。

2.3.5　两种建模方式的对比分析

基于三角网格和基于参数曲面的两种有限元模型的建模方式都以患者的医学图像作为建模数据来源。下颌骨具有非常复杂的几何结构，包括下颌肌肉，关节以及牙齿等，传统的基于表面的建模方式在构建下颌骨模型时存在一些困难。而三角网格模型是直接根据 CT 图像建模得来，不仅能够用于 3D 打印，而且是有限元仿真模拟的基础模型。从建模原理的观点，两种建模方式存在某种联系，即通过三角面片可以得到任何参数曲面。为了评价两种建模方式对数值计算结果的影响，采用相同约束条件和相同的加载方式，即将髁突头固定并约束其六个自由度；咬合力施加方式为将升颌肌群包括咬肌、颞肌和翼状肌以主动牵引力来替代咀嚼肌肌力，同时限制咬合区域垂直方向的运动来实现。构建出下颌骨生物力学模型进行有限元分析计算，并分别对应力、最大主应变和位移进行分析比较。

图 2-12 展示了基于三角网格模型的应力、应变和位移分布图。其中最大应力出现在冠突和髁突之间，以及下颌升支等位置，这与临床病例中髁突颈和下颌角是骨折高发区域这一事实吻合。骨的抗拉强度为 92MPa，因此该下颌骨模型在该咬合力下处于安全范围。一些学者认为用应变值来判定下颌骨是否处于安全范围更准确，由图可得，最大主应变值

为 0.005%，远远低于骨的极限应变值 0.4%。

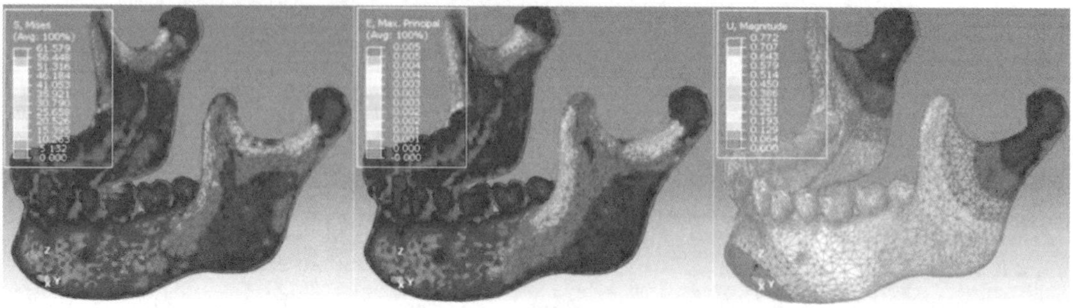

(a) 应力分布　(b) 应变分布　(c) 位移分布

图 2-12　基于三角网格的有限元模型分析结果

图 2-13 是基于参数曲面模型的有限元计算结果。图 2-13（a）的应力分布图展示了最大应力为 114MPa，远远超过了基于三角网格构建的三维模型。造成这个现象的原因是曲面模型表面存在缺陷，生成了包含奇异体网格的区域，如图 2-13（a）中的 1 和 2。放大奇异区域 1，如图 2-13（b）所示。放大奇异区域 2，并去除奇异区域 1，如图 2-13（c）所示，最大应力值减小。将两处包含奇异网格的区域都移除后，应力最大值下降到 54MPa，这个数值非常接近基于三角网格模型的应力计算值 62MPa。

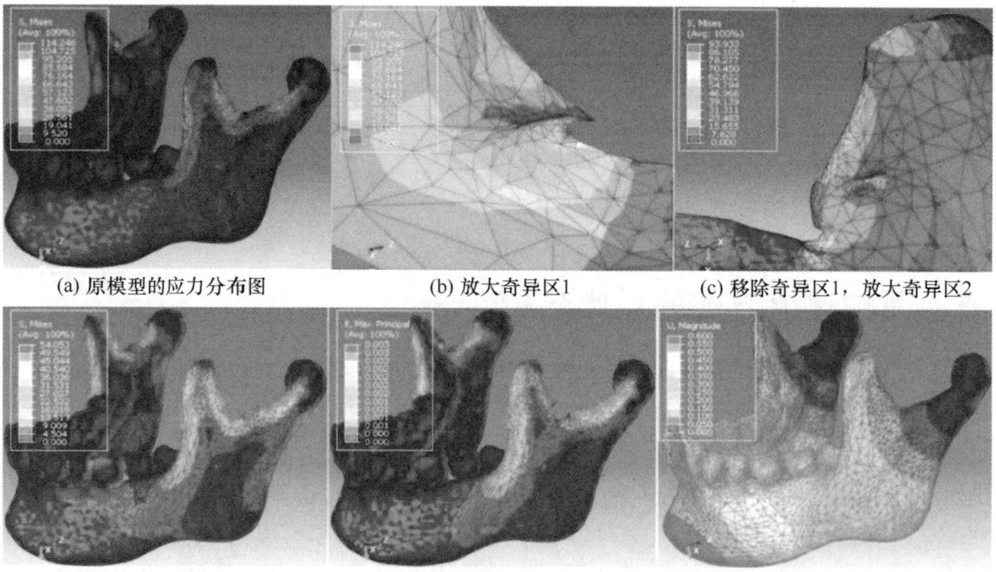

(a) 原模型的应力分布图　(b) 放大奇异区1　(c) 移除奇异区1，放大奇异区2

(d) 移除奇异区后的应力分布图　(e) 应变分布图　(f) 位移分布图

图 2-13　基于参数曲面模型的有限元分析结果

表 2-5 呈现了两种有限元建模方式的异同点。两种建模方法的不同点概括为以下几点：a. 材料属性。基于参数曲面的建模方法赋予下颌骨两种均匀材料（皮质骨和松质骨），而基于三角网格模型的建模方式赋予下颌骨不均匀材料属性；b. 模型的准确性。参数曲面模型生成的下颌骨模型是实心的，结构强度强于真实下颌骨，而三角网格模型的下颌骨模型内部包含了神经管，骨髓空腔等结构，与真实的下颌骨模型更相近；c. 建模步

骤。虽然 CAD 软件拥有强大的设计工具，但基于参数曲面的建模方式不仅步骤烦琐，而且在拟合表面时很容易生成缺陷表面。为了减少表面缺陷，需要对模型进行简化，例如构建无牙颌模型，但这同时也造成了与真实结构相差太大的缺点。虽然 3-matic 的设计工具不如 CAD 软件强大，但它满足基本的应用要求，而且基于三角网格的建模步骤简单方便，节约了建模时间。所分析的下颌骨案例，基于参数曲面的建模方式所花费的时间是基于三角网格的建模方式的 5 倍左右。

表 2-5　两种有限元建模方式的比较

方式	基于三角网格	基于参数曲面
数据来源	CT 数据构建的三角网格模型	CT 数据构建的三角网格模型
过程	编辑网格，生成体网格	网格编辑，曲率估计，区域绘制与编辑，曲面逼近，修补，网格划分
前设计工具	有限的功能，包括草图，平面曲线（线，弧和圆），功能设计（挤出，旋转）	使用 CAD 软件中强大的设计工具
布尔计算	布尔加、布尔减、布尔交	布尔加、布尔减、布尔交
网格工具	半自动工具（减少，平滑，重新划分，检查修复，创建体网格）	使用第三方网格处理软件，例如 HyperMesh
模型缺陷	通过网格工具可以快速修复模型缺陷	在曲面拟合时很难避免产生缺陷网格
几何形状	包括组织内部结构，不需要进行内部结构简化处理	难以创建内部骨组织结构，需要进行内部结构的简化或去除
材料属性	基于 CT 图像的非均匀材料属性	皮质骨和松质骨两种均匀材料属性

综合比较上述两种有限元建模方式，得到以下结论：

① 基于参数曲面的有限元建模方式和基于三角网格建模方法相比，后者更适合于生物医学建模，因为它能高度还原具有复杂几何形状和结构的骨组织。

② 基于参数曲面的建模方式虽然可以利用 CAD 软件中强大的设计工具，但在曲面拟合过程中的简化和缺陷难以避免，这增加了最终的数值计算误差，影响了准确性。

③ 基于有限元网格建模方法的计算结果之间的差异不容忽视。对于骨组织的力学模拟，模型的几何结构、材料属性的分配方式，以及三维模型中的缺陷和准确性都会显著影响结果。

2.4　下颌骨生物力学有限元分析应用实例-下颌骨骨折内固定板的优化设计

下颌骨的生理结构及功能特点导致其非常容易在交通事故等意外冲击中受到多方向的暴力冲击[12]。另一方面，下颌骨与颅颌骨之间通过降颌肌群与升颌肌群联系，缺少坚强的支撑，因此下颌骨在冲击中极易发生骨折。下颌骨骨折后，肌肉的平衡关系被破坏，骨折段因受到咀嚼肌不同方向的牵引力而发生移位，引起牙列变形、咬合错乱及咀嚼功能障碍，甚至阻塞呼吸道，发生呼吸困难，必须得到即时救治[13]。

下颌骨骨折的记载要追溯到公元前 17 世纪，最开始的治疗只是通过绷带的简单包扎复位[14]。下颌骨骨折修复治疗主要包括复位和固定，其目的在于重建正确的咬合关系，并尽快恢复完整的下颌骨功能[15]，可以通过手法复位、颌间牵引或颅颌牵引等非开放式的保守治疗，也可以通过手术进行开放式复位和固定。非开放式治疗虽然可以避免患者手术创伤，但恢复时间长，而且经常会因操作不当给患者带来一定痛苦，对牙龈、牙周组织及口腔黏膜产生刺激或损伤，而且对张口受限的患者难以实施，辅助器具的佩戴会严重影响患者的语言、饮食等口腔功能，使患者日常生活受到较大影响。开放式复位和固定是通过外科手术打开皮肤及肌肉等软组织，暴露出骨折部位的骨骼，将各骨段进行复位后，利用多孔固定钛板和一组螺钉固定，待术后六个月左右骨折部位愈合后通过二次手术取出固定装置。开放式复位方法中，目前“坚强内固定 RIF（Rigid Internal Fixation）”已经成为治疗下颌骨骨折的首选方法[16]，因为骨折部位愈合需要稳定的环境，固定系统可以抵消影响愈合的各种不良应力，并能维持骨折段正确位置直到完全愈合。在下颌骨骨折的 RIF 治疗中，目前医生主要根据临床诊断和治疗经验，根据不同部位的骨折采用合适的标准二维（2D）钛板并进行现场弯制和固定。但标准的内固定系统在术后可能出现了钛板断裂和螺钉松动等现象，造成了手术失败[17]。因此设计满足强度要求的个性化三维内固定板有助于患者重新得到稳定的下颌骨，并在术后即刻恢复部分咬合功能。目前 SLM 增材制造技术已经能够制造出满足医学精度要求的模型，而且擅长制造结构复杂的模型，能够满足下颌骨骨折修复的精准治疗。

2.4.1　3D 内固定系统的优化设计

个性化 3D 内固定系统的拓扑优化过程在有限元软件 Abaqus 中进行。将牙根、神经管等生理结构作为约束条件，确定连接板的几何结构、固定位置和方式，设计针对不同骨折形式的初始 3D 内固定板，最后将初始固定板和骨折下颌骨体网格模型导入 Abaqus 软件，并进行多次拓扑优化（包括固定板结构和螺钉位置）。优化设计目的是在合适的固定区域内得到结构最优的内固定系统（满足强度要求的同时，受力均匀且体积最小化）。

如图 2-14 为个性化 3D 内固定系统的优化设计流程图。以发病率较高的下颌角骨折为例，首先，根据患者的 CT 数据，利用 Mimics 软件构建下颌骨三维模型，生成 STL 文件，并导入 Geomagic 软件中。为了确定内固定板的真实有效区域，下颌骨右侧第二磨牙被去除。根据下颌骨骨折传统内固定治疗方式中固定板的形状和尺寸，提取部分下颌骨表面，生成厚度为 2mm 的初始固定板[18]，如图 2-15 所示；然后，在 Magics 软件中修剪并光滑初始固定板的边缘，如图 2-16 所示；再将修整后的初始固定板模型和骨折下颌骨模型导入 3-matic 软件中，生成相应的体网格模型；将下颌骨体网格模型导入 Mimics 软件中赋值不均匀材料属性；再将它和初始固定板的体网格模型文件导入有限元软件 Abaqus；建立具有下颌肌肉等效弹簧的下颌骨生物力学模型；边界条件设置为两个髁突 6 自由度全固定，载荷条件设置为切牙 125N 和左侧磨牙 250N 咬合（因为右侧第二磨牙已经被移除，所以暂时不考虑该工况）。

为了获得体积足够小又同时满足强度要求的固定板结构，将优化目标函数设置为体积最小化。并分别将两种咬合方式下的固定板最大应力以及最大骨断端位移作为优化设计响应。对初始固定板与下颌骨的绑定接触界面进行冻结约束（不参与优化），以此简化优化过程。为了探究不同边界绑定条件是否会影响优化效果，设置了两组拓扑优化组：条形状

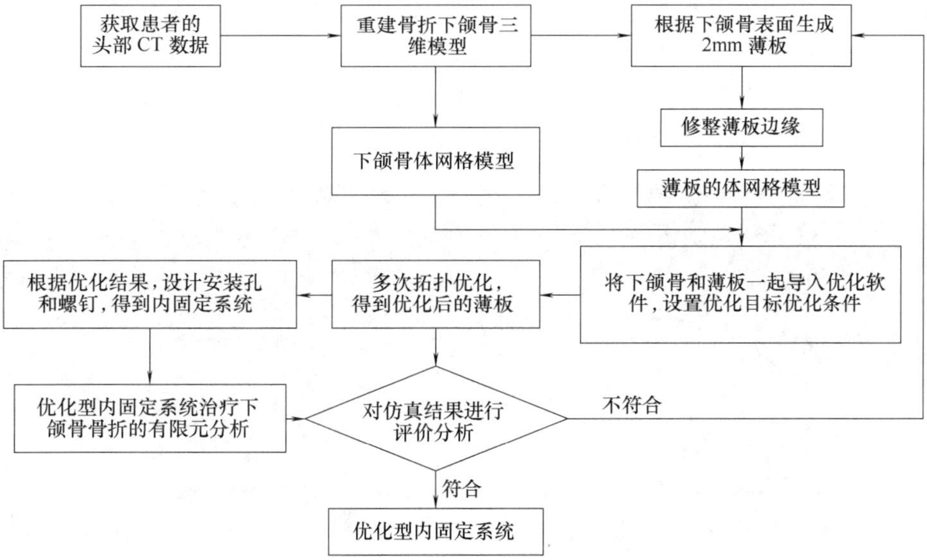

图 2-14　个性化内固定板的设计流程图

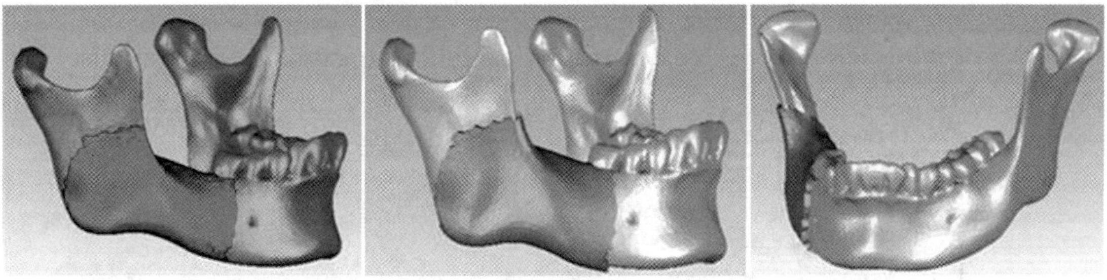

(a) 提取部分下颌骨表面　　(b) 初始固定板外表面　　(c) 初始固定板内表面

图 2-15　构建 2mm 厚的初始固定板

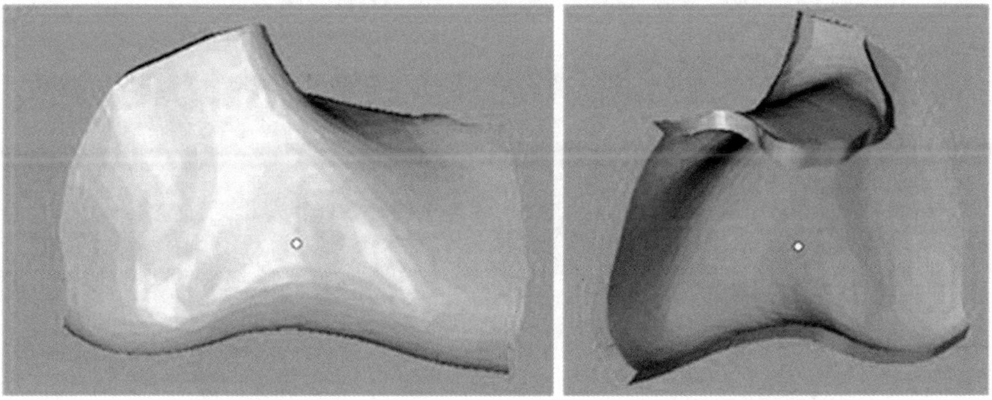

(a) 外表面　　(b) 内表面

图 2-16　修剪并光滑初始固定板

冻结边界和节段状冻结边界，如图 2-17 所示，红色区域为冻结区域。在相同的肌肉力、咬合力及相同优化目标和优化响应下，这两组拓扑优化组呈现了几乎完全一致的结构（V 形）。图 2-18（a）和（b）分别为条形状边界条件下拓扑优化前后的结果图，图 2-18

（c）和（d）为节段状边界绑定情况下的拓扑优化前后图。红色区域为冻结区域，不参与拓扑优化，蓝色区域为无应力区域，在优化过程中被去除，绿色区域即为实现应力要求时需要保留的结构。由此判断，当螺钉不参与拓扑优化时，边界条件的绑定区域不会影响最终拓扑优化的结果，而下颌角骨折的最佳固定板的结构为“V”形。

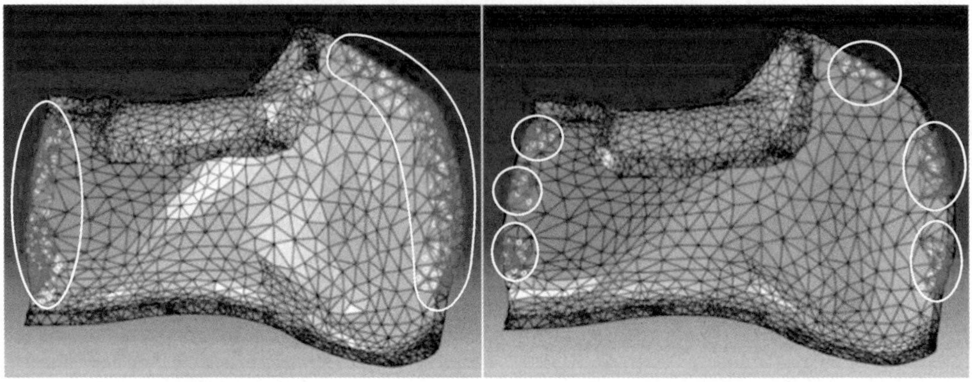

(a) 条形状边界绑定　　　　(b) 节段状边界绑定

图 2-17　两种不同边界绑定形式

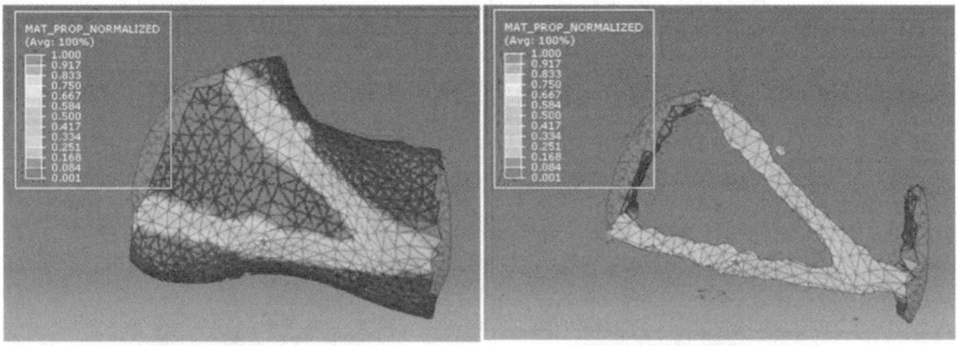

(a) 条状边界拓扑优化前　　　　(b) 条状边界拓扑优化后

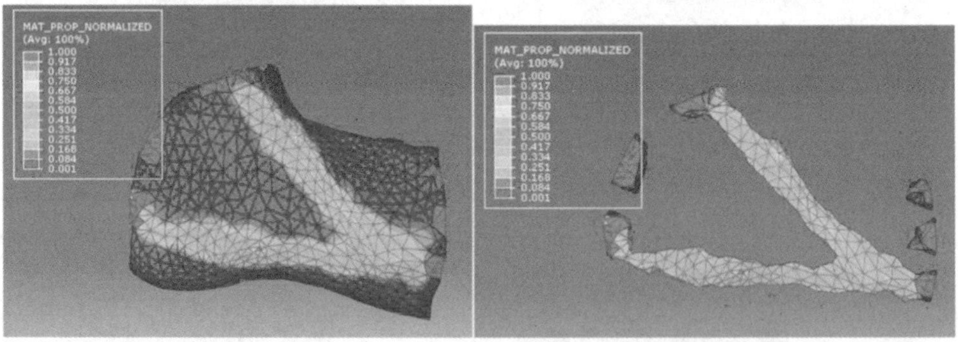

(c) 节段状边界拓扑优化前　　　　(d) 节段状边界拓扑优化后

图 2-18　两种不同边界绑定区域的拓扑优化结果

将初始固定板和一次优化得到的固定板同时导入 3-matic 软件中，根据拓扑优化结果以及具体的骨折位置，避开重要的解剖结构，如神经管等，初步确定螺钉的数量及固定位置，生成带有螺钉的二次固定系统，如图 2-19 所示。接着，将二次固定系统与下颌骨骨折模型再次导入 Abaqus 软件中进行拓扑优化。在此次优化过程中，采用相同下颌骨骨折模型、边界固定条件和加载方式，但是在设置优化约束条件时，将原来的下颌骨与固定板边界进行绑定冻结改成下颌骨与螺钉绑定，螺钉与固定板绑定，并冻结固定板上的绑定区域。二次拓扑优化的结果，如图 2-20 所示。此结果显示，V 形主体结构被保留，但最佳螺钉的位置发生了偏移，因此需要再次进行拓扑优化。将二次优化结果和初始板再次导入 3-matic 软件中，重新调整螺钉的位置，得到三次优化固定系统，如图 2-21 所示，其中蓝色透明区域为二次优化后的固定板。

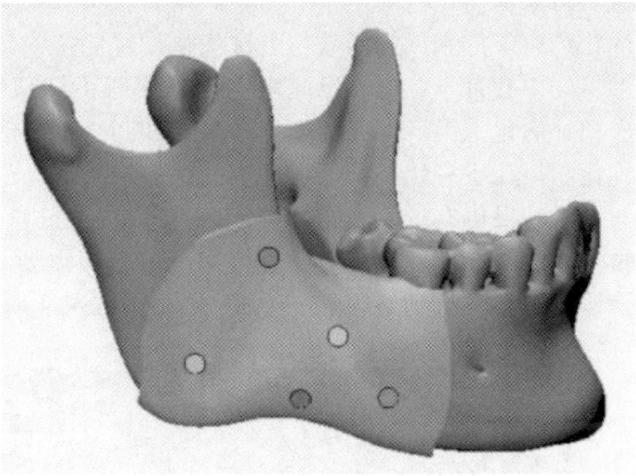

图 2-19　二次优化固定板

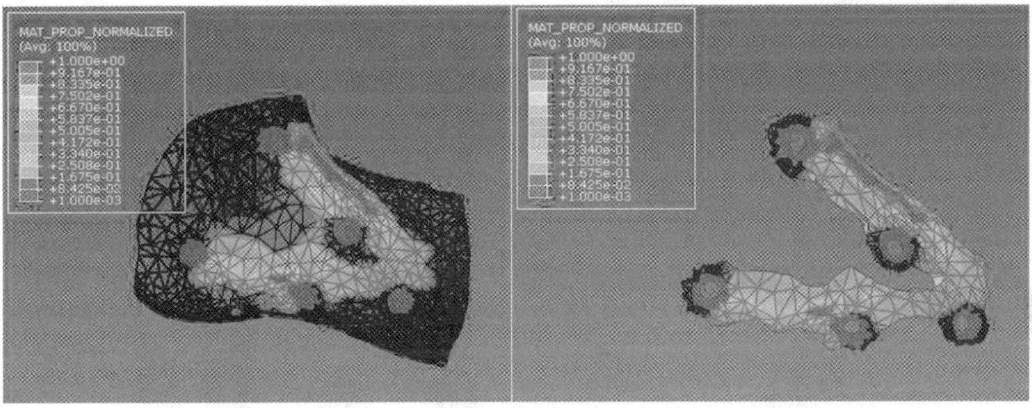

(a) 拓扑优化前　　(b) 拓扑优化后

图 2-20　二次拓扑优化结果图

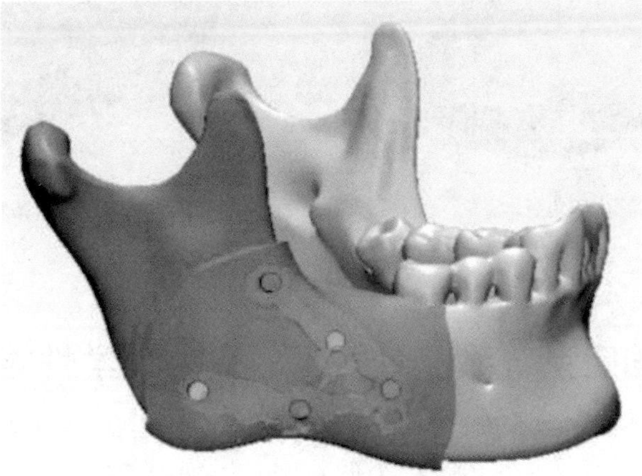

图 2-21　三次优化固定板

将三次优化内固定系统与下颌角骨折模型导入 Abaqus 软件再次进行拓扑优化。此次优化约束条件和目标函数与上次优化设置保持一致。但是为了简化优化过程，需要冻结 V 形板的中心骨干结构，以此来优化 V 形板的边缘结构以及确定螺钉的最终位置。经过多次拓扑优化，最后得到的优化结果，如图 2-22 所示。对比分析发现此次优化结果与上次优化结果几乎一致，所以将此次的优化结果作为最终的内固定系统。如果此次的优化结果与上次结果仍有较大差距，继续调整螺钉位置进行拓扑优化，直到最终的拓扑优化结果不再发生改变。拓扑优化后的个性化固定板板需要导入 Magics 软件中对固定板边缘进行轻微修剪调整，得到最终的三维模型，如图 2-23 所示。

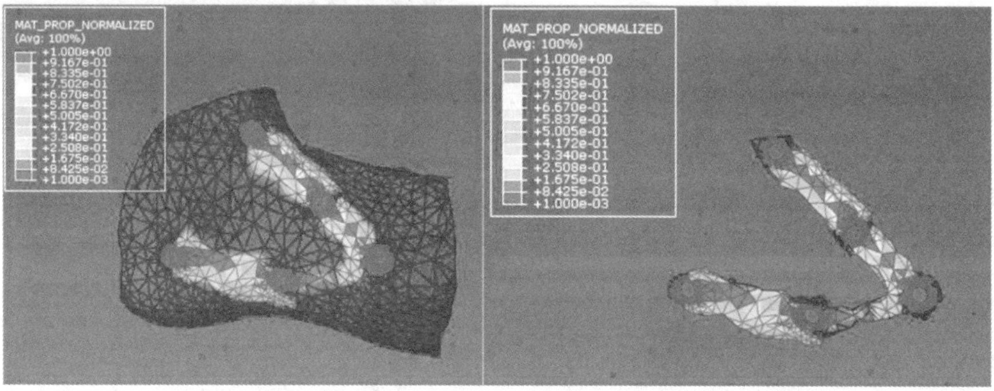

(a) 拓扑优化前　　(b) 拓扑优化后

图 2-22　多次拓扑优化结果图

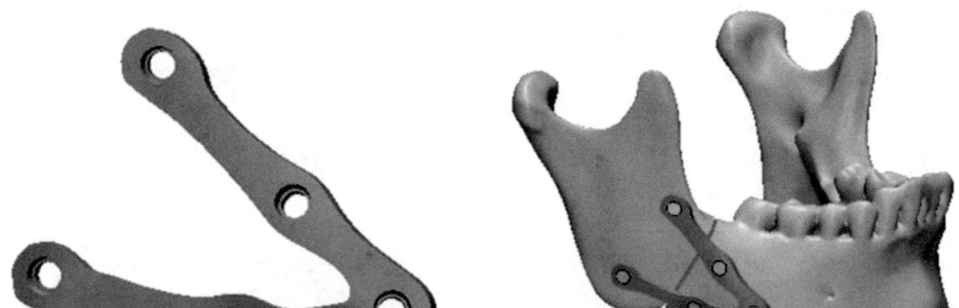

(a) V形内固定板　　(b) 个性化内固定系统治疗下颌角骨折

图 2-23　治疗下颌角骨折的个性化内固定系统

2.4.2　不同内固定系统治疗骨折下颌骨的力学性能对比分析

为了有效地评价个性化 3D 内固定板的治疗效果，用有限元方法对比分析不同内固定系统的骨折治疗效果（仍以下颌角骨折为例）。目前临床医学上治疗下颌角骨折的方法主要为单小型钛板和双小型钛板两种方式。单小型钛板根据 Champy 提出的理想固定曲线固定在下颌角区域的外斜嵴并靠近顶部较平坦的区域[19]。一般采取单排 4 孔，孔径为 2mm 的小型钛板。双小型钛板固定系统由两条单排 4 孔钛板和 8 颗直径为 2mm 的螺钉组成。其中，上侧钛板的安装位置与单小型钛板一致，下侧钛板则安装在下侧压应力区域，如图 2-24 所示。将赋有不均匀材料属性的下颌骨骨折模型与内固定系统体网格模型导入 Abaqus 软件。边界条件设置为两个髁突完全固定。骨折界面的相互关系设置为不相互嵌入，即“硬接触”。螺钉与下颌骨绑定接触，螺钉与钛板之间绑定接触。其它咬合加载位置和肌肉力模拟位置，如图 2-25 所示。

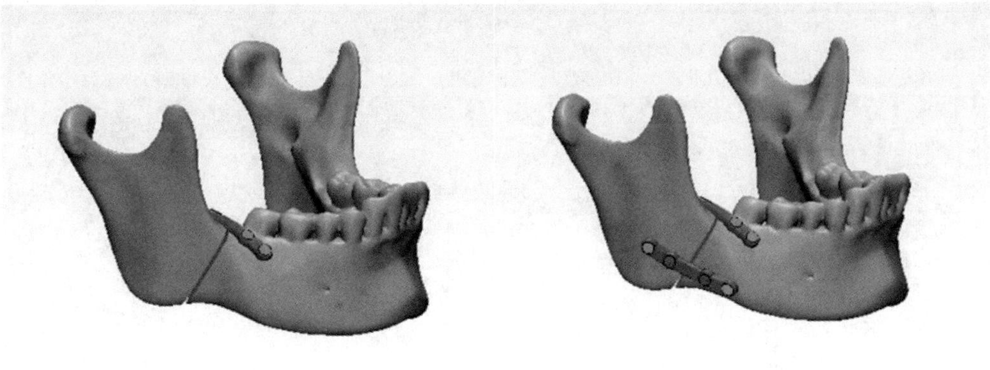

(a) 单小型钛板　　(b) 双小型钛板

图 2-24　两种常用的下颌骨骨折固定系统

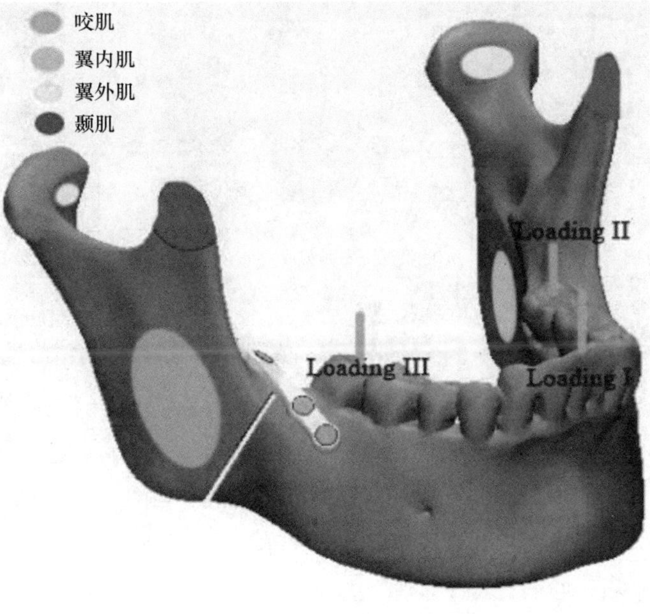

图 2-25　加载条件和肌肉力设置

通过有限元计算，分别得到了不同骨折固定方式在不同加载方式下的应力分布图和骨断端位移分布图，如图 2-26，图 2-27，图 2-28，图 2-29 所示。图 2-29 中（a）（b）（c）依次为切牙咬合时，单板、双板和个性化板的骨断端位移；图 2-29（d）（e）（f）

依次为左侧磨牙咬合时单板、双板和个性化板的骨断端位移；图 2-29（g）（h）（i）依次为右侧磨牙咬合时单板、双板和个性化板的骨断端位移。

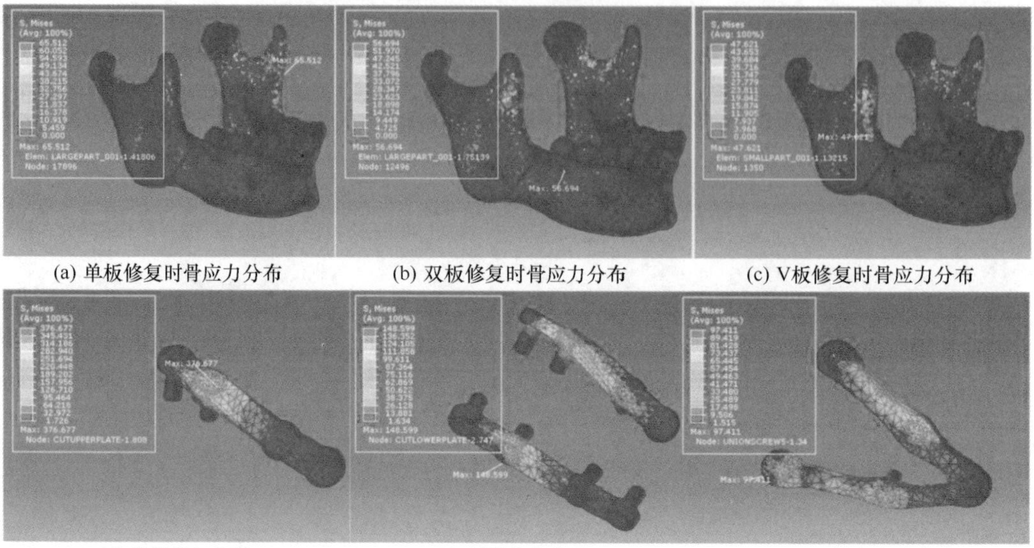

(a) 单板修复时骨应力分布　(b) 双板修复时骨应力分布　(c) V板修复时骨应力分布

(d) 单板应力分布　(e) 双板应力分布　(f) V板应力分布

图 2-26　切牙 125N 加载条件下，三种固定方式下下颌骨与内固定系统的应力分布图

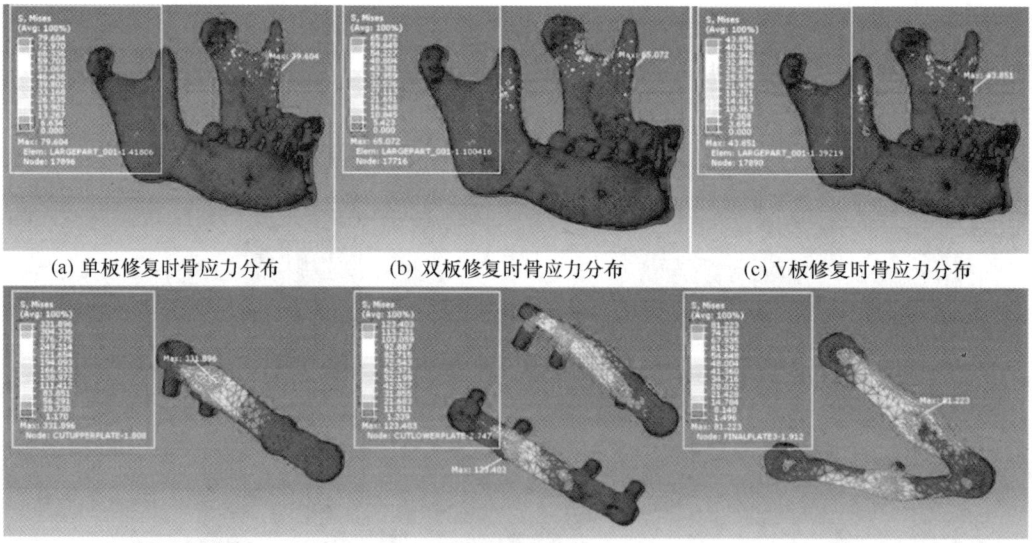

(a) 单板修复时骨应力分布　(b) 双板修复时骨应力分布　(c) V板修复时骨应力分布

(d) 单板应力分布　(e) 双板应力分布　(f) V板应力分布

图 2-27　左侧磨牙区 250N 加载条件下，三种固定方式下下颌骨与内固定系统的应力分布图

采用有限元仿真的方法，分别得到了 V 形内固定板、单小型板和双小型板治疗下颌角骨折时的生物力学性能，包括应力、应变和骨断端位移。对有限元仿真结果进行深入整理和分析时，得到了三种不同咬合状态下，下颌骨和内固定系统的最大应力、最大主应变和骨断端最大位移值，如表 2-6、表 2-7、表 2-8 所示。

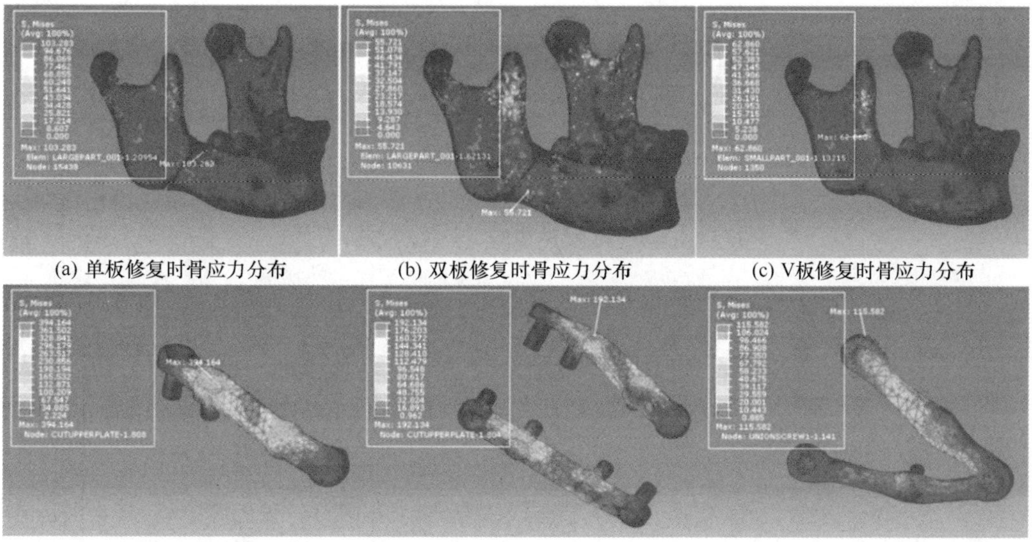

(a) 单板修复时骨应力分布　(b) 双板修复时骨应力分布　(c) V板修复时骨应力分布

(d) 单板应力分布　(e) 双板应力分布　(f) V板应力分布

图 2-28　右侧磨牙区 250N 加载条件下，三种固定方式下下颌骨与内固定系统的应力分布图

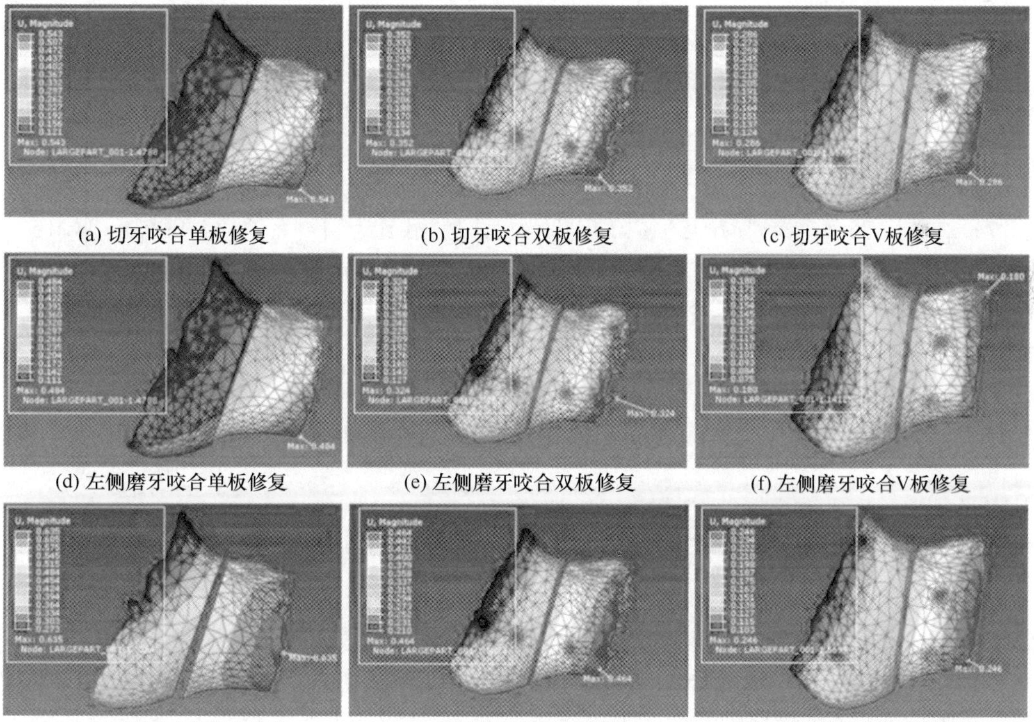

(a) 切牙咬合单板修复　(b) 切牙咬合双板修复　(c) 切牙咬合V板修复

(d) 左侧磨牙咬合单板修复　(e) 左侧磨牙咬合双板修复　(f) 左侧磨牙咬合V板修复

(g) 右侧磨牙咬合单板修复　(h) 右侧磨牙咬合双板修复　(i) 右侧磨牙咬合V板修复

图 2-29　不同内固定系统在不同加载条件下的骨断端位移图

由表 2-6 可得，利用单小型板治疗下颌角骨折时，三种咬合状态下的骨应力值都超过病理性骨塑建阈值 60MPa。使用双小型板时的平均骨应力值为 59MPa，使用 V 形板的平均骨应力值为 52MPa。在相同加载条件下，V 形板的最大应力值与单小型板相比，下

表 2-6 三种不同内固定方式的最大应力 单位：MPa

		切牙区	左侧磨牙区	右侧磨牙区
下颌骨	单板	66	80	103
	双板	57	65	56
	V 板	48	44	63
内固定系统	单板	377	332	394
	双板	149	123	192
	V 板	97	81	116

表 2-7 三种不同内固定方式的最大主应变 %

		切牙区	左侧磨牙区	右侧磨牙区
下颌骨	单板	0. 007	0. 009	0. 009
	双板	0. 009	0. 013	0. 008
	V 板	0. 007	0. 006	0. 009
内固定系统	单板	0. 003	0. 003	0. 003
	双板	0. 001	0. 001	0. 002
	V 板	0. 001	0. 001	0. 001

表 2-8 骨断端最大位移 mm

	切牙区	左侧磨牙区	右侧磨牙区
单板	0. 534	0. 484	0. 635
双板	0. 352	0. 324	0. 464
V 板	0. 286	0. 180	0. 246

降了 74. 27%，75. 60% 和 70. 56%，与双小型板相比，下降了 34. 90%，34. 15% 和 39. 58%。由表 2-7 可得，三种固定方式下的骨应变值均小于骨极限阈值 25000με，但 V 形板的最大应变值比单小型板平均下降了 66. 67%，在右侧磨牙咬合时，比双小型板下降了 50. 00%。由表 2-8 可得，使用 V 形板固定骨折下颌角时的最大骨断端位移比单小型板下降了 46. 44%，62. 81%和 61. 26%，比双小型板下降了 18. 75%，44. 44%和 46. 98%。因此，有限元的生物力学分析结果表明，使用 V 形板治疗下颌角骨折更安全可靠。

2. 4. 3 不同内固定系统治疗骨折下颌骨的力学性能测量

为了验证有限元结果的准确性，搭建如图 2-30 所示的下颌骨生物力学测量平台进行测量，包括咬合加载装置，肌肉等效装置，髁突固定装置及应变测量装置，下颌骨模型为 SLS 打印的尼龙下颌骨模型，固定板为 SLM 金属 3D 打印机打印制作的 316L 不锈钢固定板，髁突固定在硅胶制作的下颌关节盘中。首先，在骨折下颌骨的相应位置进行定位打孔，并将螺钉、内固定板对骨折下颌骨进行固定修复。用 502 胶水将尼龙绳的一端粘接在下颌骨表面的肌肉等效位置处，模拟附着的咬合肌肉。然后将附有内固定系统和尼龙绳的骨折下颌骨模型的髁突安装到髁突固定装置中，并将固定装置安装到磁性表座中，调整下颌骨的摆放角度和位置，锁紧磁性表座的位置。接着将尼龙绳与弹簧及钢丝绳连接，模拟不同下颌肌肉力，并调整钢丝绳的另一端，将其固定在测量平台上的合适位置。用 502 胶水将应变片粘贴在下颌骨及内固定系统上的合适位置处，连接导线，并将导线连接到静态应变仪器上。选取轻质黏土在下颌骨的切牙、左侧磨牙及右侧磨牙区制作咬合平台。在测量前，将测力计与切牙、左侧磨牙或者右侧磨牙的咬合平台接触，按压测力计，使其达到相应载荷，将其固定在铁架台上，这便构成了简易的咬合加载装置。

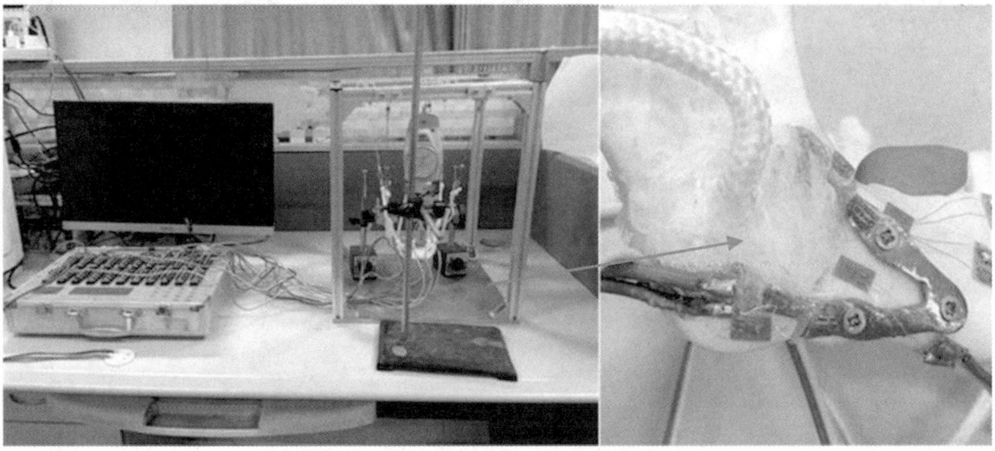

图 2-30　应力测试平台及颌骨固定模型

实验平台的工作原理：首先打开静态应变仪，进行机箱检测、设置灵敏度系数等，并对所有测试点进行平衡操作。接着选择咬合加载区和咬合力，固定测力计，使其保持合适加载力。此时，下颌骨因受到咬合力产生形变，应变片随之发生形变并将形变值以电阻的形式传输到静态应变仪中。然后，静态应变仪将电阻值转化为应变值，此时记录所有测试点的应变值，便完成了一次测量。为了保证测量的准确性，对每个测试点进行至少三次测量。

在实验研究中，下颌肌肉的加载由尼龙绳、弹簧、钢丝绳、锁紧扣等构成。真实的咬合状态下，肌肉呈现收缩或者松弛状态。采用不同型号的弹簧模拟真实的咀嚼肌功能，根据各咬合肌肉力，定制不同弹性系数的弹簧，弹簧的各项参数如表 2-9 所示。将尼龙绳的另一端拴接在等效弹簧一端，并将软钢丝绳拴在弹簧的另一端。调整颌骨的位置，将钢丝绳的另一端穿过生物力学平台顶部的压板下，用螺母进行锁紧，此时便完成了某一肌肉的设置。应变片需要粘贴到被测物体表面，首先将应变片引线、基底、导线三者焊接在一起，制作一体式应变片，然后再进行应变片的粘贴，应变片的序号，如图 2-31 所示。

表 2-9　　弹簧的各项参数

	咬肌弹簧	翼内肌弹簧	颞肌弹簧
直径/mm	1.0	1.0	0.8
外径/mm	8	8	6
圈数	30	35	25
弹性系数/(N/mm)	166	138	147

通过仿真与实验对比图 2-32 可以清晰地得出结论：虽然实验结果没有与仿真结果完

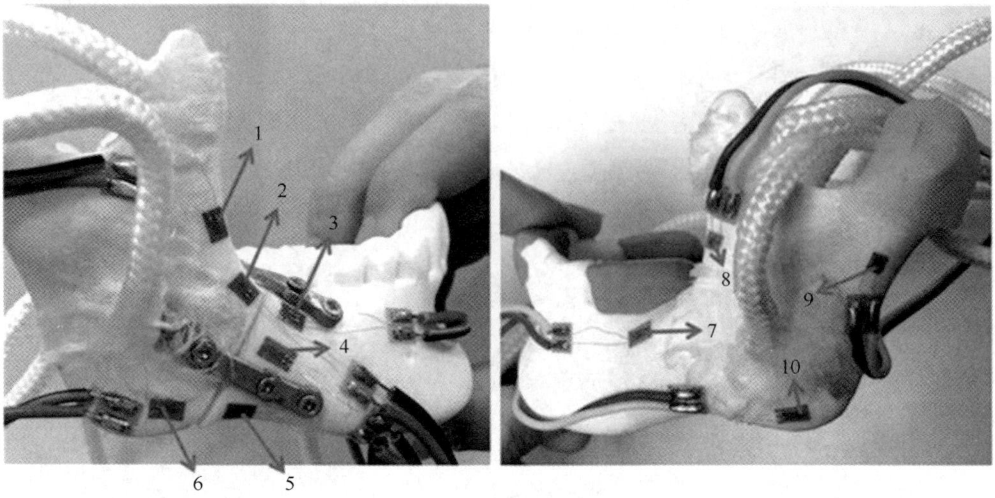

图 2-31　下颌骨应变片的分布

1~10—应变片粘贴位置

全对应，但是实验的应变值变化趋势与仿真值的走势一致，此结果证明了有限元计算的有效性。利用 SPSS 软件对仿真和实验结果进行深入分析，可以计算得到两者的相关性。表 2-10 记录了关于不同加载方式下各内固定系统的相关系数。由表 2-10 可得，仿真结果与实验结果的相关系数均大于 0.95，说明仿真与实验具有一致性。

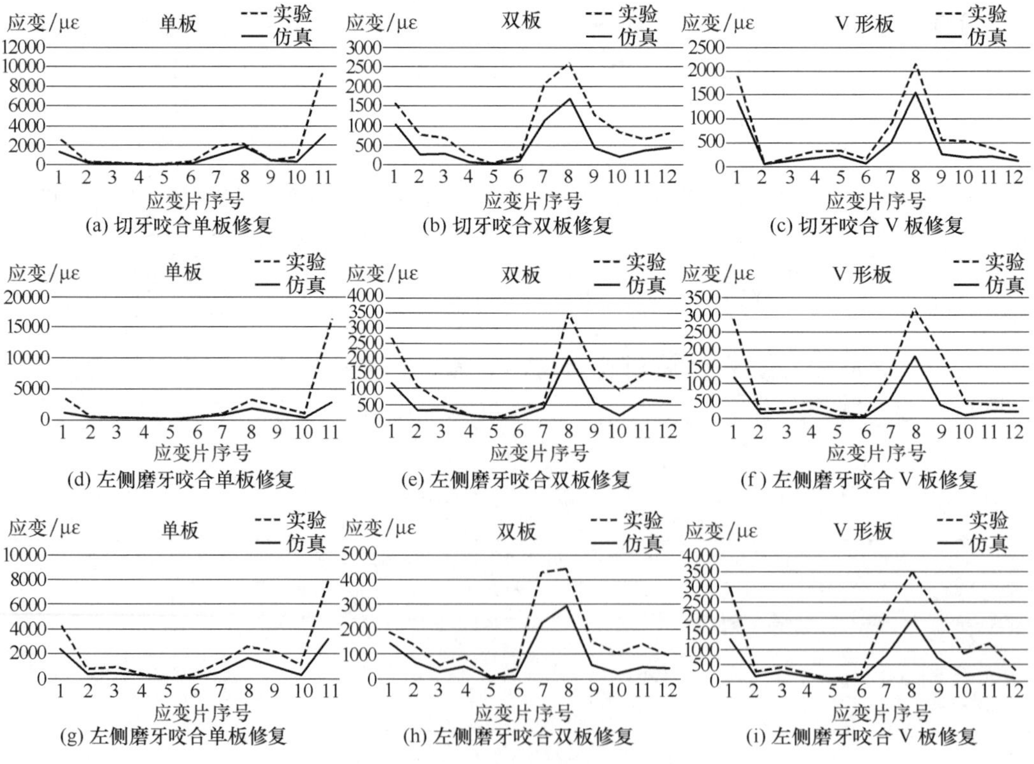

图 2-32　有限元和实验结果对照图

表 2-10　　仿真与实验结果的相关系数

	切牙区	左侧磨牙区	右侧磨牙区
单板	0. 952	0. 951	0. 967
双板	0. 964	0. 954	0. 969
V 板	0. 991	0. 963	0. 962

参考文献

[1] 崔坤鹏. 基于快速原型制造技术的人体骨骼修复及生物力学分析研究 [D]. 沈阳：东北大学，2010.

[2] Lohfeld S, Barron V, Mchugh PE. Biomodels of bone: A review [J]. Annals of Biomedical Engineering, 2005, 33 (10): 1295-1311.

[3] Kavanagh E P, Frawley C, Kearns G, et al. Use of finite element analysis in presurgical planning: treatment of mandibular fractures [J]. Irish Journal of Medical Science, 2008, 177 (4): 325-331.

[4] Liao S H, Tong R F, Dong J X. Anisotropic finite element modeling for patient-specific mandible [J]. Computer Methods and Programs in Biomedicine, 2007, 88 (3): 197-209.

[5] Vajgel A, Camargo I B, Willmersdorf R B, et al. Comparative finite element analysis of the biomechanical stability of 2. 0 fixation plates in atrophic mandibular fractures [J]. Journal of Oral and Maxillofacial Surgery, 2013, 71 (2): 335-342.

[6] 曹敏. 上颌复合体数值模型的建立及上颌骨缺损重建生物力学分析 [D]. 上海：上海交通大学，2013.

[7] Nawathe S, Romens A L, Fields A J, et al. Cortical-trabecular load sharing and high-risk tissue distribution in the human proximal femur [R]. ORS 2011 Annual Meeting, CA: 2011.

[8] Lee S, Porter M, Wasko S, et al. Potential bone replacement materials prepared by two methods [J]. MRS proceedings, 2012, 1418: 177-188.

[9] Wong R C W, Tideman H, Kin L, et al. Biomechanics of mandibular reconstruction: a review [J]. International Journal of Oral and Maxillofacial Surgery, 2010, 39 (4): 313-319.

[10] Maurer P, Pistner H, Schubert J. Computergestützte kaukraftanalyse bei patienten mit unterkieferkontinuitätsresektionen [J]. Mund-, Kiefer-und Gesichtschirurgie, 2006, 10 (1): 37-41.

[11] Nelson G J. Three dimensional computer modeling of human mandibular biomechanics [D]. Vancouver: The University of British Columbia, 1986.

[12] Swartz W M, Banis J C, Newton E D, et al. The osteocutaneous scapular flap for mandibular and maxillary reconstruction [J]. Plastic and Reconstructive Surgery, 1986, 77 (4): 530-545.

[13] Klesper B, Lazar F, Sießegger M, et al. Vertical distraction osteogenesis of fibula transplants for mandibular reconstruction-A preliminary study [J]. Journal of Cranio-Maxillofacial Surgery, 2002, 30 (5): 280-285.

[14] Urken M L, Vickery C, Weinberg H, et al. The internal oblique-iliac crest osseomyocutaneous free flap in oromandibular reconstruction: Report of 20 cases [J]. Arch Otolaryngol Head Neck Surg, 1989, 115 (3): 339-349.

[15] Tatlor G I, Miller G D H, Ham F J. The free vascularized bone graft. A clinical extension of microvascular techniques [J]. Plastic and Reconstructive Surgery, 1975, 55 (5): 533-544.

[16] Tarsitano A, Mazzoni S, Cipriani R, et al. The CAD-CAM technique for mandibular reconstruction: an 18 patients oncological case-series [J]. Journal of Cranio-Maxillofacial Surgery, 2014, 42 (7): 1460-1464.

[17] Bodard A P D, Salino S D, Desoutter A D, et al. Assessment of functional improvement with implant-supported prosthetic rehabilitation after mandibular reconstruction with a microvascular free fibula flap: a study of 25 patients [J]. Journal of Prosthetic Dentistry, 2015, 113 (2): 140-145.

[18] Bujtár P, Sándor G K B, Bojtos A, et al. Finite element analysis of the human mandible at 3 different stages of life [J]. Oral Surgery, Oral Medicine, Oral Pathology, Oral Radiology, and Endodontology, 2010, 110 (3): 301-309.

[19] Bujtár P, Simonovics J, Váradi K, et al. The biomechanical aspects of reconstruction for segmental defects of the mandible: A finite element study to assess the optimisation of plate and screw factors [J]. Journal of Cranio-Maxillofacial Surgery, 2014, 42 (6): 855-862.

第 3 章　数字化口腔种植技术

第 3 章插图

3.1　引言

根据第四次全国口腔健康流行病学调查数据，我国 86% 的 65~74 岁老年人、36% 的 35~44 岁的中青年有牙缺失，10% 的 65~74 岁老年人全口无牙[1]，而我国每年因为年龄增长引起的牙齿自然缺失或口腔疾病以及由于交通事故等意外引起的牙缺失患者以 30% 的速度增长[2]。牙齿缺失后，可以采取局部固定义齿修复（图 3-1）、可摘局部（含套筒冠）、全口义齿修复（图 3-2），或者采用种植义齿修复（图 3-3）。局部固定义齿修复采用烤瓷冠，需要将缺牙处前后两颗健康的牙齿切削磨小，作为稳定烤瓷冠牙桥的支柱，这样会使健康邻牙受到损害，而且义齿下面的牙槽骨会因为长期没有受到力的刺激而萎缩，最终导致邻牙的移动脱落而修复失败。可摘局部义齿修复利用天然牙和基托下黏膜及骨组织作支持，依靠义齿的固位体和基托来固位，用人工牙恢复缺失牙的形态和功能，用基托材料恢复缺损的牙槽嵴及软组织形态。可摘的全口义齿则完全由黏膜支持。可摘义齿需要患者经常取下进行清洗，影响美观，另外佩戴可摘义齿具有咬合无力以及异物感、易松脱、磨破口腔黏膜等问题[3]。

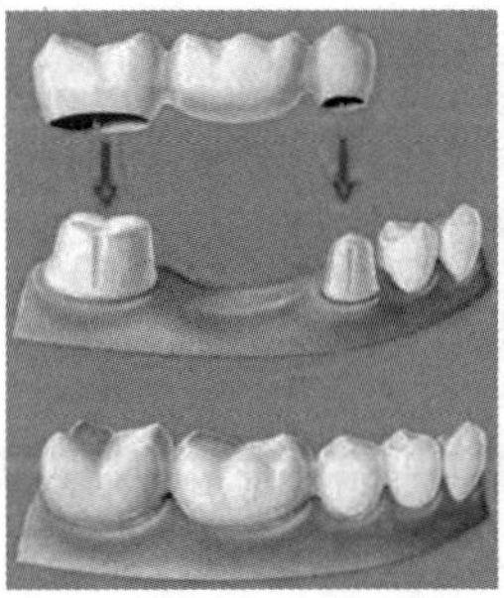

图 3-1　局部固定义齿修复

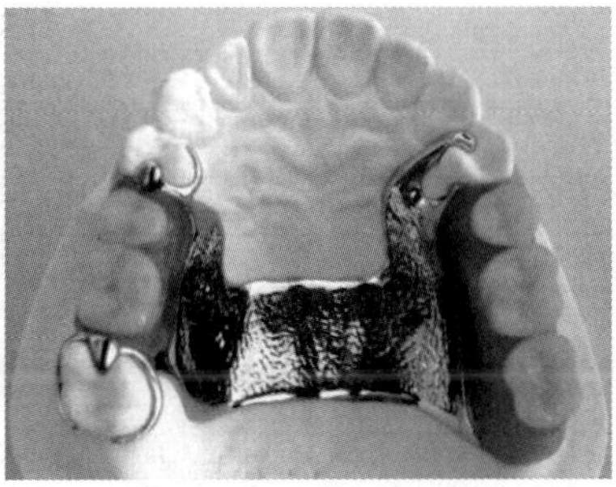

图 3-2　可摘义齿修复

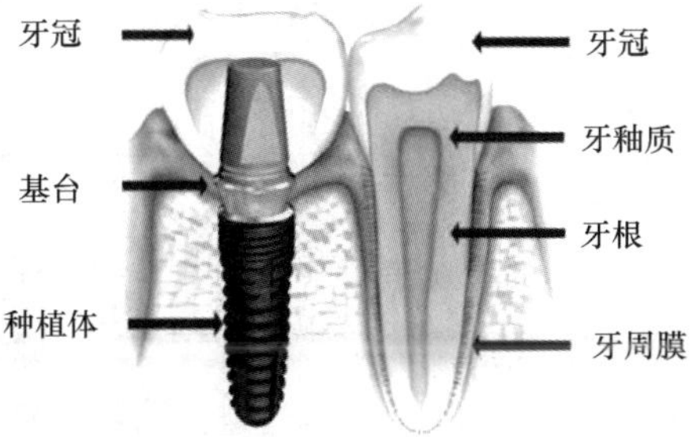

图 3-3　种植牙修复

随着经济、社会的不断发展和人们物质生活水平的不断提高，人们对牙缺失的修复不再仅仅满足于美学或者功能单方面的恢复，而是对功能和美学效果同时有着更高的要求。特别是在前牙区，患者除了要恢复前牙功能外，对义齿的外形、色泽、透明度甚至牙龈形态的恢复都非常敏感，因此前牙区也被称为美学区域（Esthetic Zone）。在这种情况下，传统的义齿修复方法很难满足人们在美学方面的高要求[4]。近年来，人们逐渐选择通过种植的方式来修复缺损和缺失的牙列。早在二十世纪五十年代，被誉为种植牙鼻祖的瑞典哥德堡大学教授 Branemark（瑞典 Nobel Biocare 公司的创始人），发明钛金属与骨的结合并提出了“骨整合”的概念，从而奠定了现代种植学的发展方向[5]。

种牙（或称口腔种植、种植牙、植牙）就是在缺牙区的齿槽骨里植入能与骨组织形成结合良好的钛金属人工牙根，即种植体，经过 3~6 个月的愈合期，钛金属牙根和周围的牙槽骨完全结合，成为坚固且能承受正常咬合力量的人工牙根，并在人工牙根上通过基台连接钴铬合金等材料做成的人工牙冠，实现在坚固牙根上的美观、舒适、具有真牙感受的牙齿再造，因此种植牙被称为继乳牙、恒牙后的人类第三副牙齿[6]。由于钛金属具有良好的生物相容性，不被人体排斥，可与骨内的骨细胞相结合而牢牢地固定在颌骨内，因此人工牙根具有良好的固位力，可支撑咀嚼时所需的咬合力[7]。随着外科技术、生物材料、制造技术等相关技术的发展和应用，人工种牙理论及临床应用取得了令人鼓舞的进步，目前种牙五年的成功率已达到 98%[8]，达到了成熟阶段，种植牙修复正被越来越多的大众所接受[9]。调查显示，我国缺牙人数的数量巨大，2021 年我国牙科患者人数涨至 7. 07 亿人，同比增长 0. 43%（图 3-4）。随着牙科患者人数的增多，我国牙种植体需求量稳定增长。2022 年我国牙种植体需求量从 2014 年的 46 万颗增长到了 753 万颗，预计 2023 年我国牙种植体需求量为 995. 7 万颗（图 3-5）[10]。

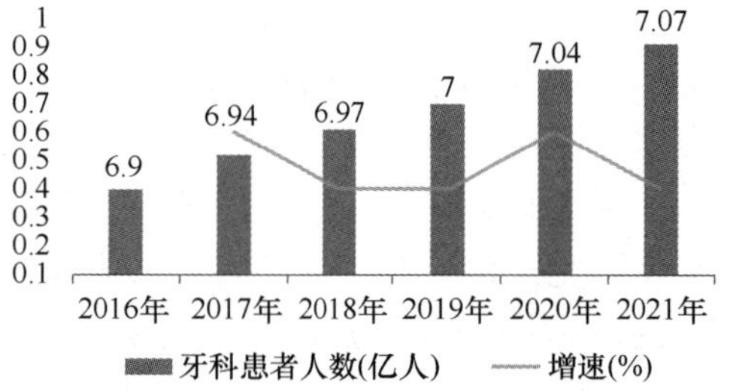

图 3-4　2016~2021 年我国牙科患者人数及增速

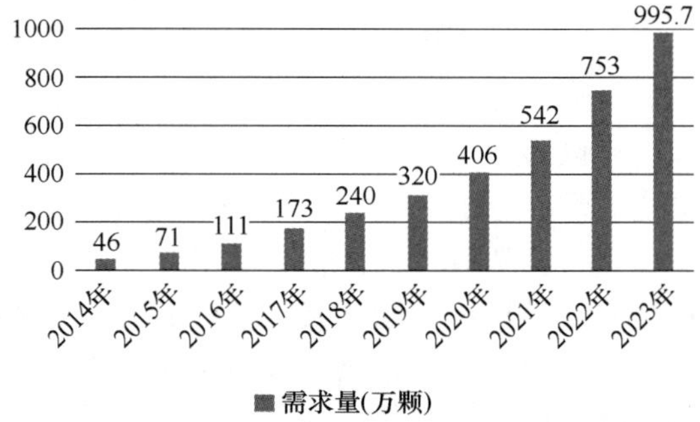

图 3-5　2014~2023 年我国牙科种植体需求量统计及预测

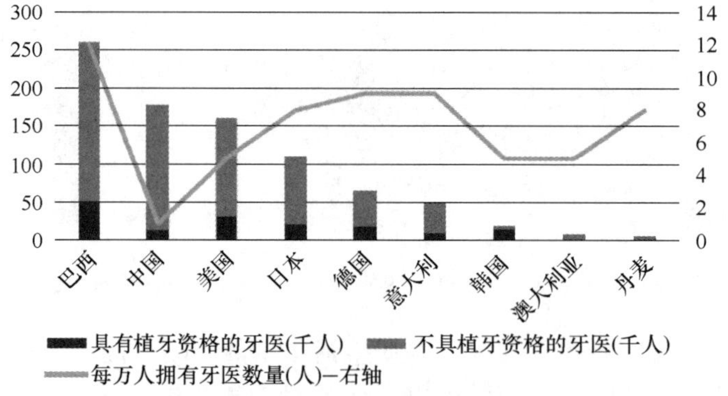

图 3-6　各国开展种植牙手术的牙医数量统计

不断增长的种牙需求，决定了未来几年需要更多的医生开展种牙手术。然而，由于种牙手术对牙科医生的知识体系、技术水平、手术经验等都有较高的要求，统计显示，我国具备开展种植手术技术的医生只占全部牙医的 11%，韩国却达到 80%（图 3-6）；而且由于种牙医生的水平参差不齐，手术的质量还有较大的提升空间[11]，因此人们的种牙需求无法得到充分满足。一方面，牙医的培养成本高、时间长，培养速度无法满足手术需求增长的需要。另一方面，种牙手术中对医生经验和手感的依赖较多，手术的质量和效率需要提高。因此数字化技术在口腔种植领域有迫切需求。

目前国内外大部分种牙手术仍以基于二维 X 光片和患者口腔实际观察测量进行手术方案规划、医生徒手完成手术操作为主，即自由手操作，术中操作的安全性和术后的效果主要依赖医生的经验，容易造成侧壁穿孔、下颌神经和邻牙牙根等重要组织损伤、植入位置不理想等并发症（图 3-7），虽然种牙是一个风险较小的手术，但这些并发症发生率并不低，容易造成种牙失败甚至病人死亡[12]。

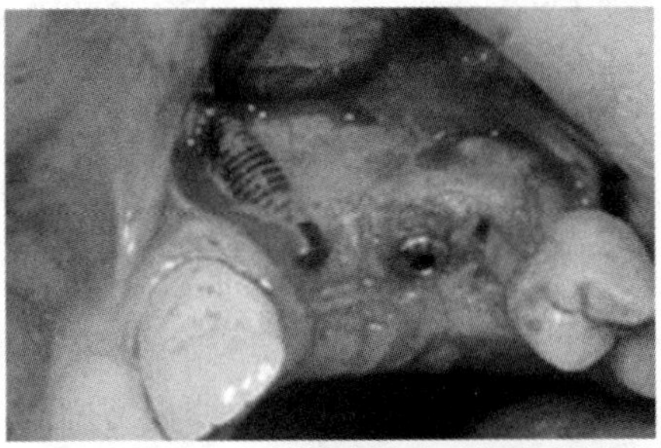

(a) 备孔角度错误导致种植体侧穿出牙槽骨而导致种植失败

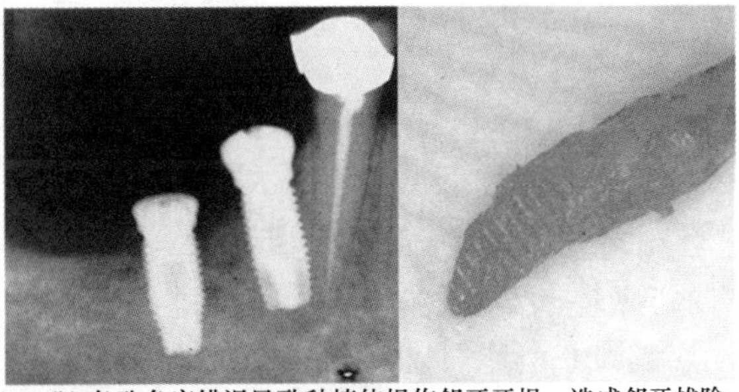

(b) 备孔角度错误导致种植体损伤邻牙牙根，造成邻牙拔除

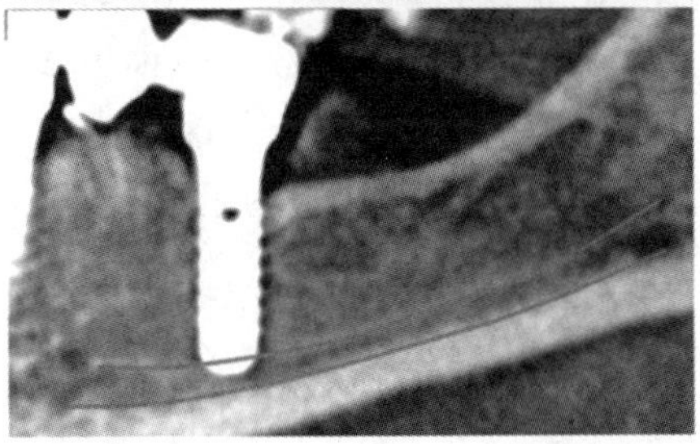

(c) 备孔深度控制错误导致损伤下颌神经管(红线)

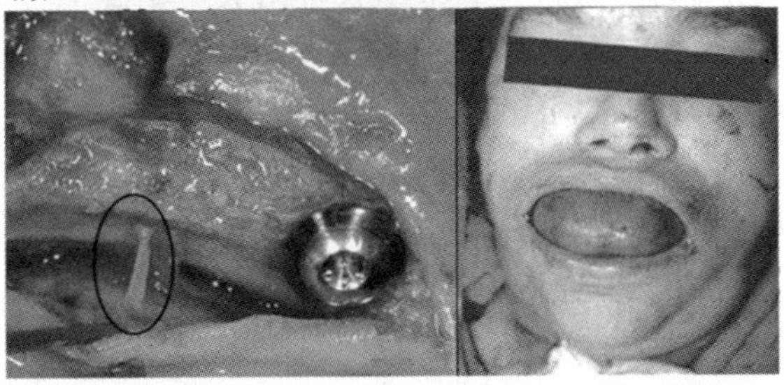

(d) 手术过失造成动脉损伤(黑线内)和大出血导致患者窒息死亡

图 3-7　口腔种植的部分并发症风险

3.2　数字化种植的概念及意义

几十年来，种植体材料、结构、表面处理技术以及实施种植手术的操作器械和技术手段得到了长足发展。近十年来，随着计算机辅助设计与制造（CAD/CAM）技术、医学图像处理与三维模型重建、3D 打印技术、视频导航等现代技术的发展和在口腔领域的应用，种牙方案规划以及基于导板/视频的静/动态导航和机器人手术得到了实施和应用，种牙手术的精度、效率和安全性都有了较大的提高[13]。目前临床上的种植手术操作技术包括自由手操作、基于导板的静态导航、基于视频的动态导航以及机器人手术，如图 3-8 所示。目前临床上有种植经验的医生仍以自由手操作为主，但基于导板的静态导航手术应用越来越多，已经成为国内外实施口腔种植的主要手段，因此本章所说的数字化种植就是指基于导板的种植手术。

数字化种植技术是随着 1987 年 CT 扫描技术在口腔种植中的应用开始的[14]。1993 年，比利时 Materialise 公司联合鲁汶大学和西门子医疗等联合推出了 PHIDIAS 计划，将医学影像通过图像处理与重建，并利用快速成型 RP 制造精确的医学模型，用于手术指导，

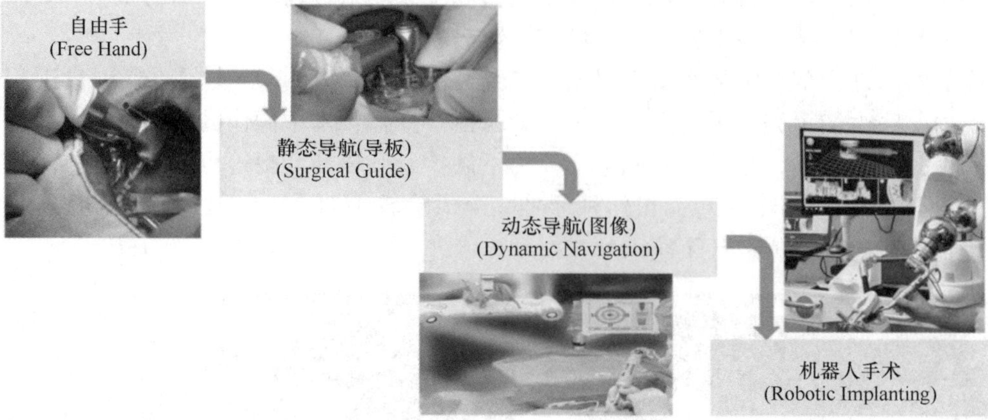

图 3-8　种植手术操作的技术发展

该计划一直持续到 2002 年[15]。更进一步，在 1997 至 2001 年间，Materialise 公司牵头执行了欧盟 PISA 计划（Personalized Implants and Surgical Aids），研究开发种植导板技术，即利用导航模板将计算机中的种植方案精确地转移到种植和修复手术中，开创了数字化导航种植的新时代[16]。国内浙江工业大学数字化医学团队从 2007 年开始数字化种植技术的研发[17,18]，开发了国内第一个获得医疗器械认证的种植导板产品和截至目前国内唯一获得第二类医疗器械许可的六维种植方案设计系统，并得到了大规模临床应用。

3.2.1　种植体的六个自由度及数字化实现

把种植体精确地放置到颌骨中一个理想的空间位置，需要确定六个自由度，如图 3-9 所示，即：中心点位置：两个位移自由度（x，y）；轴线空间角度：两个旋转自由度（θ_x，θ_y）；种植体直径：一个自由度（d）；种植深度：一个自由度（h）。

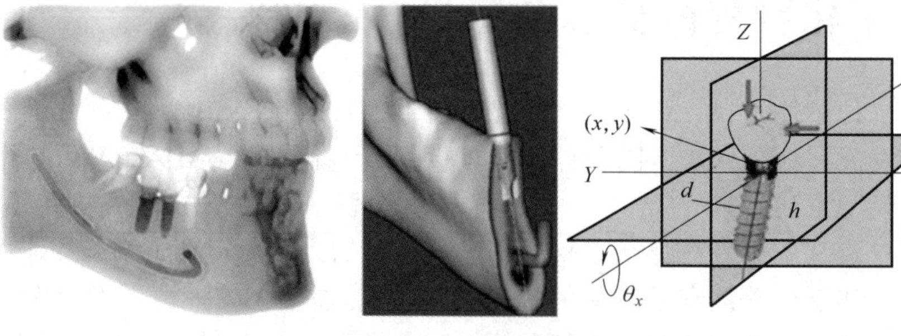

图 3-9　种植体的六个自由度

数字化种植技术就是利用数字化流程保证种植体在颌骨中具有理想的位置，即术前利用患者口腔数据包括颌骨 CT 图像、口内扫描或牙膜扫描数据，重建出包括颌骨、牙齿、牙龈表面、下颌神经管等的口腔三维模型，进而根据患者缺牙情况、颌骨质量和对颌牙的位置等因素，设计确定种植体数量和型号尺寸、位置、角度、深度等六个自由度以及牙冠修复体，获得种植修复理想方案；在此基础上，设计并 3D 打印出用于辅助手术操作的手术导板；临床手术时，医生基于固定在患者口腔内的导板实施备孔等手术操作，将术前设计的三维种植方案在患者口腔中实现，保证种植体六个自由度在颌骨中精确到位。

3.2.2 实施数字化种植的临床意义

对于有丰富种植手术操作经验的医生来说，通过自由手方式进行细心的操作，大部分都能避免图 3-7 中的手术风险，但并不能保证获得最佳的种植修复质量以满足精准医学的要求。种植牙要恢复患者的咬合功能，并保证长期稳定性，需要考虑基于对颌牙位的咬合力方向，即所谓的“基于修复的种植”，使种植体长轴方向尽量与咬合力方向一致，否则可能会因为咬合力方向的不正确，导致如图 3-10（a）所示的种植体与基台间产生微间隙，而这样的微间隙容易导致口腔环境下的病菌聚集，进而容易导致种植体周围炎和骨吸收的产生。图 3-10（b）就是一例典型的种植体植入的角度不准确的临床实例，由于基台-植体受力不佳，引起了种植体周围炎和严重骨吸收，种植体顶端部分暴露，一年后只能拔出种植体，拔出的种植体表面未见骨组织附着，未形成骨结合，患者感受到其具有明显的松动。

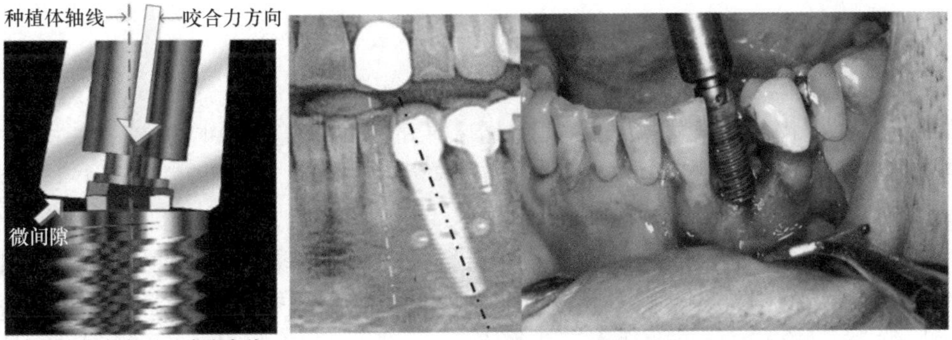

(a) 咬合力方向不正确造成种植体-基台界面的微间隙　　(b) 种植体植入角度偏斜导致种植体周围炎

图 3-10　种植位置不准确造成的影响

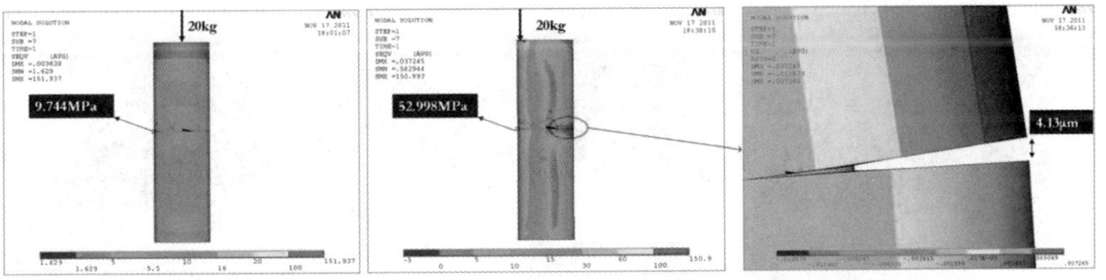

(a) 咬合力的作用位置与方向与种植体轴线重合　　(b) 咬合力作用位置偏离种植体轴线2.5mm

图 3-11　咬合力偏移对种植体-基台界面影响的有限元仿真

利用有限元仿真计算，可以对种植位置不准确导致的咬合力偏移在种植体-基台界面的影响进行量化分析，如图 3-11 所示。通过构建一个直径 5mm 的圆柱体作为模拟种植体，当 20kg 的咬合力偏离植体中心线 2.5mm 时，在施力一侧的种植体-基台界面受到的最大压应力为 52.998MPa [图 3-11 (b)]，是咬合力与植体轴线重合时的压应力 9.744MPa [图 3-11 (a)] 的 5 倍多，并在对侧产生了 4.13μm 的微间隙，而口腔内细菌的大小大部分都在 0.5μm 以内。因此，种植体植入时，保证植入的角度与咬合力的方向尽量一致非常重要。

因此，数字化口腔种植技术的临床意义在于：

① 术前：制订以修复为导向的手术规划，通过口腔组织三维建模、生物力学分析、三维诊断及骨条件分析，与患者通过三维模型进行直观沟通，确定符合种植修复需求且患者满意的种植手术方案。

② 术中：保证术前规划安全准确地在口腔中实现，利用种植导板的引导，医生实施精准手术操作，完成窝洞制备和种植体六个自由度在颌骨中精确到位，还可以施行基于牙龈环切的不翻瓣微创手术，保证种植体的初期稳定性，进行临时冠的即刻就位和负重，提高种植的效率和患者的舒适度。

③ 术后：保证种植体长期稳定性，提高种植成功率，由于手术方案的精准实施，有效避免了种植体与基台间微缝隙的产生，降低了骨吸收风险和植体、基台及中心螺丝折断的机械风险，提高了种植体长期稳定性和种植修复成功率。

3.2.3 数字化牙种植技术流程

数字化种植流程的实现需要技术端和临床端的密切配合，共同实施，如图 3-12 所示。医生根据患者口腔内状况和需求，获取患者 CT 数据和口腔表面数据，并与患者沟通确定种植修复的需求；技术端在获得患者口腔数据后，利用专业软件完成口腔三维建模，实现颌骨、牙列和牙龈表面的精确重建；然后根据医生的需求，确定种植位置、种植体型号及尺寸等参数，获得最佳种植方案，提交给医生审定；根据医生确定的最终种植方案，设计种植导板，并利用 3D 打印技术，获得满足临床使用要求的导板，还可以根据医生需要，设计制作临时义齿；将导板、义齿、手术工具以及配套的种植体等提供给医生，由医生实施精准种植操作，完成种植修复。

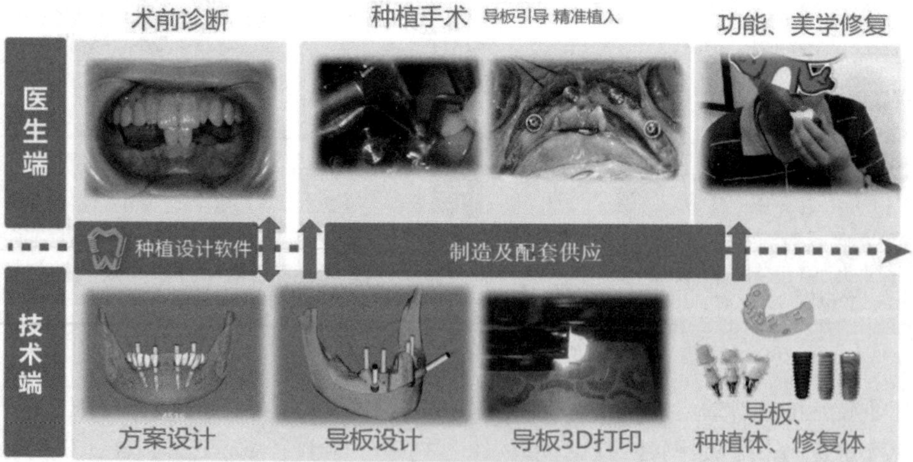

图 3-12 数字化种植技术流程

可以看到，数字化种植流程中，必须保证医生的主导和决策，技术端根据医生的需求提供三维重建和方案设计、导板设计与制作、手术工具及种植体配套等技术和服务支持。医生可以根据患者骨条件决定是否需要手术导板支持，如果骨条件较好，有经验的医生可能只需要制订三维手术方案，手术实施采用自由手操作的方式，即半程数字化；而对于种植经验不足的医生，全流程的数字化操作就非常必要，可以通过数字化手术方案设计制订安全、理想的种植方案，并利用种植导板保障术前方案的精准、安全实施。

3.2.4 种植导板的种类

根据患者骨条件和手术操作的需要，种植导板分为三类：牙支持式、骨支持式和牙龈支持式，如图 3-13 所示。牙支持式适用于部分缺牙的患者，导板基于牙面设计，手术时固定在患者牙齿上，通过按压方式就位，由于牙面曲面复杂，就位后稳定性较好，不需要使用固定钉，同时可以实施牙龈环切的不翻瓣手术，创伤小。骨支持式导板适用于部分缺牙或无牙颌（全部牙缺失）情况，导板基于骨表面设计，手术需要将牙龈翻瓣暴露骨面，将导板置于骨面就位，并通过安装 2~3 颗固定钛钉将导板与颌骨固定，由于翻瓣牙龈不能对导板贴合面造成干涉，因此手术创伤较大，但导板固位稳定，骨面暴露也有利于医生观察手术情况。牙龈支持式导板适用于无牙颌的情况，导板基于牙龈表面设计，手术时导板直接与牙龈表面贴合，导板通过安装 2~3 颗固定钛钉与颌骨固定，如果骨条件允许，手术中可实施牙龈环切而无需翻瓣，并在种植体就位后，佩戴临时冠，实现微创且即刻负重修复。针对具体病例，使用哪一种类型的导板，需要医生和技术人员根据缺牙情况、骨条件和是否使用微创手术等综合确定。

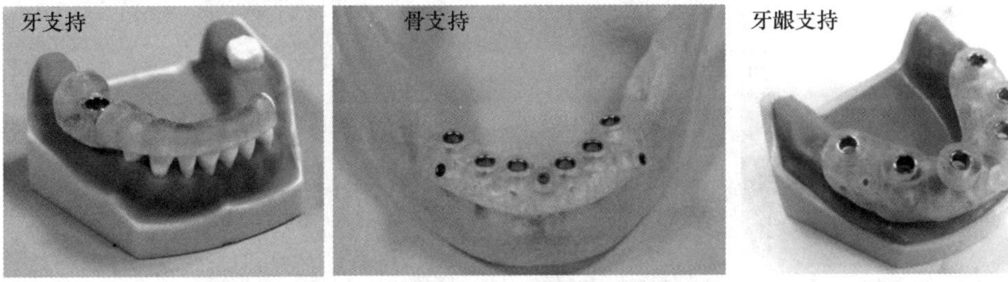

图 3-13　种植导板的类型

3.3 数字化种植的数据准备

数据是实施数字化种植手术的前提和条件，根据不同的导板类型，所需的数据有所不同，如图 3-14 所示，但三种类型的导板均需要患者 CT 图像数据和口腔表面数据。

3.3.1 CT 扫描

患者的 CT 图像可以通过螺旋 CT 或牙科 CBCT 扫描获得。螺旋 CT 需 16 排以上，扫描层厚不大于 1mm；CBCT 需中视野以上，扫描层厚不大于 0.3mm，扫描层厚度将决定模型重建的精度，如图 3-15 所示。为了方便在图像处理及重建时，分离上下牙列，在进行 CT 扫描时，让患者在左右尖牙处咬一棉球，厚度为 2mm 左右，使上下颌为微张状态，并移除所有金属活动义齿或假牙以免造成图像上大量的伪影。扫描区域需覆盖上下颌骨关键解剖结构区域，如上颌窦、下颌神经管等，一般为高于鼻腔底 5. 0cm 处至下颌最下缘（下颌舌骨平面）。CT 图像以标准的 DICOM 数据格式文件保存，可以从 CT 机控制电脑中获取，通过光盘刻录或优盘拷贝进行复制。

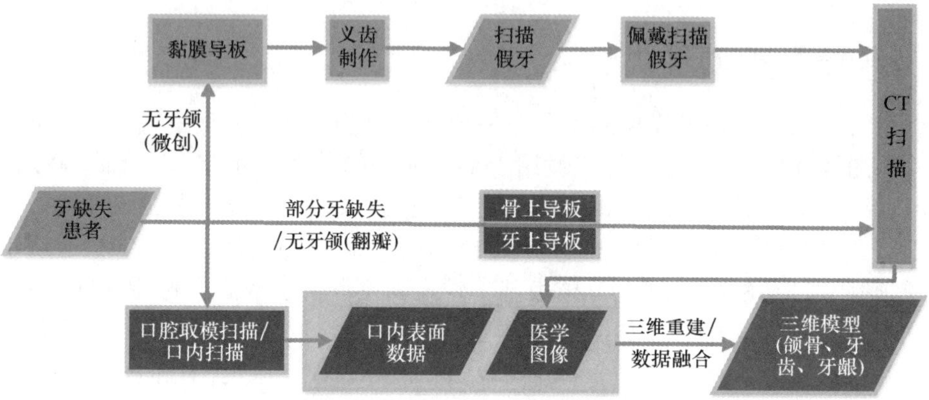

图 3-14　数字化种植的数据准备

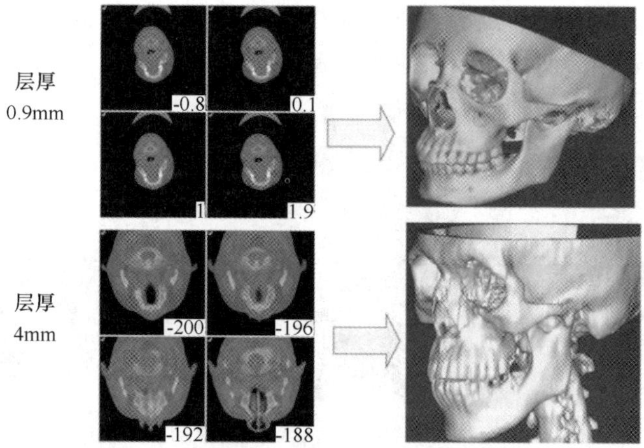

图 3-15　不同 CT 扫描层厚影响模型重建的效果

3. 3. 2　口腔内表面数据获取（石膏取模扫描或口内扫描）

CT 数据在重建颌骨及解剖结构时能提供比较充足的信息，但由于 CT 图像存在的固有误差，在显示牙齿表面细节方面存在不足，重建的牙齿误差较大。另一方面，在设计种植修复方案时，牙龈表面是设计修复牙冠的重要参考，也是牙支持式导板重要的辅助支撑面，但牙龈软组织无法在 CT 图像中获得，因此通过口内取模灌注石膏模型并扫描或直接口内扫描，获取精确的牙列和牙龈表面数据就非常必要。口内取模里，为了保证模型精度，最好采用硅橡胶进行印模，如图 3-16（a）所示。灌注须选用超硬石膏，石膏模型表面光滑清晰、无缺损、无断裂、齿面没有气泡，扫描前进行必要的修整，如图 3-16（b）

所示。模型扫描可以采用专用的牙模扫描设备如丹麦的 3Shape 或国产的先临三维牙模扫描仪，如图 3-16（c）所示。通过扫描获得的数据以 STL 三角片文件保存和编辑处理，如图 3-16（d）所示，这一模型与直接通过口腔内扫描仪获得的数据是一致的，但口内扫描省去了印模和石膏模型扫描的过程，操作更加方便。将口腔内表面模型与基于 CT 图像重建的颌骨模型通过共同的牙列数据进行匹配，这样就获得了包括颌骨、牙齿和牙龈的完整数据模型，如图 3-16（e）所示，用于种植方案的规划设计和牙冠修复体的设计。

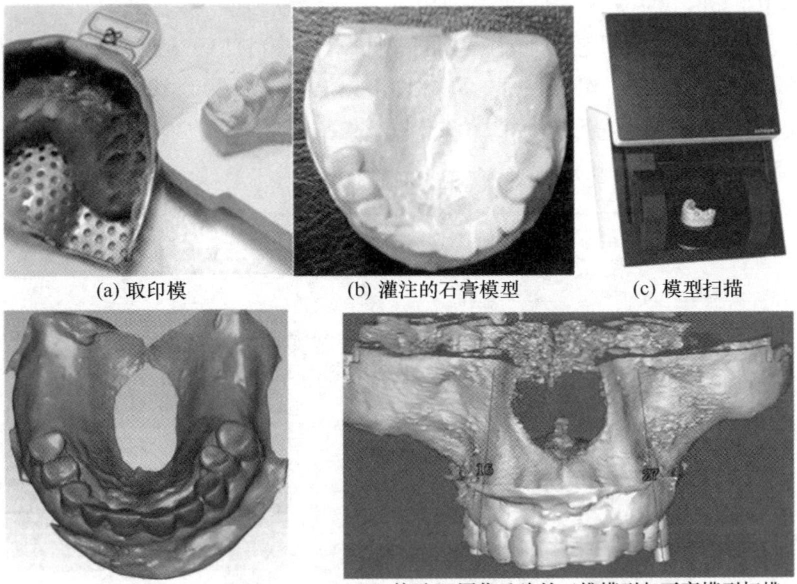

(a) 取印模　(b) 灌注的石膏模型　(c) 模型扫描

(d) 扫描获得的模型表面数据　(e) 基于CT图像重建的三维模型与石膏模型扫描获得的表面模型配准

图 3-16　口腔内牙龈和牙齿表面数据获取

3.3.3　无牙颌扫描假牙制作

对于无牙颌的患者，如果骨条件满足种植体初期稳定性的要求，可以实施牙龈不翻瓣的微创手术，此时导板由牙龈表面的黏膜支持，需要获得牙龈表面。牙龈表面的获取通过制作扫描假牙进行 CT 扫描实现，如图 3-17 所示，需要首先进行排牙并制作义齿［图 3-17（a）］，然后对义齿进行硅胶翻模后，利用自凝塑料添加一定质量（牙齿为 30%，牙龈为 10%）的硫酸钡作为阻射剂，灌注成型扫描假牙［图 3-17（b）］，患者佩戴扫描假牙进行 CT 扫描［图 3-17（c）］，重建后就可以得到包含颌骨和扫描假牙的口腔三维模型

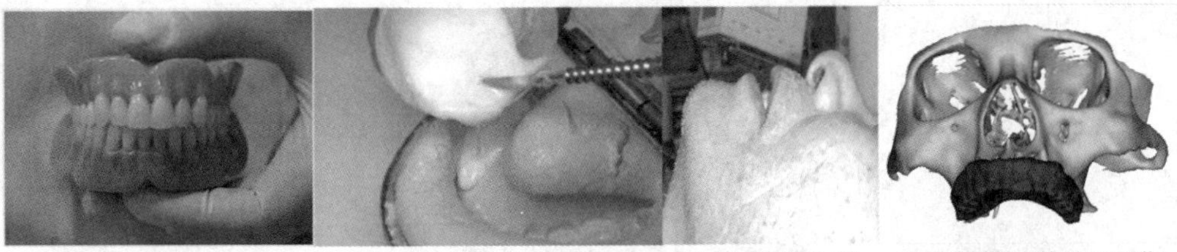

(a) 排牙并制作义齿　(b) 翻制扫描假牙(添加阻射剂)　(c) 患者佩戴扫描假牙拍摄CT　(d) 颌骨模型(基于CT图像)和扫描假牙模型融合

图 3-17　无牙颌扫描假牙制作及重建

[图 3-17（d）]，用于种植方案设计，同时扫描假牙接近颌骨一侧的表面即是牙龈表面，因此扫描假牙可以直接用于导板设计。

3.4　种植方案的数字化设计

基于 CT 图像和口内数据，构建包括下颌神经管、上颌窦等解剖结构的口腔三维模型，在此基础上，进行种植方案规划。种植方案规划软件如登士柏西诺德（Dentsply Sirona）公司的 Simplant™、诺贝尔（Nobel Biocare）公司的 DTX Studio™、杭州六维齿科种植设计软件™（图 3-18）等，可以方便实现口腔三维重建、下颌神经管构建、骨密度计算、修复冠设计、牙弓线全景展开、种植体选型与放置等功能，并提供全景、横截面、矢状面、冠状面、三维等多视图联动显示。

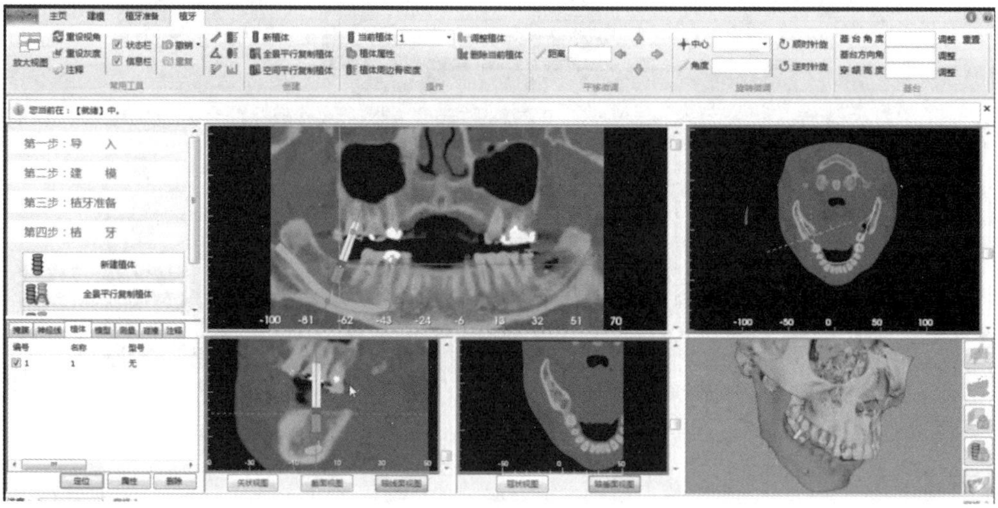

图 3-18　种植方案规划

种植方案规划时，需要考虑的因素较多，主要包括种植位置骨量、与对颌牙的咬合关系、相邻种植体间距、邻牙牙冠的距离、邻牙牙根的距离、种植体的布局及受力、前牙美学区考量、上颌窦底位置、下颌神经管位置、张口度等，部分约束条件考量如图 3-19 所示。种植体在颌骨中要形成良好的骨结合，必须保证有足够的骨量，因此对骨壁厚度、种植体间距有要求；同时为了保证手术的安全，种植体须与上颌窦底、下颌神经管等重要解

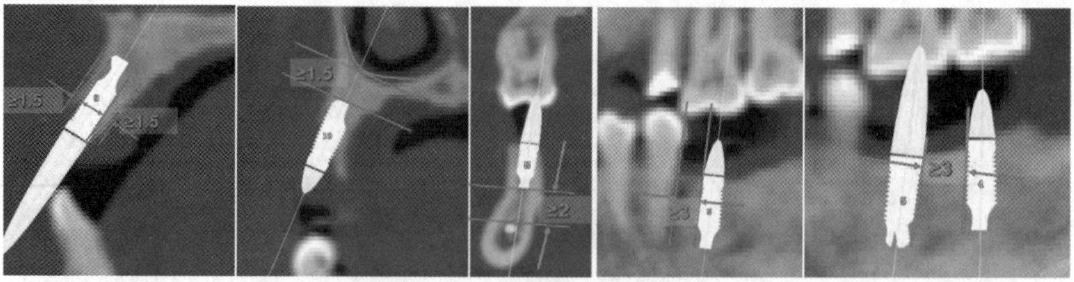

(a) 单侧骨壁厚度≥1.5mm　(b) 距离上颌窦底≥1.5mm　(c) 距离下颌神经管≥2mm　(d) 距离邻近天然牙根≥3mm　(e) 相邻种植体距离≥3mm

图 3-19　种植体布局的考量因素

剖结构保持足够的安全距离。如果患者的骨条件达不到这些要求，则需要采取骨避开、上颌窦内或外提升、植骨（填骨粉或自体骨移植）等复杂手术形式。

种植体数量考量时，主要根据缺牙部位近远中距离确定：近远中距离≥7mm，可放置1颗植体；近远中距离≥14mm，可放置2颗植体；近远中距离≥21mm，可放置3颗植体。对于无牙颌的情况，单侧一般放置6~8颗种植体支撑全牙列修复桥，如果后牙区骨量不足时，上下牙颌也可以采用All-on-4的方案即布置四颗种植体，其中两颗较长且斜向布局，如图3-20所示。

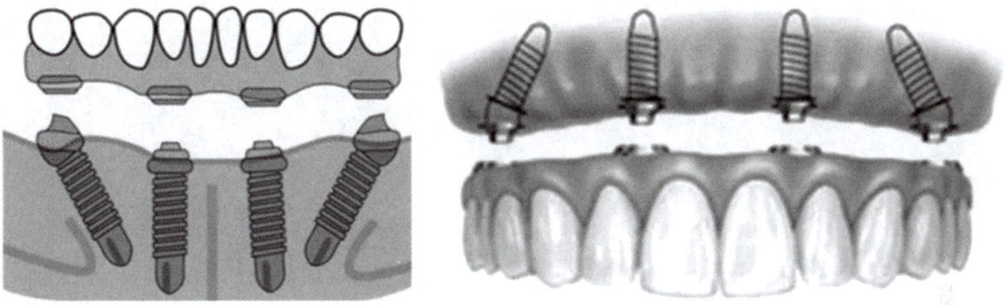

图3-20　种植方案All-on-4布局

实施数字化种植手术时，导板的使用会占用口腔内操作的高度空间，因此对病人张口度有要求，特别是后牙区6~8号牙位种植时，临床中经常出现由于高度空间不足，导致钻针无法进入导板的情况。因此在后牙区种植方案布局时，需要测量患者张口度并计算操作空间，如果高度不足，需要采用降低导板高度、单侧导套开口等方案，以避免导板无法使用的情况发生。

3.5　种植导板的设计与制备

导板的设计基于三维种植方案和口腔三维模型，如图3-21所示，牙支持导板基于口腔表面数据（石膏扫描或口内扫描获得）生成，骨支持导板基于颌骨表面生成，牙龈支持导板基于放射义齿生成。在种植位置的轴线方向，设计有导向孔，其高度需与钻针的长度配合，以实现钻孔时的深度控制，并节省操作时的高度空间。导板支撑面的大小主要考虑手术操作时定位的稳定，避免翘动，但对于骨支持导板，为了减小牙龈翻瓣的创伤，在满足定位稳定性的前提下，应尽量减少骨面上的覆盖支撑面。

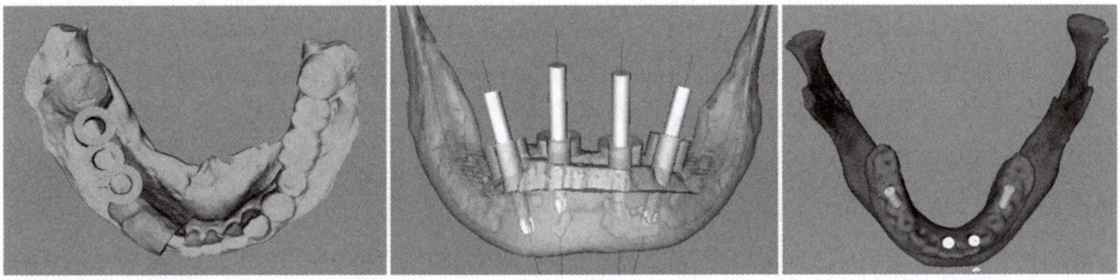

(a) 牙支持导板　(b) 骨支持导板　(c) 牙龈支持导板

图3-21　种植导板设计

导板的3D打印主要考虑精度和满足医学要求的材料，一般采用精度较高的SLA医用树脂打印，如图3-22所示。打印的导板基体上，在导向孔内需要安装金属导套，以适应钻头旋转时的摩擦。由于树脂材料不耐高温，导板一般采用低温消毒方法，如戊二醛、环氧乙烷浸泡消毒或等离子消毒，不能浸泡在酒精或含有酒精成分的消毒液中。

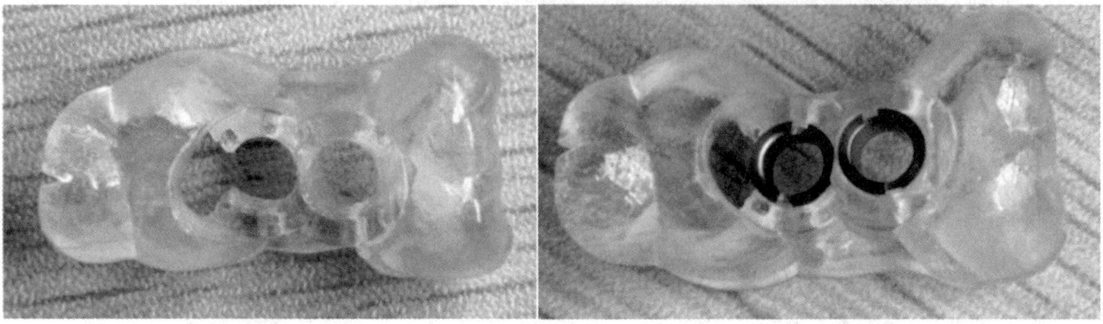

(a) 3D打印的导板基体　　(b) 安装金属导套的导板成品

图3-22　导板制备

3.6　数字化种植的临床操作流程

数字化种植必须遵循种植手术的操作规范，满足临床手术对消毒、手术室、器械、人员等方面的要求。种植操作基本流程包括牙龈翻瓣、备孔、攻丝、植入、牙龈缝合、牙龈成型、取模及修复等，须严格按照规范进行[19]。但数字化种植与常规种植最大区别是导板的使用，与导板相关的操作如图3-23所示。首先要保证导板的完全就位，无任何方向的滑动或者晃动，对于牙支持的导板，在备孔时需要在舌侧面或咬合面并靠近种植位置按住导板［图3-23（a）］；而骨支持导板，需要先对牙龈翻瓣，在暴露骨面而不与导板产生干涉的前提下，应该使翻瓣区域尽量小，以减小创伤，骨支持导板上设计有固定孔，用于通过钛钉将导板固定在骨面上，不需要按压，导板与骨面是曲面贴合，稳定性较好；无牙颌患者如果采用牙龈支持导板，无需翻瓣，但由于牙龈受压变形，导板不容易准确就位，可以采用如图3-23（b）所示的方法找到导板正确的位置后再用钛钉固定，即在患者佩戴放射义齿后进行咬合取模，获得一个上下牙列间的咬合记录，并据此设计一个咬合板，术前通过打印的咬合板让患者咬合，找到导板在牙龈上的正确位置并钛钉固定。

如果患者骨条件允许，比如骨厚度和高度方向骨量充足、骨表面平整、骨密度满足初期稳定性要求（1或2类骨质），可以实施不翻瓣的微创手术和安装临时义齿实现即刻负重修复，如图3-23（c）所示，用环切钻在导板引导下，对牙龈进行环切，然后再通过先锋钻、扩孔钻实施导板引导下的逐级扩孔操作，如图3-23（d）所示，不同直径的钻针通过内径匹配的压板与导板上的导套配合，实现不同直径的钻针引导，不同长度规格的钻针上设计有止停面，与不同长度种植体的窝洞深度相适应，只需将钻针进给按压到底即可。如果环切备孔后，需要植骨，此时仍可以小范围翻开牙龈进行填骨粉操作，手术创伤很小。是否需要将种植体埋在龈下，等三个月形成骨结合后再实施二期穿龈和牙龈成型，或者一期直接穿龈以及穿龈后是否同期安装临时义齿实施即刻负重修复，由医生根据患者骨质条件、口腔卫生状况等情况综合判断后确定。

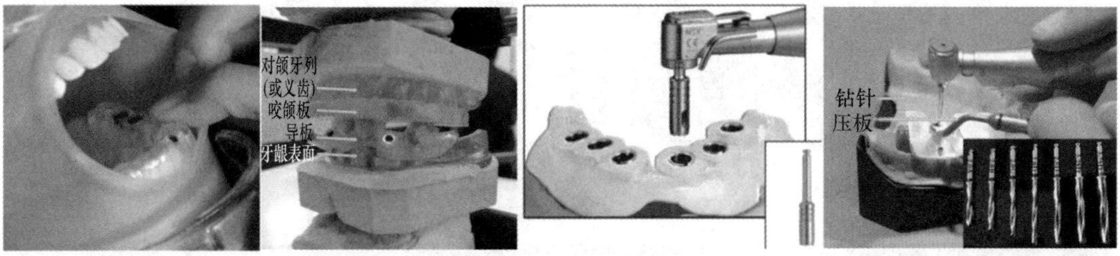

(a) 牙支持导板就位　(b) 牙龈支持导板的就位　(c) 导板引导的牙龈环切　(d) 导板引导的逐级扩孔

图 3-23　数字化种植主要的临床操作

3.7　数字化种植的临床案例

数字化种植技术经过近二十年的发展，已经非常成熟，并在临床上得到了大规模的推广应用。主要应用场合主要有三类：一是帮助种植经验丰富的医生提升手术的难度，例如针对复杂病例如骨高度不足、前牙美学区种植、即拔即种，或微创即刻负重等情况，使用数字化种植手术可以保障复杂手术的质量和安全；二是帮助种植经验不足的医生提升手术的量，通过数字化种植手术提供的手术安全保障和快捷流程，可以使医生大量积累临床经验，提升种植成功率；三是帮助还未开展种植的口腔医生实现种植手术突破，通过数字化种植技术的系统培训和技术支持，医生可以掌握从数据准备、术前规划到导板支持的手术操作等数字化种植全流程，并实现从不会种、不敢种到成功种植的突破。

3.7.1　牙支持导板

临床中，部分缺牙患者最为普遍，因此牙支持导板是应用最多的一类导板，该类导板通过牙齿曲面支持，定位稳定性较好，不需要固定钉，创伤较小，同时也支持不翻瓣的微创手术，也可支持即该负重修复。图 3-24 是一例左上 4 号牙位缺牙的病例［图 3-24（a)］，通过矢状面［图 3-24（b)］和冠状面视图［图 3-24（c)］，将一颗种植体放在安全区域内，保证各个方向的骨量要求；导板就位后［图 3-24（d)］，按操作流程和规范，实施不翻瓣的逐级备孔和攻丝操作［图 3-24（e)］；备孔完成后，为了观察和保证种植体在骨面的就位，小范围切开牙龈以暴露骨面［图 3-24（f)］，并安装种植体［图 3-24（g)］，如果骨面条件较好，可以不切开牙龈直接拧入种植体，创伤更小；种植体就位后，由于骨条件和口腔卫生条件较好，直接安装穿龈的愈合基台，并缝合牙龈软组织［图 3-24（h)］，避免二期穿龈和牙龈成形术，减少手术创伤；反之，也可以安装愈合帽，缝合牙龈覆盖愈合帽完全封闭种植体，待 3~6 个月形成良好骨结合后再实施二期手术再穿龈和牙龈成型；当然，一期种植手术后，如果种植体初期稳定性达到要求（植入扭矩值在 35N · mm 以上)，也可以直接安装临时义齿，实现即刻负重修复，骨结合完成后再实施永久义齿修复，修复后的牙如图 3-24（i）所示。

3.7.2　截骨导板与骨支持导板

对于长期牙缺失特别是缺牙数量较多的患者，颌骨可能存在严重吸收的情况，即在后

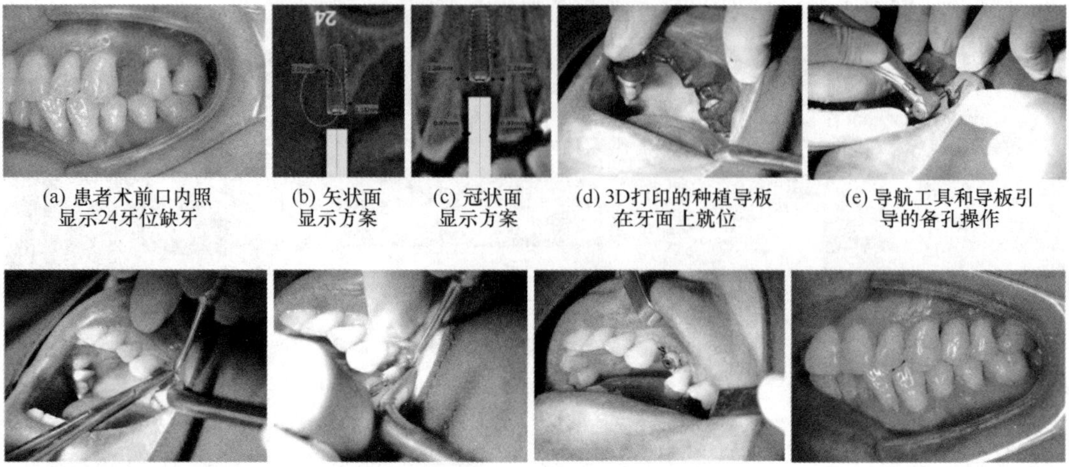

(a) 患者术前口内照显示24牙位缺牙　(b) 矢状面显示方案　(c) 冠状面显示方案　(d) 3D打印的种植导板在牙面上就位　(e) 导航工具和导板引导的备孔操作

(f) 备孔后牙龈小范围翻瓣以暴露骨面　(g) 植入种植体，保证种植体深度方向到位　(h) 直接安装穿龈基台避免二次手术穿龈　(i) 修复后的口内照片

图 3-24　牙支持导板种植病例（浙江中医药大学提供病例）

牙区牙槽脊顶降低造成骨高度不足、而在前牙区牙槽骨呈现刀刃状造成骨厚度不足。图 3-25 的病例是一位男性 78 岁患者，通过图 3-25（a）的口内照片和图 3-25（b）的全景片可以看到 44、45、46、47 牙位留有残根，44、46、36、37 牙位有骨岛。而图 3-25（c）基于 CT 图像的三维重建模型显示，前牙区牙槽嵴顶成刀刃状，厚度为 3~4mm，严重不足。综合考虑患者的骨条件和口腔状况，拟在前牙区放置 5 颗种植体［图 3-25（d）］，有效避开骨岛和下颌神经管，并将种植区牙槽脊刀刃状颌骨进行整体切除，降低种植体高度，保证种植体所需的骨厚度，经颌骨骨质条件和口腔卫生状况评估，拟进行套筒冠即刻负重修复。

为了进行截骨并精准种植，需要在颌骨三维模型上结合种植方案设计需要截除的骨面，并设计截面导板，然后在截骨的颌骨表面，设计种植导板，即种植导板的定位面是截骨后获得的平整骨面，3D 打印的截骨导板与种植导板如图 3-25（e）所示，为了方便医生进行术前评估和操作预演，同时打印了部分颌骨模型。临床手术时，医生需要首先将下颌牙龈软组织翻瓣，暴露骨面，将截骨导板固定在骨面上，利用截骨工具和截骨导板上的截骨面引导，完整地切除尖锐的牙槽脊，得到平整的骨面，如图 3-25（f）所示，该骨面是种植导板的定位面。然后将种植导板固定在截骨后的骨面上，进行种植备孔，如图 3-25（g）所示，并植入种植体，安装穿龈的修复基台，如图 3-25（h）所示。缝合牙龈软组织后，安装取模杆，取模并制作临时修复冠桥［图 3-25（i）］，冠桥通过套筒与基台粘接，实现即刻负重修复［图 3-25（j）］，恢复较好的咬合关系。修复后的全景片显示，种植体就位良好，术前方案得到了精准实施。事实上，只要导板精度足够，临时修复冠桥（义齿）在术前就可以通过导板制作出来，节省术后取模和制作的时间。

3.7.3　牙龈支持导板与即刻负重

对于无牙颌或少量牙存在但保留价值不大的患者，如果骨条件允许，应尽量采用牙龈

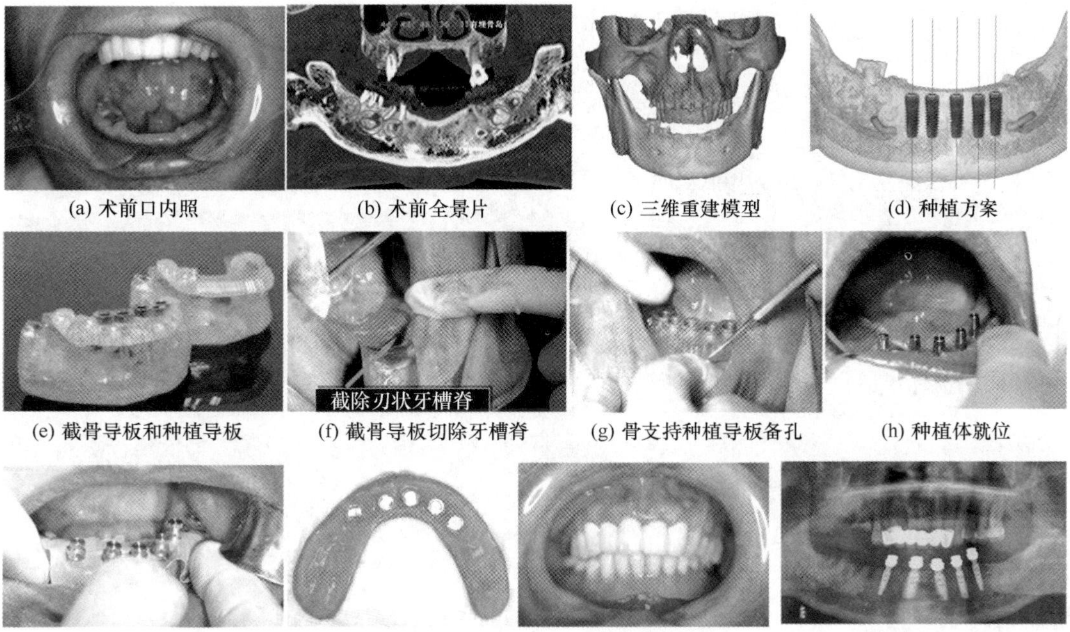

(a) 术前口内照 (b) 术前全景片 (c) 三维重建模型 (d) 种植方案

(e) 截骨导板和种植导板 (f) 截骨导板切除牙槽脊 (g) 骨支持种植导板备孔 (h) 种植体就位

(i) 安装取模杆取模 (j) 临时修复冠桥 (k) 固定临时冠桥 (l) 修复后的全景片

图 3-25 骨支持导板种植病例（浙江省人民医院提供病例）

软组织支持的导板和微创手术，以减小手术创伤和患者的不适感。图 3-26 是上下颌全口牙龈支持导板种植的病例。患者是一位 66 岁的男性，10 年前，在少数牙根的支持下进行了全口烤瓷修复，但经常发炎，反复脓肿［图 3-26（a）］。医生诊断后，与患者确定了拔除所有牙齿进行种植修复的方案。患者不抽烟，不喝酒，但有 5 年糖尿病史，因此术前需要控制血糖稳定且无并发症，在拔牙前含漱派力奥一周，口服抗生素 3 天，然后实施拔牙术，术后口服抗生素 3 天，拔除的牙根和烤瓷冠如图 3-26（b）所示。拔牙 1.5 个月后，患者牙龈和颌骨恢复较好［图 3-26（c）］，可以施行全口义齿修复术。由于牙龈支持的导板需要在牙龈表面固定，因此制作了 CT 扫描时能够显影的修复放射义齿［图 3-26（d）］，患者佩戴放射义齿进行 CT 拍摄，这样就能基于 CT 图像重建出患者的颌骨和义齿三维模型，而义齿内表面就是患者的牙龈表面。基于患者的颌骨三维模型，和具有良好咬合关系的修复放射义齿，分别设计下颌［图 3-26（e）］和上颌的种植方案［图 3-26（f）］，各放置了 8 颗种植体，并根据各个位点的骨条件，确定可以用于即刻负重的种植体和需要植骨并封闭愈合的种植体。在种植方案的基础上，直接利用放射义齿设计上下颌种植导板，并制作记录咬合关系的颌板，用于手术时将 3D 打印的上下颌导板固定在正确位置［图 3-26（g）］，避免牙龈软组织压缩变形引起的导板定位误差。基于导板实施种植备孔手术，并植入种植体，然后将需要植骨的种植体处牙龈切开，填充骨粉后缝合；而骨条件较好的种植体，则穿龈，安装取模杆，如图 3-26（h）的照片和图 3-26（i）的即刻和术后三个月的全景片所示，种植体实现了良好就位。取印模后翻石膏模，分别制作上下颌的临时修复义齿。即刻负重修复后的义齿较好的恢复了咬合关系，术后两个月牙龈软组织恢复良好，全景片显示种植体与颌骨间形成了良好的骨结合，没有骨吸收，此时可以将封闭的种植体实施二期穿龈术，并取模制作永久修复义齿，实施永久修复。

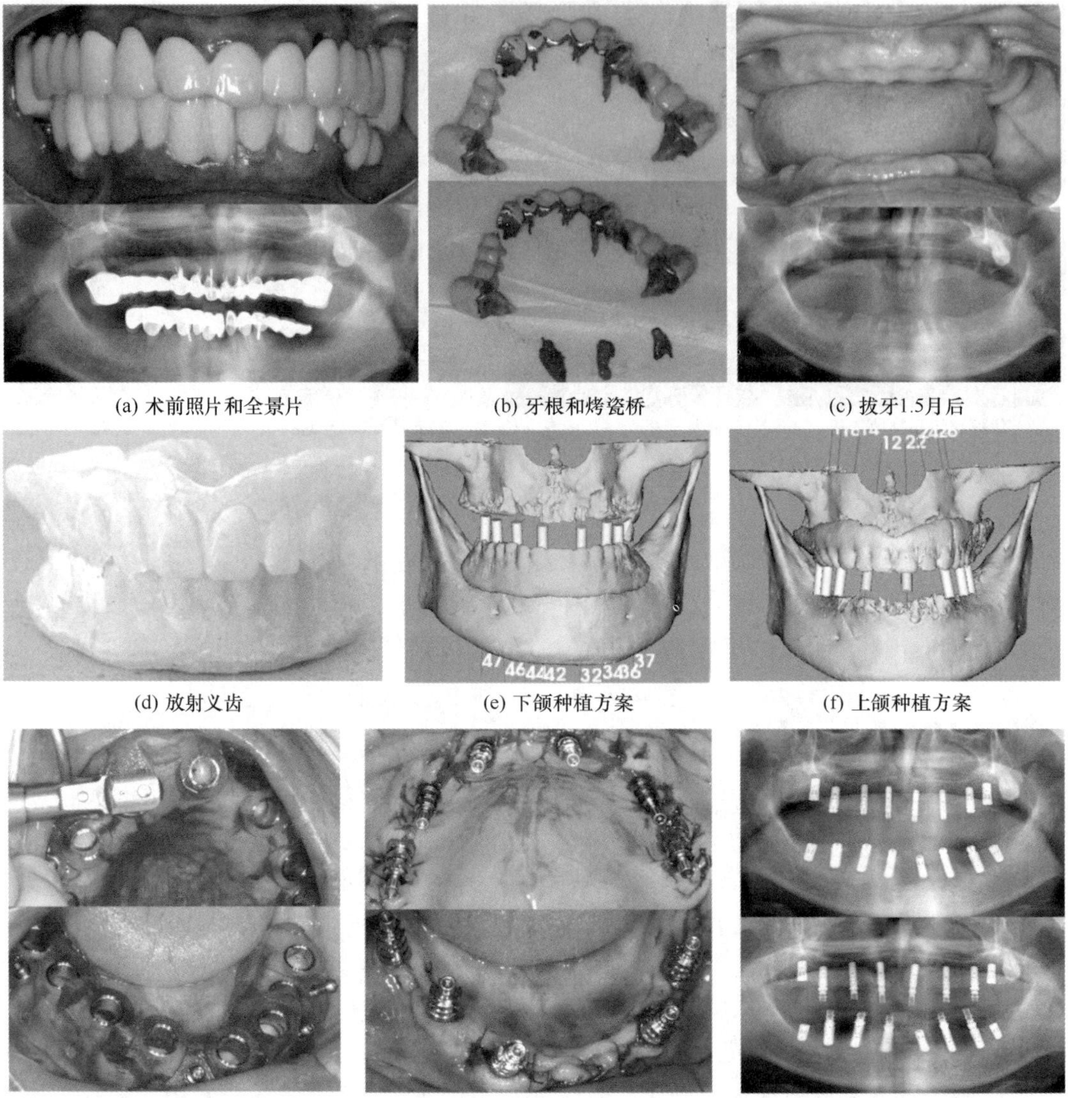

(a) 术前照片和全景片　(b) 牙根和烤瓷桥　(c) 拔牙1.5月后

(d) 放射义齿　(e) 下颌种植方案　(f) 上颌种植方案

(g) 导板引导种植备孔　(h) 安装取模杆取印模　(i) 种植体就位全景片

图 3-26　牙龈支持导板种植病例（杭州口腔医院提供病例）

3.7.4　金属导板的应用

除了树脂材料的导板，近年来 SLM 打印的金属导板也在口腔种植中得到了应用，如图 3-27 所示的 316L 不锈钢打印的金属导板。相比于树脂材料，不锈钢具有更高的强度，因此可以将导板设计成轻薄的镂空结构，有效避免了树脂导板对注入冷却水的遮挡。研究表明，骨组织的温度如果超过 47℃持续 1min，将产生不可逆的热灼伤坏死，这样有可能导影响种植体与骨组织形成骨结合，最终导致种植失败。因此在种植备孔过程中，为了控制骨组织的温度，通过提拉钻针并浇注冷却水进行降温，但树脂导板会阻止冷却水进入种植点位，而镂空的金属导板可以在一定程度上解决这一问题。

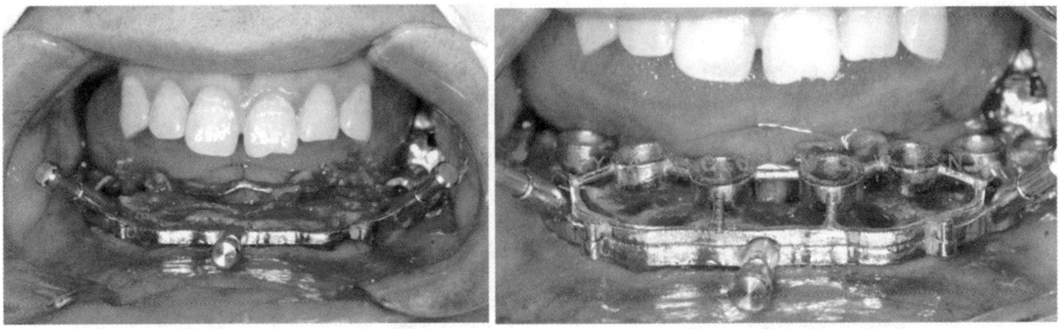

(a) 金属截骨导板引导截骨　　(b) 金属种植导板引导种植备孔

图 3-27　金属导板种植病例（北京大学口腔医院提供病例）

3.8　数字化种植的误差分析

种植体植入精度是考量数字化种植手术质量和保障种植成功率的重要指标，主要通过对比分析术前规划中的种植体位置与术后种植体实际位置之间的颈部、顶端及角度偏差等参数来评价[20-24]。经过近十年的发展，导板引导的数字化种植手术的准确性得到了整体提高，但是在数据准备、手术规划及手术实施等环节都存在无法避免的系统性误差，从而对种植体植入精度产生影响[25]。为了减少误差，一方面通过临床研究制定规范的数字化种植操作流程、减小操作失误来实现，另一方面通过对软硬件的不断改进以提高设计和制造精度、减小系统误差来实现。种植导板配套的导航操作器械作为数字化种植工具最为重要的组成部分，由器械导致的误差与操作者本身具有一定的相关性，有研究表明，即使采用数字化种植导板，有经验的操作者的种植精度更高[26]。操作者无法正确地使用工具容易放大工具本身带来的误差，导致种植精度变差，因此稳定而简便的导航工具对于提高种植导板的手术精度是有帮助的。

为了分析数字化种植的精度，用有压板和无压板的两种类型数字化种植操作器械（图 3-28），将 16 例患者随机分成有压板和无压板两组，每组 8 例，实施数字化种植。所选病例全身情况良好，无种植手术禁忌证，并排除无牙颌的患者。使用牙支持式的导板每组分别植入韩国美格真（Megagen，Daegu，Korea）种植体 20 颗。

按数字化种植流程，进行术前诊断、CT 扫描、口内取模并扫描、三维重建并设计手术方案、设计并打印手术导板，并按操作规范实施种植手术。术后即刻拍摄 CBCT，将数据再次导入种植设计软件，进行三维重建，与术前规划进行配准，将术前和术后的种植体数据导入 Rhino 软件进行误差分析，测量种植体颈部中心点距离偏差 D、底部中心点距离偏差 d、颈部垂直向偏差 h 和两种植体角度偏差 θ［图 3-28（c）］。

两种操作器械在导板引导下进行种植体植入的操作过程顺利，导板固位稳定，患者感觉良好，术中未发生局部麻醉、机械等并发症，种植体初期稳定性较好，术后无麻木，未发生术区血肿，将术后 CBCT 数据导入到种植设计软件中与术前设计种植体位点进行拟合，并导入到 Rhino 软件中测量偏差 D、d、h 和 θ，统计数据如表 3-1 所列。可以看到，无压板操作器械组四个偏差参数都要小于有压板的操作器械，其中颈部中心距离偏差减小

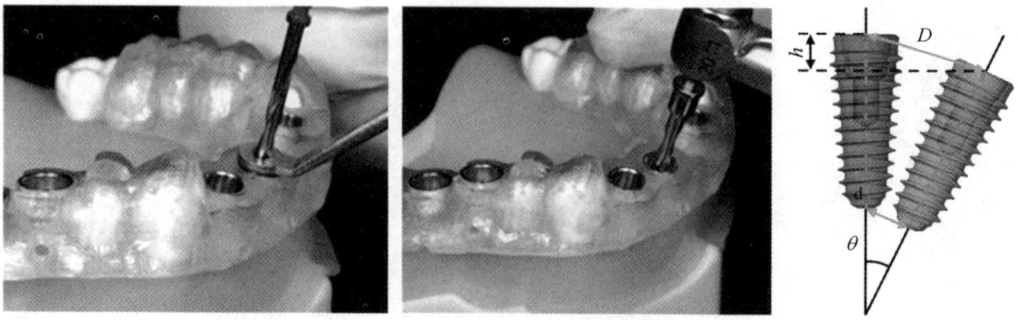

(a) 有压板的操作器械　(b) 无压板的操作器械　(c) 种植体误差定义

图 3-28　两种类型的数字化种植操作器械及种植体误差

44%，底部中心距离偏差减少 38.9%，颈部垂直距离偏差减小 62.6%，角度偏差减小 9.7%，其中颈部中心距离、底部中心距离，颈部垂直向距离的偏差两组比较差异具有统计学意义（$p<0.05$），但是角度偏差两组比较差异无统计学意义（$p>0.05$）。

表 3-1　不同导航工具组的种植体位置偏差

组别	例数	颈部中心距离 D/mm	底部中心距离 d/mm	颈部垂直距离 h/mm	角度偏差 θ/°
有压板导航工具组	20	1.243±0.341	1.911±0.333	1.201±0.607	5.077±4.235
无压板导航工具组	20	0.696±0.386	1.167±0.523	0.449±0.209	4.582±1.875
t	—	4.750	5.366	5.239	0.478
p	—	0.000	0.000	0.000	0.635

以上结果可以看出无压板的操作器械带来的偏差要小于有压板的操作器械，两种工具有不同的工程设计理念，无压板的操作器械部件的配合少，仅钻头和导板的导套之间有公差配合，按两者之间最大配合间隙 0.05mm 计算，钻头和导套之间形成的角度为 0.72°，该工具在同一直径上需要逐级增加钻头的长度才能实现孔深度的制备，这带来了操作不便及增加偏差的风险［图 3-29（a）和图 3-29（b）］。有压板的操作器械需要压板、钻头

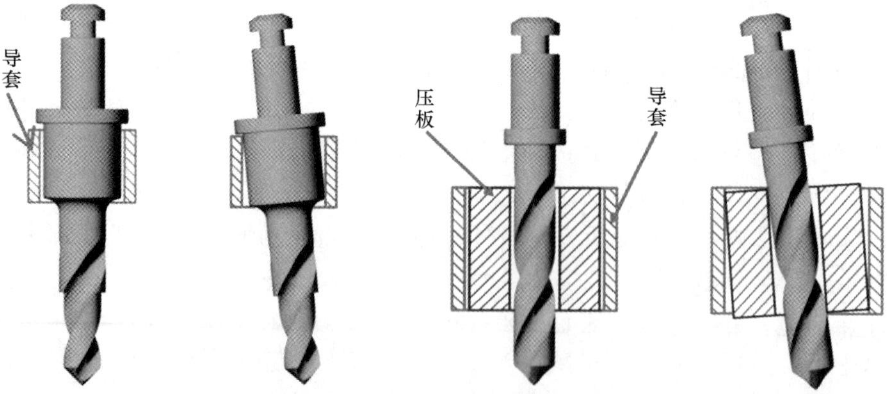

(a) 无压板操作器械理想位置　(b) 无压板操作器械最大偏差位置　(c) 有压板操作器械理想位置　(d) 有压板操作器械最大偏差位置

图 3-29　配合公差导致各部件存在间隙，进而引起系统误差

和导套三者之间配合［图 3-29（c）和图 3-29（d）］，按设计的配合公差压板和导套的最大配合间隙为 0.05mm，钻头和压板的最大配合间隙为 0.06mm，形成的整体最大角度偏差为 1.58°，有压板的器械可以实现同一直径下一次性深度的制备，大大减少了钻头次数，为了保证有压板操作器械的备孔准确性，在备孔前需要上下提拉钻头找到与压板的同轴方向，在备孔时应该轻握压板，力量要传导到压板头端与导板平面贴合，减少由于杠杆效应导致压板与导套之间方向的不平行。

参考文献

[1] 王兴. 第四次全国口腔健康流行病学调查报告［M］. 北京：人民卫生出版社，2018. 8.

[2] 牙缺失会让你毁容变大小脸，2018 年 2 月 4 日，搜狐健康，http：//www. sohu. com/a/22087025310 0052707.

[3] 赵铱民. 口腔修复学［M］. 北京：人民卫生出版社，2008.

[4] 陈卓凡. 口腔种植治疗的基础研究与临床应用［M］. 北京：人民军医出版社，2010. 4.

[5] Worthington P，Lang B R，La Ville W E. Osseointegration in dentistry：An introduction［J］. New Malden，Quintessence Publishing Company，1994.

[6] 刘宝林，林野，李德华. 口腔种植学［M］. 北京：人民卫生出版社，2011.

[7] Al-Jandan B，Marei H F，Abuohashish H，et al. Effects of sunitinib targeted chemotherapy on the osseointegration of titanium implants［J］. Biomedicine & Pharmacotherapy，2018，100：433-440.

[8] Chatzopoulos G S，Koidou V P，Lunos S，et al. Implant and root canal treatment：Survival rates and factors associated with treatment outcome［J］. Journal of Dentistry，2018，71：61-66.

[9] Wang G H，Gao X L，Lo W C M. Public perceptions of dental implants：A qualitative study［J］. Journal of Dentistry，2015，43（7）：798-805.

[10] 管小红. 2023 年中国人工种植牙种植体行业全景洞察：随着老龄化进程的加快，市场需求将越来越旺盛［R］. 湖南：智研咨询，2023.

[11] 不可“豁”缺的千亿市场——口腔种植牙行业深度报告，招商证券股份有限公司，2018. 7.

[12] Sun T M，Lan T H，Pan C Y，et al. Dental implant navigation system guide the surgery future［J］. The Kaohsiung Journal of Medical Sciences，2018，34（1）：56-64.

[13] Jordi G A，Shayan B，Oscar S C，et al. Advantages and disadvantages of implant navigation surgery：A systematic review［J］. Annals of Anatomy-Anatomischer Anzeiger，2019，225：1-10.

[14] Andersson L，Kurol M. CT scan prior to installation of osseointegrated implants in the maxilla［J］. International Journal of Oral and Maxillofacial Surgery，1987，16（1）：50-55.

[15] Jacobs P. Rapid prototyping and manufacturing：Fundamentals of Stereolithography［M］. Dearborn，MI：Society of Manufacturing Engineers，1992.

[16] Verstreken K，Van Cleynenbreugel J，Martens K，et al. An image-guided planning system for endosseous oral implants［J］. IEEE Transactions on Medical Imaging，1998，17（5）：842-852.

[17] 刘云峰，徐俊华，董星涛，等. 实现精确种牙的现代设计与制造技术［J］. 机械工程学报，2010，46（5）：150-157.

[18] Xu L W，You J，Zhang J X，et al. Impact of surgical template on the accuracy of implant placement［J］. Journal of Prosthodontics，2016，25（8）：641-646.

[19] 宿玉成. 现代口腔种植学［M］. 第一版，北京：人民卫生出版社，2004.

[20] 马竟. 上颌后牙区口腔 3D 导板种植精确性研究［J］. 中国医学工程，2015，23（5）：88-90.

[21] Shen P, Zhao J, Fan L, et al. Accuracy evaluation of computer-designed surgical guide template in oral implantology [J]. Journal of Cranio-Maxillofacial Surgery, 2015, 43 (10): 2189-2194.

[22] Kühl S, Payer M, Zitzmann N U, et al. Technical accuracy of printed surgical templates for guided implant surgery with the coDiagnostiXTM software [J]. Clinical Implant Dentistry and Related Research, 2015, 17 (1): e177-e182.

[23] 胡祥刚，贾列妮，王伟，等. 基于空间立体定位技术模型法种植导板临床精度评价 [J]. 中国实用口腔科杂志，2016，9 (5): 278-280+285.

[24] Van de Wiele G, Teughels W, Vercruyssen M, et al. The accuracy of guided surgery via mucosa-supported stereolithographic surgical templates in the hands of surgeons with little experience [J]. Clinical Implant Dentistry and Related Research, 2015, 26 (12): 1489-1494.

[25] Vercruyssen M, Laleman I, Jacobs R, et al. Computer-supported implant planning and guided surgery: A narrative review [J]. Clinical Implant Dentistry and Related Research, 2015, 26 (11): 69-76.

[26] Cushen SE, Turkyilmaz I. Impact of operator experience on the accuracy of implant placement with stereolithographic surgical templates: an in vitro study [J]. Journal of Prosthetic Dentistry, 2013, 109 (4): 248-254.

第 4 章　下颌骨缺损的数字化精确重建技术

第 4 章插图

4.1　引言

下颌骨作为颅颌面唯一能活动的骨骼，为人体口腔的咀嚼、吞咽、语言等功能提供重要支撑，同时也容易因为头颈部肿瘤、感染、外伤、先天性发育畸形等疾病，需要施行下颌骨切除术，而造成缺损[1]。下颌骨缺损后会造成患者生理功能障碍，而严重面部缺陷会给患者带来心理伤害，从而极大地降低了患者的生存质量和生活质量[2-8]。因此，如何对下颌骨切除术后的缺损区域进行功能和美学两方面的修复，是一个多世纪以来颌面外科医生一直试图解决的且极具挑战性的课题[9]。

临床中，下颌骨缺损修复目前以自体骨移植为主，主要依赖医生经验在髂骨、腓骨等部位取骨并塑型和植入，以恢复患者下颌骨的外形切迹为主要考量，却对患者的咀嚼等功能修复方面的考虑不够充分，患者术后恢复质量还有提升的空间。随着数字化技术在口腔颌面外科的应用，下颌骨缺损重建技术得到了较大的改善，可以实现术前方案的设计、植入体的精确获取和塑型以及精准植入，帮助患者获得功能和美学的精准修复[10]。

4.2　下颌骨缺损重建的主要方法

对节段性缺损的下颌骨进行修复重建需要在缺损部位植入人工或自体骨植入体，并通过钛板进行固定，提供初期骨愈合的稳定性，恢复下颌骨的连接，经过一段时间的愈合生长后，最终达到植入体与周围骨组织的良好结合，实现功能和美学修复。目前下颌骨植入体主要包括自体骨、个性化金属植入体或可降解组织工程支架。

4.2.1　自体骨移植修复

自体骨移植不存在免疫排斥反应且含有大量存活的生物分子、骨细胞，是临床上修复下颌骨缺损的主要方法[11]。目前，最常用于下颌骨重建的供骨区包括前臂桡骨[12]、肩胛骨[13]、髂骨[14] 和腓骨[15]。其中，血管化的腓骨瓣移植法在重建缺损下颌骨的同时能对周围的皮肤、肌肉等软组织进行修复并吻合血管。该方法由于具有供骨区骨量充足、供骨区活动度低、血供丰富、移植物存活率高等其他自体骨移植修复重建法所不具备的优点，已经成为修复下颌骨较大缺损的首选方法[16-20]。

虽然血管化腓骨瓣移植法具有许多优点，但是根据 Hölzle 等[21] 对 54 位行腓骨瓣移植修复重建术的患者长期（平均 63 个月）的调查研究发现，术后咀嚼功能评分较低，有 62%的女性和 34%的男性对美学修复效果不满意。另外自体骨移植存在供骨区骨源有限，间接造成供骨部位的二次损伤，自体组织塑型困难等缺陷限制了其在临床的应用范围。此外，钛板外露或断裂、钛钉松脱、移植骨坏死、感染、不同程度的供骨区疾病等并发症时有发生[22]。

目前，下颌骨重建更多的是从恢复患者的基本容貌和功能方面考虑，而对重建骨的生物力学行为以及帮助患者实现正常的咀嚼功能、提高生活质量方面考虑不多。实际上，由于自体骨的形状、尺寸、体积大小与下颌骨缺损的部位差异显著等自身不足因素[23]，使得重建骨的生物力学性能存在缺陷，后期无论是覆盖、固定义齿修复还是牙种植修复都存在困难[17]。即使采用“双筒”腓骨瓣[24] 或垂直牵张[25] 方法，也会受到供骨区的骨量或垂直牵张后腓骨的质量等因素的影响，最终的功能与美学修复效果差强人意。因此，自体骨移植修复重建下颌骨缺损在以咬合功能重建为导向的理念方面存在一些固有的不足，仍需要一种既能实现与人体下颌骨外形精确匹配，又符合下颌骨的生物力学特点，同时能恢复口腔咀嚼功能的新型仿生学修复方法出现。

4.2.2 个性化钛金属植入体

近年来，钛及钛合金由于具有优异的力学性能、耐腐蚀性和生物相容性[26,27] 而广泛被用作牙种植体、人工髋关节、人工膝关节、人工心脏瓣膜和血管支架等[28-30]。钛金属植入体的优势在于能借助计算机辅助设计与增材制造技术得到预先设计的具有个性化外部形状和复杂内部结构的下颌骨植入体，其结构可较好地恢复患者个性化的外观[31-45] 和咀嚼功能[31,42-44]，如图 4-1 所示。

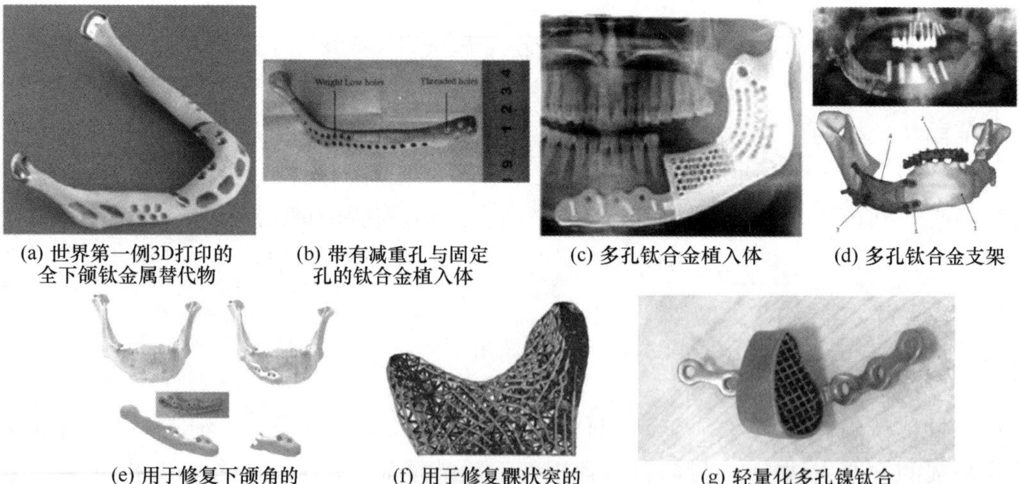

(a) 世界第一例3D打印的全下颌钛金属替代物　(b) 带有减重孔与固定孔的钛合金植入体　(c) 多孔钛合金植入体　(d) 多孔钛合金支架

(e) 用于修复下颌角的多孔钛金属植入体　(f) 用于修复髁状突的多孔钛金属植入体　(g) 轻量化多孔镍钛合金植入体

图 4-1　个性化下颌骨植入体

钛金属植入体的主要不足是其刚度（弹性模量 104~113GPa）等力学性能远大于骨组织（皮质骨弹性模量 3~30GPa，松质骨弹性模量 0.02~2GPa），容易形成应力屏蔽效应，从而发生骨吸收造成固定钛钉的松脱、植入体磨穿软组织，最终导致植入体的失效[30,46]。为了降低应力屏蔽效应，可以借鉴 Gibson 等[47] 提出的多孔材料的思想，即采用在实心植入体中引入多孔结构的方法来降低植入体的弹性模量和质量。但是相比于骨组织，钛合金固有的金属材料属性造成的应力屏蔽使得骨-植入体接合面的骨愈合效果不佳[48]。另外，也不可避免会存在金属离子析出，引起腐蚀及过敏反应等[27,34]。

4.2.3 组织工程骨植入体

将组织工程用于重建下颌骨缺损是一种相对较新的方法。组织工程是一个跨学科领域，其建立在材料科学和生物相容性的基础上，将工程和生命科学的原理和方法相融合，并基于哺乳动物组织中结构-功能关系的理解，旨在开发治疗策略和生物替代物，以恢复、维持、替代或改善待修复组织的功能[49]。目前，骨组织工程是这一领域最为活跃的研究方向[50]，其通常使用可降解材料的支架，支架中接种有骨髓基质细胞和成骨因子，将其植入缺损部位以重建下颌骨[51]。近年来，国内外研究人员在骨组织工程的支架材料、支架结构、制造方法、力学性能等方面取得了丰硕的研究成果，如图 4-2 所示[52-55]。然而迄今为止，只有极少例已发表的组织工程支架成功重建下颌骨的案例[56-59]。总体来看，这一方法仍处于探索阶段，离常规临床应用还有很长的一段路要走，其主要难点在于如何进行有效固定以保障组织工程支架与自体组织两者之间有充足的时间形成血管化，同时精准把控支架的降解速率，以及对使用成骨因子来增强骨愈合引发的潜在致癌性和未知的远期疗效的担忧[9,50,60-62]。

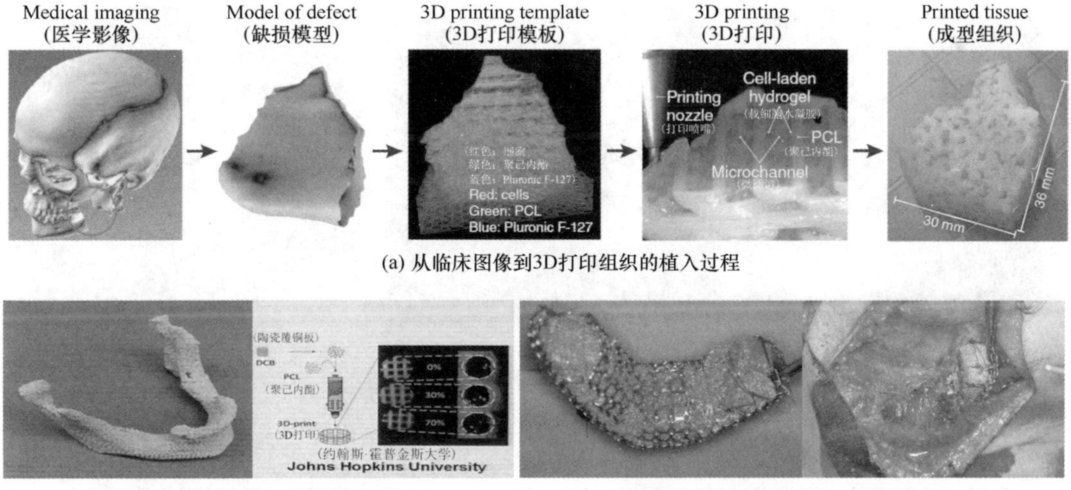

(a) 从临床图像到3D打印组织的植入过程

(b) 3D打印的聚己内酯下颌骨替代物

(c) 在钛网中填充骨矿物的下颌骨植入体

图 4-2　骨组织工程植入体

4.3 腓骨移植修复下颌骨缺损的生物力学原则

血管化的腓骨瓣移植是修复下颌骨较大缺损的“金标准”。通常情况下腓骨的垂直高度是低于人体下颌骨的，这意味着腓骨放置的高度位置是可变的，因此会对重建后的下颌骨产生不同的生物力学响应。采用“双筒”腓骨瓣的方案虽然有助于牙种植体植入进行种植修复，但这种方案增加了手术时间、手术难度，并且第二层（上层）腓骨瓣存在血管并发症的高风险，为此有研究人员提出应避免使用“双筒”腓骨瓣移植修复重建下颌骨[63]。因此，分析腓骨移植体位于不同高度位置的重建下颌骨生物力学行为，可以为下颌骨修复重建提供临床指导，同时为研发更合理的下颌骨植入体奠定良好基础。

4.3.1 腓骨移植重建下颌骨的有限元模型构建

以一名53岁无牙颌男性患者和一名切除口腔鳞状细胞癌后经腓骨移植修复重建治疗拆除重建钛板后的男性患者为数据来源，获得两位患者CBCT图像，进行图像处理和三维重建，获得下颌骨三维模型，如图4-3所示，其中第二位患者为重建下颌骨，需去除图像上的金属伪影、重建钛板、钛钉后，获得下颌骨三维模型的重建，如图4-3（b）所示。

为创建腓骨位于不同高度位置的下颌骨三维模型，在Mimics中将两位患者优化后的下颌骨三维模型进行虚拟重叠后，如图4-3（c）所示，使用截面工具获得第二位患者腓骨三维模型的同时截断第一位患者下颌骨三维模型的对应位置。最后由第一位患者的缺损下颌骨三维模型和第二位患者的腓骨三维模型相结合构成新的腓骨重建下颌骨三维模型。如果能获得相同患者健康时的下颌骨和腓骨重建后的下颌骨数据是最理想的，但在实际情况下是极小概率发生和很难实现的。

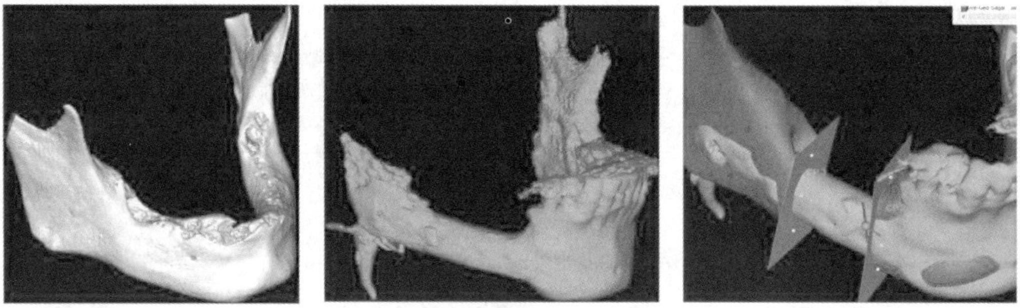

(a) 无牙颌下颌骨模型　(b) 具有腓骨移植物重建的下颌骨模型　(c) 腓骨移植物的获取

图4-3　下颌骨三维模型的重建

在Geomagic软件中通过对象移动器功能，将优化过后的腓骨三维模型调整到下颌骨三维模型缺损处的合适位置，即腓骨位于缺损处的上部、中部和下部位置。将原始骨块作为对照组，完成有限元计算模型的设计，如图4-4所示。并利用灰度值与骨密度对应关系，对下颌骨杨氏模量等非均匀材料特性进行计算并赋值。

在Abaqus中，为了模拟咀嚼运动中咬合时刻下颌骨的生物力学响应，将双侧髁状突的后部与上部区域设置为六自由度完全固定，如图4-5黑色部分所示。缺损下颌骨与腓骨（或原始骨块）间的接触面定义为绑定约束，以模拟骨愈合后的生理环境。咬合力通过以模拟肌肉力的主动牵引力，同时限制咬合面垂直方向（Z向），允许水平方向自由移

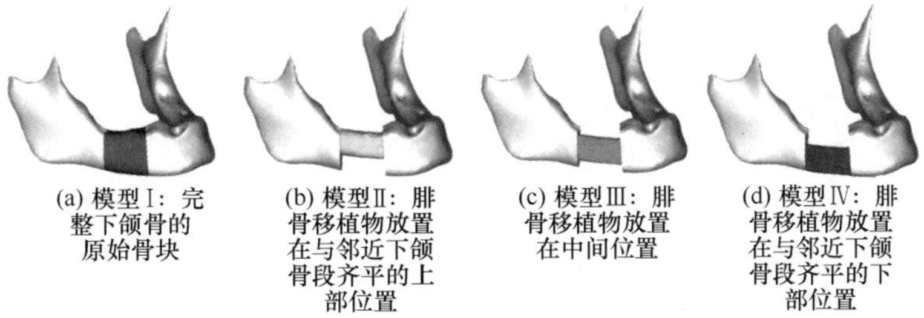

图 4-4　有限元计算模型

动的方式作用于左侧第一磨牙和中切牙区域，如图 4-5 绿色部分所示。肌肉力的位置如图 4-5 蓝色部分所示，根据加载部位的不同，分为 7 组：其中 SM 代表咬肌浅层、DM 代表咬肌深层、MP 代表翼内肌、AT 代表颞肌前束、MT 代表颞肌中束、PT 代表颞肌后束、LIP 代表翼外肌，各组肌肉力的大小与方向参考第 2 章中的第 2、3、4 节的内容。与闭口肌群（咬肌、颞肌、翼内肌、翼外肌）相比，开口肌群（二腹肌、下颌舌骨肌和颏舌肌）的肌力太小，不会显著影响静态情况下的计算结果，因此在该计算模型中不将其考虑在内。

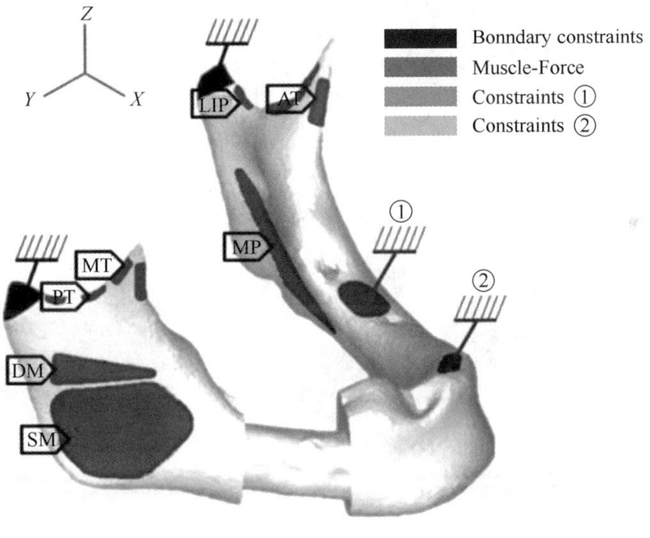

图 4-5　载荷与边界条件：髁状突六自由度完全固定（黑色区域），肌肉力（蓝色区域），咬合区域（绿色区域），其中 SM 为咬肌浅层，DM 为咬肌深层，MP 为翼内肌，AT 为颞肌前束，MT 为颞肌中束，PT 为颞肌后束，LIP 为翼外肌

4.3.2　腓骨瓣不同高度部位对下颌骨生物力学性能的响应结果

在 Abaqus 中对上述四组有限元模型进行运算，可得到经不同高度位置的腓骨移植物或原始骨块重建的下颌骨系统的生物力学响应结果。

图 4-6 和图 4-7 分别为咬合力加载在下颌骨左侧第一磨牙和中切牙区域计算得到的冯·米塞斯应力分布图。为了更直观地比较位于不同高度位置时腓骨及原始骨块的生物力

学响应，将其提取分离后单独显示。结合图 4-6 和图 4-7 可以看出，无论咬合力加载在左侧第一磨牙还是中切牙区域，四组模型具有相同的应力分布模式：最大应力值出现在腓骨（或原始骨块）与下颌骨残端的近心交界面处和对侧（平衡侧）髁状突区域；主要的应力集中区域还出现在冠突、髁状突颈部及咬合区域；腓骨（或原始骨块）近心端的应力值均大于远心端；此外，咬合力加载在中切牙区域时的最大应力值均大于加载在左侧第一磨牙区域时（表 4-1）。

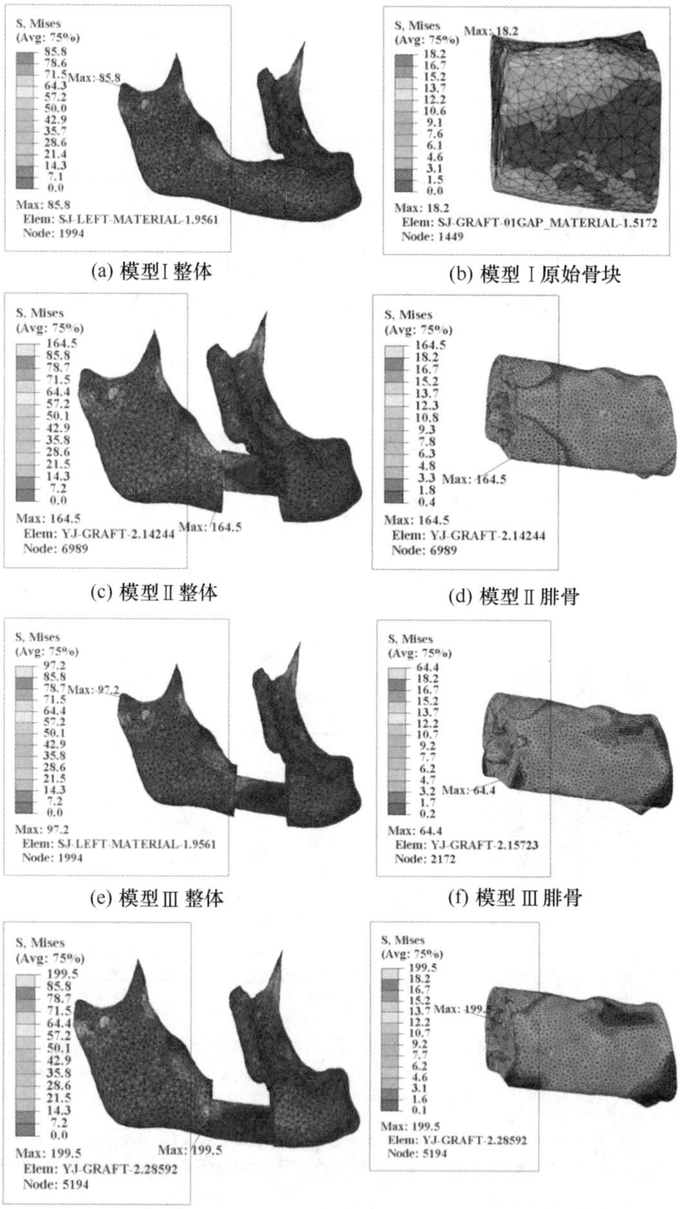

(a) 模型Ⅰ整体　(b) 模型Ⅰ原始骨块

(c) 模型Ⅱ整体　(d) 模型Ⅱ腓骨

(e) 模型Ⅲ整体　(f) 模型Ⅲ腓骨

(g) 模型Ⅳ整体　(h) 模型Ⅳ腓骨

图 4-6　咬合力加载在下颌骨左侧第一磨牙区域时的冯·米塞斯应力分布图

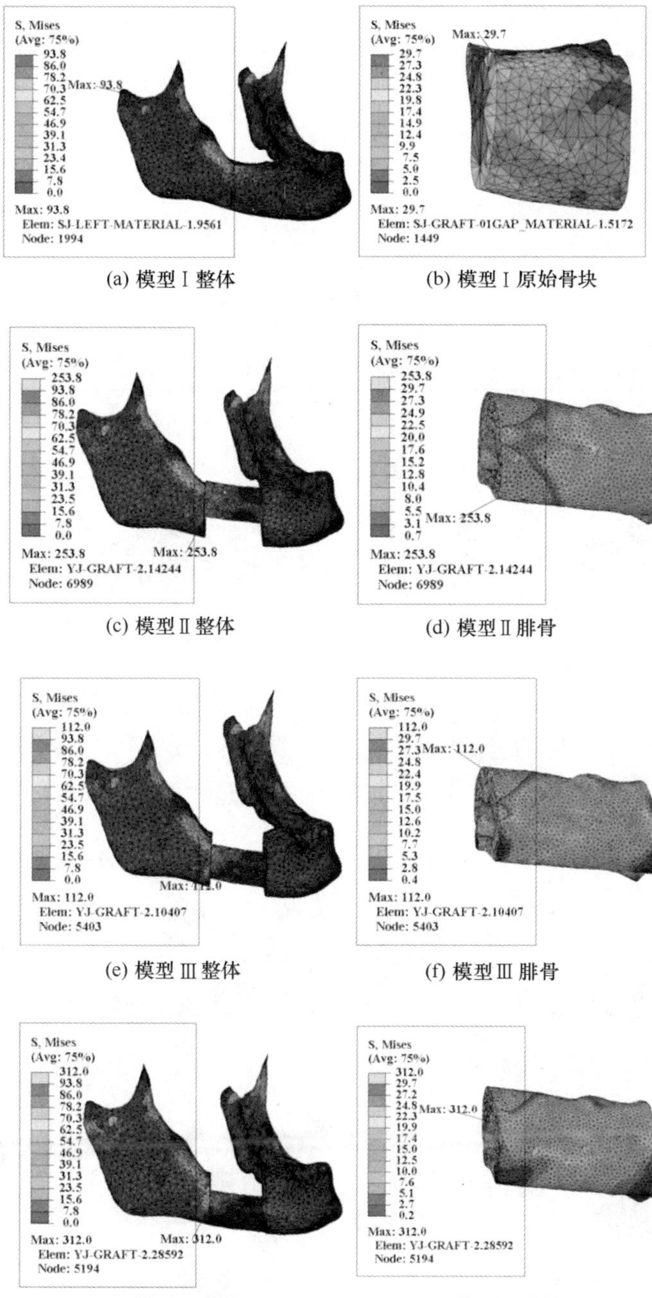

(a) 模型Ⅰ整体　(b) 模型Ⅰ原始骨块

(c) 模型Ⅱ整体　(d) 模型Ⅱ腓骨

(e) 模型Ⅲ整体　(f) 模型Ⅲ腓骨

(g) 模型Ⅳ整体　(h) 模型Ⅳ腓骨

图 4-7　咬合力加载在下颌骨中切牙区域时的冯·米塞斯应力分布图

图 4-8 为咬合力分别加载在下颌骨左侧第一磨牙和中切牙区域计算得到的位移偏移分布图。可以看出：无论咬合力加载在左侧第一磨牙还是中切牙区域，最大位移偏移值出现在腓骨与下颌骨残端的近心交界面处。腓骨（或原始骨块）近心端的位移偏移值均大于远心端。四组模型位移偏移趋势一致，其最大值的结果统计在表 4-2 中。

表 4-1　　　　　　　　冯 · 米塞斯应力最大值　　　　　　　　单位：MPa

模型		咬合区域	
		左侧第一磨牙	中切牙
模型Ⅰ	整体	85.8	93.8
	原始骨块	18.2	29.7
模型Ⅱ	整体	164.5	253.8
	腓骨	164.5	253.8
模型Ⅲ	整体	97.2	112.0
	腓骨	64.4	112.0
模型Ⅳ	整体	199.5	312.0
	腓骨	199.5	312.0

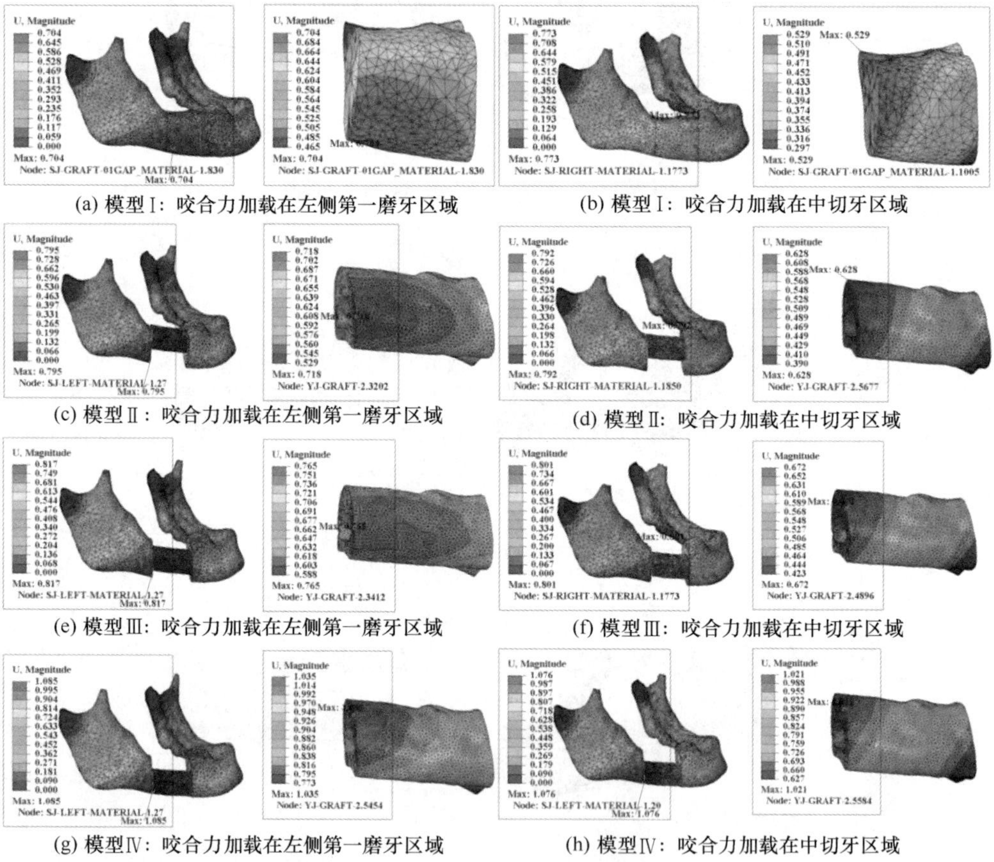

(a) 模型Ⅰ：咬合力加载在左侧第一磨牙区域　(b) 模型Ⅰ：咬合力加载在中切牙区域

(c) 模型Ⅱ：咬合力加载在左侧第一磨牙区域　(d) 模型Ⅱ：咬合力加载在中切牙区域

(e) 模型Ⅲ：咬合力加载在左侧第一磨牙区域　(f) 模型Ⅲ：咬合力加载在中切牙区域

(g) 模型Ⅳ：咬合力加载在左侧第一磨牙区域　(h) 模型Ⅳ：咬合力加载在中切牙区域

图 4-8　咬合力分别加载在下颌骨左侧第一磨牙和中切牙区域时的位移分布图

表 4-2　　　　　　　　位移偏移量最大值　　　　　　　　单位：mm

模型		咬合区域	
		左侧第一磨牙	中切牙
模型Ⅰ	整体	0.704	0.773
	原始骨块	0.704	0.529

续表

模型		咬合区域	
		左侧第一磨牙	中切牙
模型Ⅱ	整体	0.795	0.792
	腓骨	0.718	0.628
模型Ⅲ	整体	0.817	0.801
	腓骨	0.765	0.672
模型Ⅳ	整体	1.085	1.076
	腓骨	1.035	1.021

骨折固定或缺损重建的下颌骨在生理性咬合负荷作用下，骨折或重建的交界面处是下颌骨系统中最薄弱的区域[42,64,65]。不同高度的腓骨植入体有限分析结构显示，在咬合力作用下，应力峰值出现在腓骨移植物或原始骨块与下颌骨残端的近心交界面处和对侧（平衡侧）髁状突区域，位移峰值也出现在下颌骨-腓骨移植物（或原始骨块）交界面处。因此，创建的腓骨位于不同高度位置的重建下颌骨模型的有限元计算结果与本团队及其他研究人员所做的相关研究得出的结论相符。

从应力分布图中可以看出，在咬合力加载下，无论位于何高度位置的腓骨的应力值远远高于原始骨块。将腓骨放置在不同高度位置会导致重建下颌骨整体及腓骨移植物本身产生不同的应力大小，从大到小排列依次为模型Ⅳ>模型Ⅱ>模型Ⅲ，即无论咬合力加载于左侧第一磨牙还是中切牙区域，放置在下部的腓骨总是产生最大的应力，上部次之，中部的应力最小。通过平均两个咬合区域的应力结果计算可得，位于下部、上部和中部的腓骨平均最大应力分别是原始骨块的 10.66 倍，8.72 倍和 3.68 倍；整体而言，位于下部、上部和中部的腓骨重建下颌骨系统平均最大应力分别是原始骨块重建下颌骨系统的 2.85 倍，2.33 倍和 1.16 倍。

4.3.3 下颌骨重建的生物力学原则

由于下颌骨周围附着有强大的咀嚼肌群，功能作用时，下颌体牙槽突区表现为张力区，下颌下缘部为压力区，如图 4-9（a）所示。当腓骨被放置在下部，此时固定板随腓骨也位于下缘压力区，如图 4-9（b）所示。在进行咀嚼运动时，牙槽突区会受到张力作

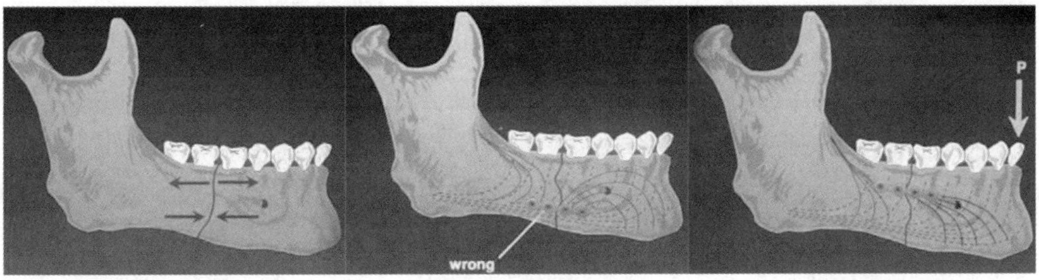

(a) 下颌骨牙槽突为张力区，下颌下缘为压力区　(b) 固定板不应该置于下缘压力区　(c) 固定板应置于牙槽突张力区

图 4-9　下颌骨应力带分布

用而裂开。同时，有限元结果也显示该种方式在咬合力作用下对下颌骨及腓骨的应力和位移偏移量的影响是最大的。因此最容易导致腓骨移植物的过载。当腓骨被放置在上部，此时固定板随腓骨靠近牙槽突张力区，如图 4-9（c）所示，保证了张力曲线的正确对位。但这种安放方式在咀嚼运动作用下会极大地影响腓骨移植物的初期稳定性，进而降低移植物与下颌骨残端的骨愈合效率，导致腓骨存活率下降。

相较于放置在上部与下部的腓骨，放置在中部的腓骨具有最佳的生物力学性能的原因可能是：第一，以这种形式重建下颌骨所得到的整体结构与完整下颌骨最为相似；第二，将腓骨设想为一个受到三点弯曲的模型，如图 4-10（a）所示，发生弯曲变形后，例如发生如图 4-10（b）所示凸向下的弯曲，必然要引起靠近底部的材料伸长，靠近顶部的材料缩短，如图 4-10（c）所示，而中性层的长度始终保持不变。腓骨位于中部可对张力区、压力区起到平衡和折中效应，以使得其内部的应力最小化，如图 4-10（d）所示。

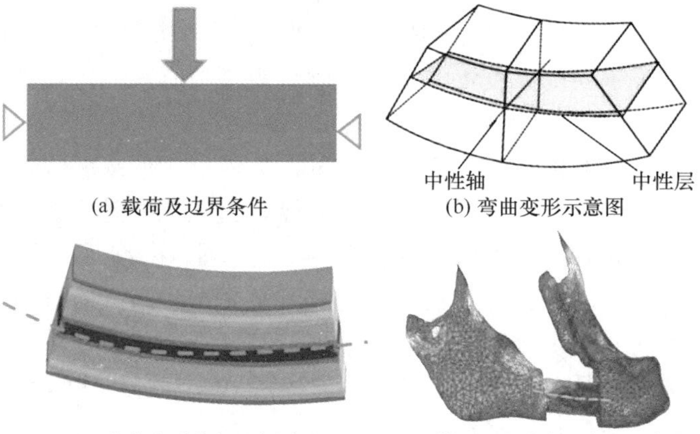

(a) 载荷及边界条件　(b) 弯曲变形示意图
(c) 弯曲变形应力示意图　(d) 模形Ⅲ弯曲变形应力分布图

图 4-10　三点弯曲模型

4.3.4　下颌骨功能与美学修复原则

近年来，血管化腓骨瓣移植在下颌骨重建中的手术成功率从 92%提高到 97%，植入物存活率为 79.9%~92%。然而，种植修复成功率仅为 42.9%[17]。腓骨垂直高度和体积不足是导致种植修复失败的重要因素。采用“双筒”腓骨瓣等方法虽然有助于牙种植体植入进行种植修复，但这种方案并不能常规临床应用，因为受到个体供骨区腓骨骨量的影响，并且在技术层面上也是相对困难的。

下颌骨下缘的径向截面直径最大，因此腓骨通常被放置在下部以拥有与下颌骨残端间最大的接触面面积，进而提高骨愈合效率。但是，以这种方式放置腓骨使得其与咬合面之间的垂直距离非常大，不利于术后义齿修复且牙种植体的寿命普遍不长；放置在上部看似最有利于术后义齿的修复，并且符合固定板靠近牙槽突张力区的原则，但腓骨移植物与下颌骨残端间的接触面面积最小，在较大的咀嚼力作用下很难保证腓骨存活；放置在中部不仅为随后的义齿修复创造了有利条件，包括牙种植体的植入和覆盖、固定义齿的修复，而且重建的下颌骨系统生物力学性能达到最优。

腓骨移植修复重建下颌骨的方法只能恢复患者的基本容貌。有调查研究[21] 显示，女性患者比男性患者更注重美学修复的效果，有62%的女性和34%的男性对美学修复效果不满意。

将腓骨放置在不同高度位置对重建下颌骨系统的生物力学特性具有显著影响。引起图4-4的四组模型力学性能差异的主要原因在于腓骨移植物的垂直高度和体积无法达到与原始骨块的相近，从而在中性层上方或下方产生了应力集中效应。在临床上，外科医生通常将腓骨放置在与下颌下缘对齐的位置，有限元结果显示该种方式在咬合力作用下对下颌骨及腓骨的应力和位移偏移量的影响是最大的，且不利于功能恢复；放置在上部虽最有利于术后义齿的修复，但腓骨移植物存活率较低；放置在中部的腓骨具有最佳的生物力学性能，并为随后的义齿修复创造了相对有利的环境。

因此，下颌骨植入体设计的生物力学和功能及美学修复原则可概括为：设计与原始骨块相同形状和大小的植入体以实现连续性恢复的目标，且固定方式符合下颌骨应力分布趋势以恢复下颌骨重建系统生物力学特性的具有生物相容性的植入体，不仅能更完美地恢复患者容貌，而且有利于下颌骨重建系统的稳定、咬合功能的恢复并达到骨-植入体的整合的效果，是下颌骨修复重建的新方向。

4.4 基于腓骨瓣的下颌骨数字化精确重建的技术流程

血管化的腓骨瓣移植修复下颌骨缺损的数字化技术已经比较成熟，在临床中得到了广泛应用，其主要技术流程包括CT扫描、颌骨三维模型重建、颌骨病变区切除方案规划、腓骨三维模型重建、腓骨取骨及植入体拼接方案规划、颌骨截骨导板和腓骨取骨及塑型导板的设计及3D打印。

4.4.1 三维模型重建

（1）颌骨模型的重建

首先需要对患者进行CT扫描以获得患者的颌骨部位CT图像，为了保证重建模型的精度，CT扫描的层厚以不大于1mm为宜，并保证扫描区域能覆盖整个下颌骨区域。将CT扫描获得的图像以DICOM格式导入到医学图像处理软件如Mimics中，进行图像处理和三维重建，分离重建出单独的下颌骨三维模型。

（2）腓骨模型的重建

为了精确获取腓骨植入体，需要对患者腓骨部位的小腿进行CT扫描，并同样在Mimics等软件中进行图像处理并重建出单独的腓骨三维模型，进而将该模型以STL文件格式导入Magics软件中，一般在踝关节往上8cm处进行切割，删除踝关节及往上8cm的部分，获得剩下的带动脉的腓骨部分。图4-11是一例28岁的女性，有较长时间口腔内痛感和下颌骨触摸异样，被诊断为左侧下颌骨良性肿瘤，需手术切除，根据CT图像重建的上下颌骨如图4-11（a）所示，可以分离重建出单独下颌骨［图4-11（b）］，并通过透明显示看清肿瘤内部的边界，以确定需要切除的区域。对小腿部位的CT扫描图像进行重建后，可以获得图4-11（c）所示的胫骨和腓骨三维模型，并可以将腓骨单独分离出来，得到图右边箭头所指的单独腓骨模型，用于设计腓骨取骨和塑型方案。

腓骨重建时，选择左腿还是右腿的腓骨作为植入体，由医生根据手术需要并与患者沟通确定，且重建时必须附带腓骨的动脉。

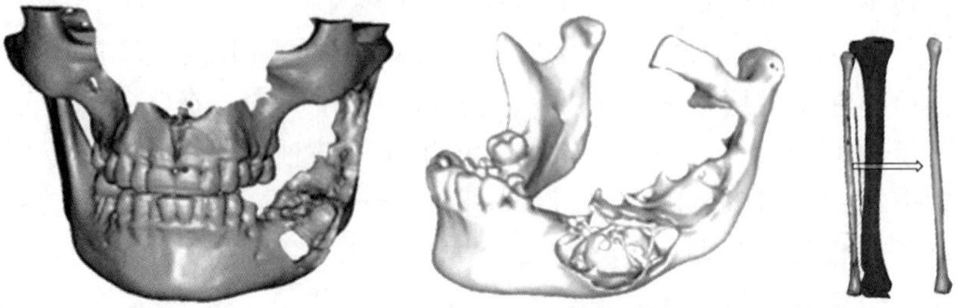

(a) 颌骨模型(包含上下颌骨，其中下颌骨左侧存在肿瘤侵蚀区域)　(b) 分离出的单独下颌骨　(c) 腓骨三维模型

图 4-11　下颌骨及腓骨三维模型重建

4.4.2　下颌骨病变区截骨方案及导板设计

下颌骨受肿瘤侵蚀后，需要在手术中将病变区切除，并为了保证术后不复发，需进一步扩大切除区域至未病变区域内 2~3mm。图 4-12 是针对下颌骨被造釉细胞瘤侵蚀后，进行病变区切除方案规划和截骨导板设计的案例。从图 4-12（a）的灰度图中可以看到，该病例的左侧下颌骨产生了较大的病变区，但颞下颌关节髁突头比较完整，应该尽量保留，因此规划了图 4-12（b）和（c）中的两条截骨线，截骨后的下颌骨剩余健康部分为左髁突头和右半侧下颌骨［图 4-12（c）］。以截骨线和骨表面为基础，通过曲面加厚约为 3mm，设计生成与下颌骨表面贴合的截骨导板，如图 4-12（d）和图 4-12（e）所示，利用 3D 打印的截骨导板用于临床中引导医生完成精准的截骨术。进一步，通过镜像对称下颌骨［图 4-12（f）］并用镜像的健侧替代患侧，可以构建出修复后的下颌骨三维模型［图 4-12（g）］，该修复模型可以打印出来后用于医生术前演练、帮助医生预先弯制用于固定腓骨植入体的重建钛板等。

4.4.3　腓骨植入方案和手术导板设计

临床中，腓骨取多长、取什么部位以及取骨时截骨线的形状和多个骨块的拼接需要根据下颌骨缺损的情况决定，应尽量减少手术的创伤并保证术后重建的质量。通过术前植入方案的规划并在术中利用导板实施精准手术，可以显著减少手术操作的时间，降低病人的痛苦，并有利于术后康复。腓骨植入方案规划时，将腓骨三维模型与下颌骨三维模型在设计软件如 Geomagic 中导入到同一个文件中，在医生指导下，利用软件中的精确平移和旋转功能，并配合手动位置调整，获得理想的相互位置，并应特别注意腓骨的动脉一定要放在病人口腔内侧，以方便与患者颌骨部位动脉相吻合。

将调整好的腓骨模型以截骨后剩余的下颌骨为边界进行切割，如果只需一段腓骨移植，那么只需切割一次就能完成；如果需多段腓骨移植，就需要将切割完第一段之后剩下腓骨的位置调整到与下颌骨缺损部位相匹配，并进行再次切割。最后将需要移植的每一段

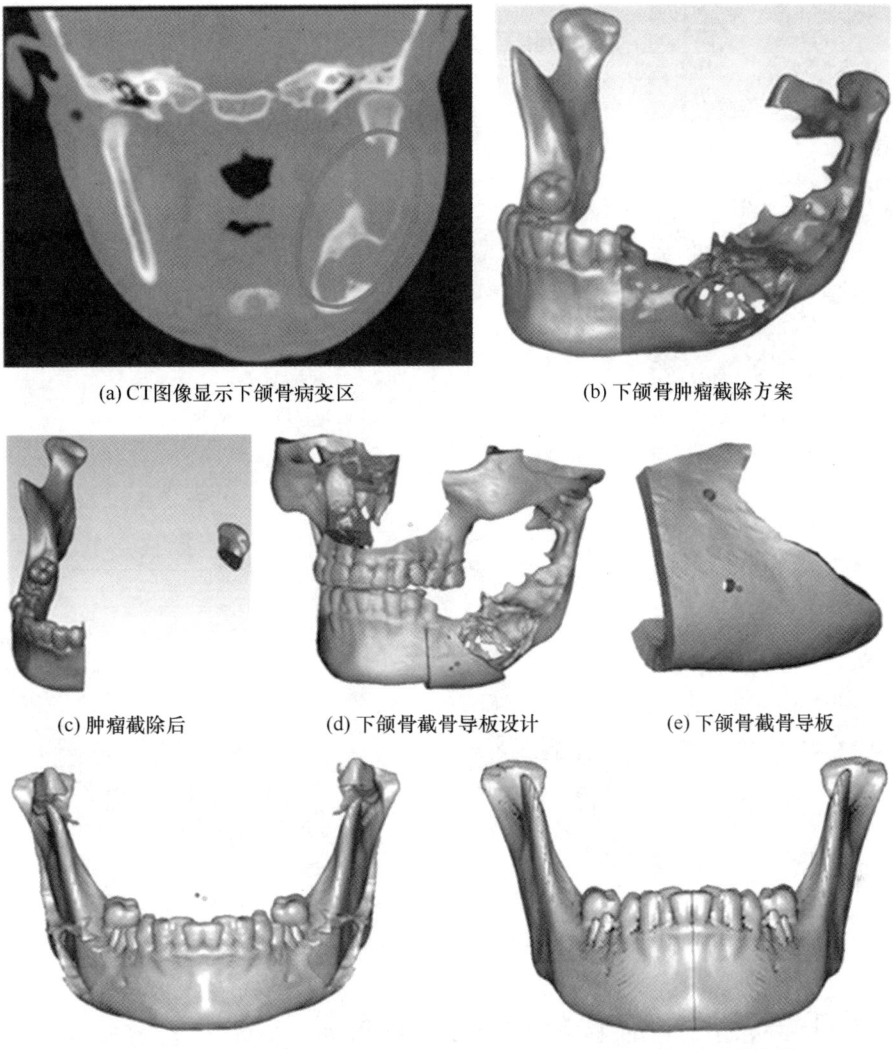

(a) CT图像显示下颌骨病变区　(b) 下颌骨肿瘤截除方案

(c) 肿瘤截除后　(d) 下颌骨截骨导板设计　(e) 下颌骨截骨导板

(f) 下颌骨镜像模型与原始模型重叠　(g) 镜像后的下颌骨修复模型

图 4-12　病变区切除方案规划及截骨导板设计

腓骨段与截骨后剩余颌骨一起做布尔运算，合并的模型即是修复后模型，如图 4-13（a）所示，共需要 3 段腓骨段。将拼接的腓骨段与原始的腓骨三维模型导入到同一个文件中，以原始腓骨为基准，将腓骨段与原始腓骨进行位置匹配对齐，以对齐后的腓骨段表面为基础，加厚 3mm 得到 3 段腓骨段取骨导板基体，然后在各段导板基体之间设计连接件如半圆环使各段导板基体连成一个整体，得到最终的腓骨取骨导板，如图 4-13（b）和（c）所示。

在临床手术中，通过取骨导板获得的各腓骨段需要拼接并精准放置到颌骨缺损部位，然后利用重建钛板和钛钉固定才能将 4-13（a）中的重建方案在临床中精准实现。为了实现腓骨段的精准拼接和放置到位，基于 4-13（a）的重建模型，选出需要塑型的表面曲面区域，进行加厚生成实体模型，即为塑型导板，用于精确确定多段腓骨植入体的位置，如图 4-14 所示。

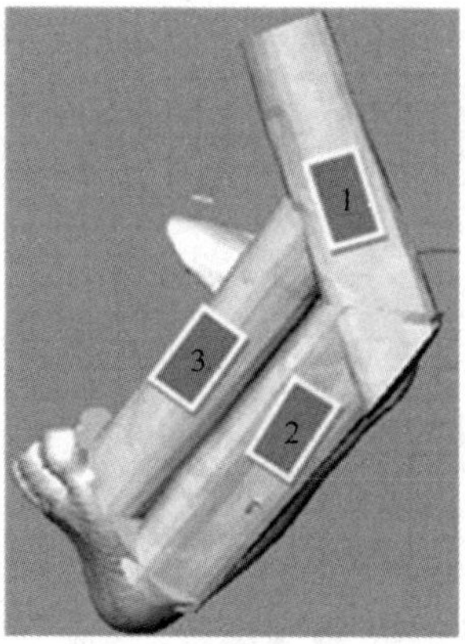

(a) 下颌骨重建方案

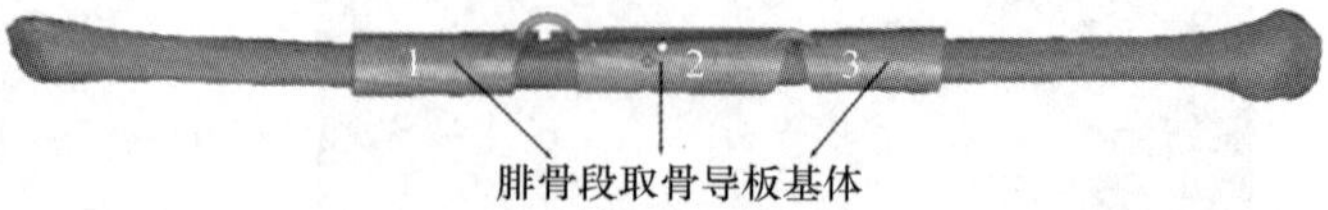

(b) 腓骨取骨导板设计

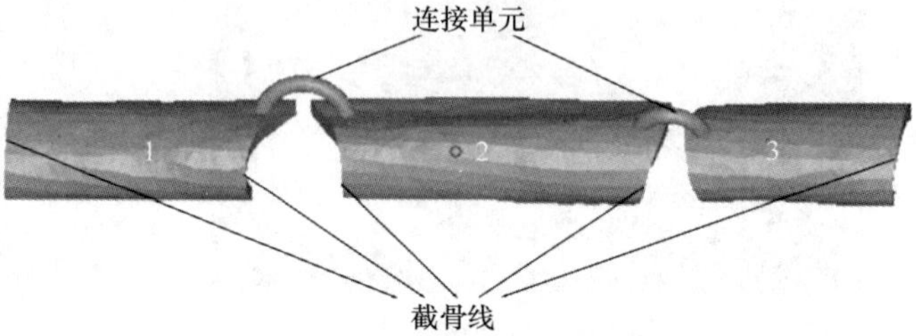

(c) 取骨导板三维模型

图 4-13　腓骨植入方案及取骨导板设计

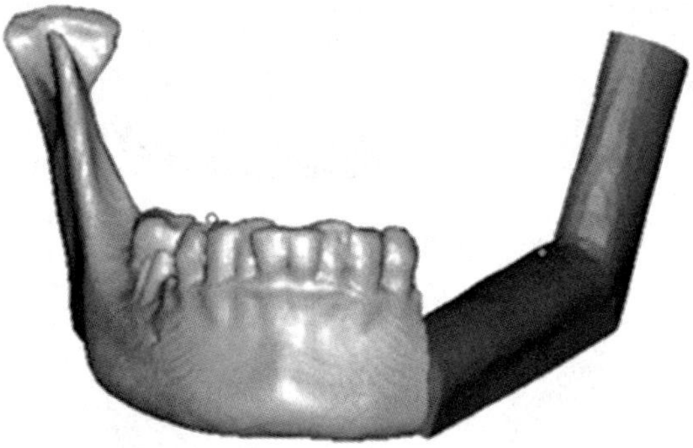

(a) 塑型导板与下颌骨

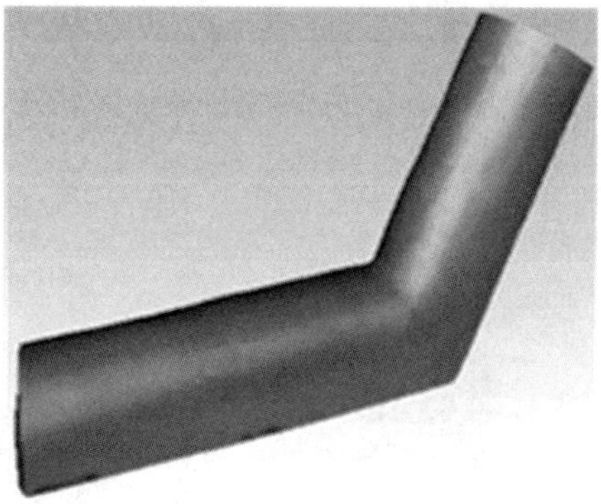

(b) 塑型导板三维模型

图 4-14　塑型导板设计

4.4.4　基于导板的下颌骨精确重建手术

在医生指导下完成颌骨重建方案，需要以导板为引导进行手术操作，保证在临床中精准实现。将颌骨肿瘤截除导板、腓骨取骨导板以及植入体塑型导板通过医学 3D 打印制备出来，经过消毒后，提供给医生实施临床手术。术中，截骨导板精准定位于颌骨，引导医生进行截骨手术，该病例的手术过程如图 4-15（a）所示，截除图 4-15（b）的肿瘤，并保留左侧髁突头。然后以腓骨取骨导板为基准，确定需要取骨的范围［图 4-15（c）］，以此为基础，切开皮肤和肌肉，暴露腓骨，并将取骨导板固定在腓骨上［图 4-15（d）］，以截骨线为引导实施取骨和截骨手术，保留需要吻合的血管。将获得的带皮瓣和血管的腓骨段，在塑型导板的引导下进行拼接，获得拼接后的植入体结构［图 4-15（e）］，并植入到下颌骨的缺损部位，通过重建钛板和钛钉进行固定，并进行显微镜下的血管吻合［图 4-15（f）］。

下颌骨通过数字化精确重建技术，可以将术前规划的手术方案在临床中得到精准实现，显著提高重建的精度，使患者的外貌和口腔功能得到较好恢复。图 4-16 是该 28 岁女性病例下颌骨重建效果，从 CT 图像重建的三维模型可以看到重建前［图 4-16（a）］和重

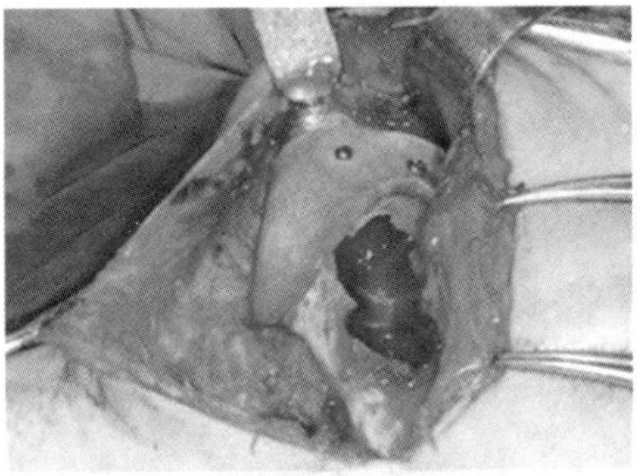

(a) 截骨导板引导截骨

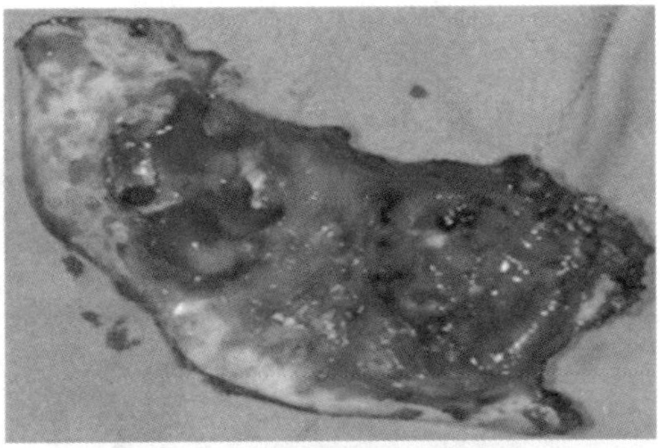

(b) 截除的下颌骨病变区

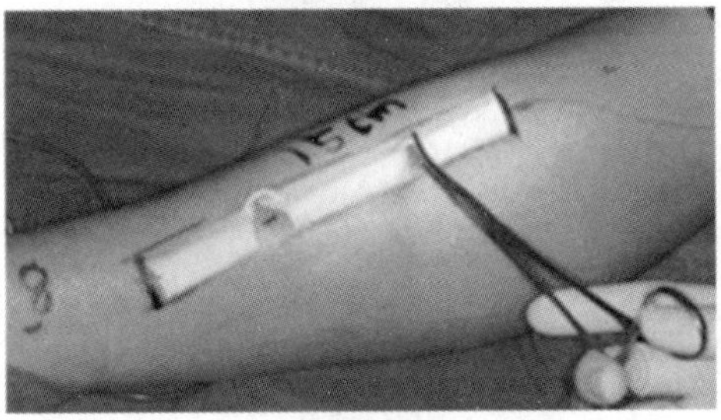

(c) 腓骨取骨导板

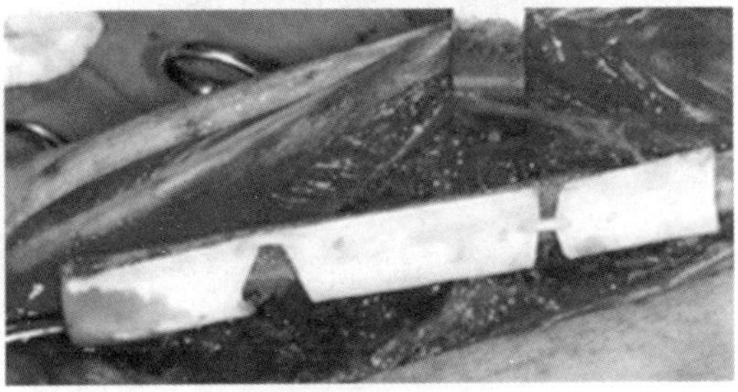

(d) 取骨导板引导腓骨取骨

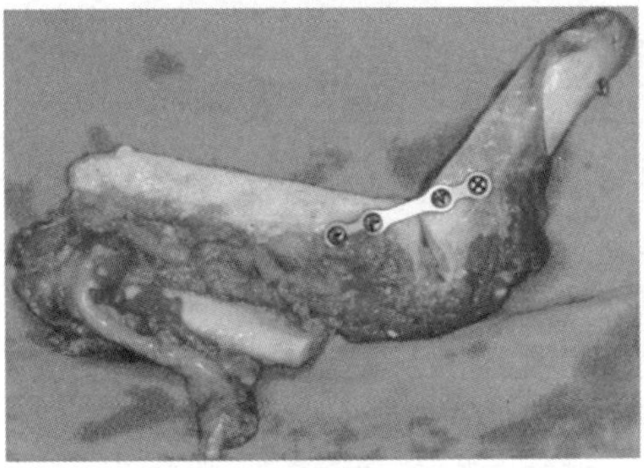

(e) 腓骨瓣移植体

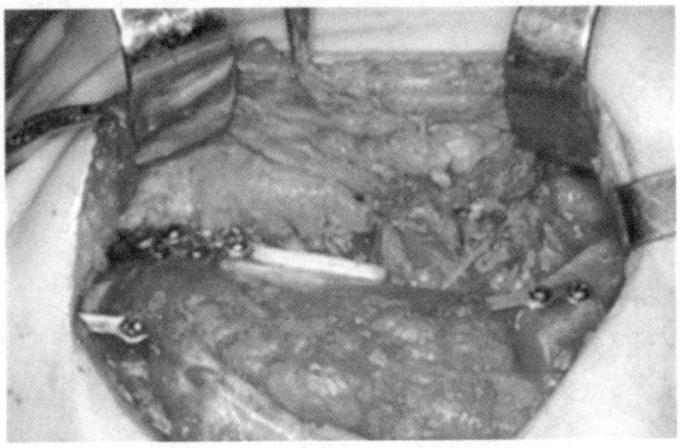

(f) 腓骨瓣就位固定

图 4-15　基于导板的下颌骨精确重建手术（浙江大学医学院附属第一医院提供病例）

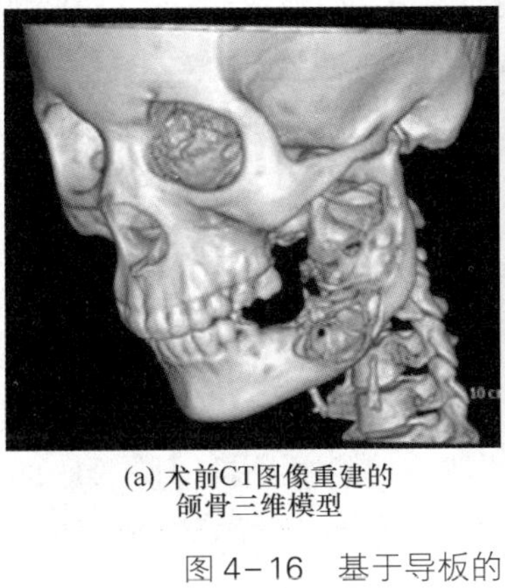

(a) 术前CT图像重建的
颌骨三维模型

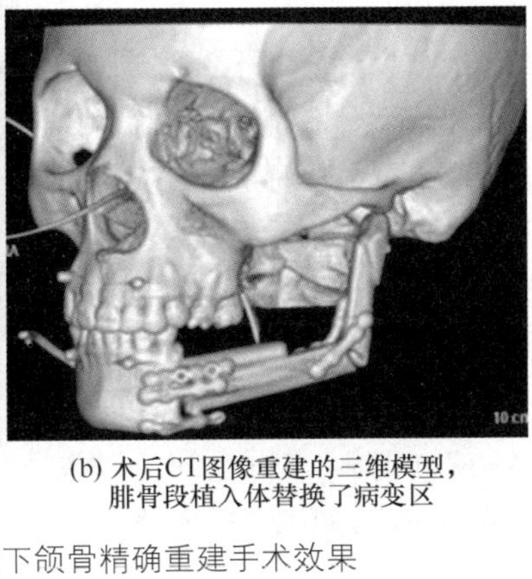

(b) 术后CT图像重建的三维模型，
腓骨段植入体替换了病变区

图 4-16　基于导板的下颌骨精确重建手术效果

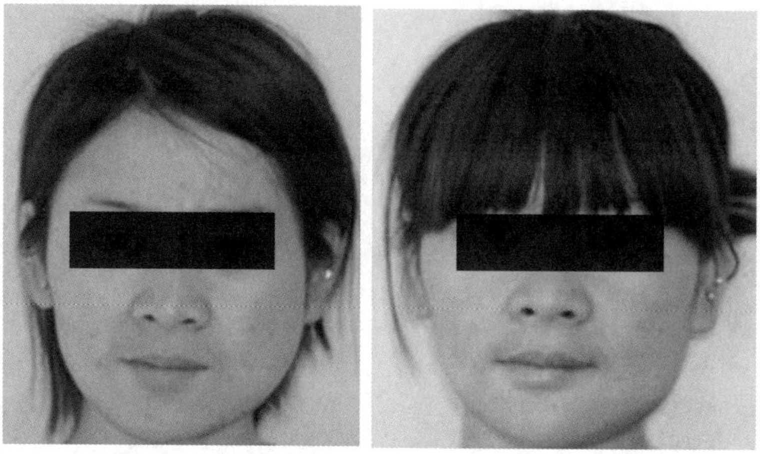

(c) 术前脸部照片　　(d) 术后脸部照片

图 4-16　基于导板的下颌骨精确重建手术效果（续）

建后［图 4-16（b）］，下颌骨的病变区得到了切除，并被自体腓骨段所替换。术前照片［图 4-16（c）］和术后照片［图 4-16（d）］对比可以看到，患者的脸部外观得到了较好的恢复。

4.5　下颌骨精确重建的精度分析

腓骨段植入体替换下颌骨病变区是通过重建钛板和钛钉固定实现的，临床中需要将标准的直线型重建钛板弯折成所需的形状。为了提高重建钛板弯折成型的精度，可以进一步在重建模型上设计出重建钛板的形状，得到含钛板的腓骨段植入后修复模型，并在该模型基础上设计腓骨植入体塑型导板时，将钛板形状和钛钉孔位也设计出来，以提高腓骨段就位的精度。以一例造釉细胞瘤造成的下颌骨缺损的修复重建过程为例[66]，首先通过患者 CT 数据创建得到造釉细胞瘤侵蚀后的下颌骨三维模型，如图 4-17（a）所示，根据颌面外科医生建议确定截骨边缘和安全距离并截取相应长度的腓骨，并设计下颌骨截骨导板和腓骨段取骨导板，如图 4-17（b）和（c）所示，通过对腓骨模型方位的调整得到使用腓骨段重建的下颌骨模型，如图 4-17（d）所示；基于该重建模型，设计塑型导板用于辅助预弯重建钛板与预成型腓骨段的固定，设计带有重建钛板和钛钉孔道的塑型导板，如图 4-17（e）和（f）所示；将咬合板、截骨导板、取骨导板和塑型导板利用医学 3D 打印制备出来用于临床手术，如图 4-17（g）所示从右到左；术中，将成型的腓骨瓣放置在缺损处并通过预弯钛板与相邻的下颌骨骨段进行固定，对血管进行吻合，完成吻合血管的腓骨瓣移植修复重建下颌骨缺损，如图 4-17（h）所示。

为评估术后患者的面部外观、咬合稳定性及张口情况，术后 6 个月对患者进行回访并对重建区域进行 CT 扫描。使用 Geomagic 软件对扫描重建得到的真实模型与当初的计算机设计模型［图 4-17（d）］进行匹配，以量化评估重建的准确性。腓骨段的实际位置与设计位置的三维匹配偏差图如图 4-18 所示，其中不同的颜色代表对应点之间的距离偏差。可以看到，腓骨段偏差都位于 1.327mm 以内（黄色区域范围），而传统的徒手修复手术

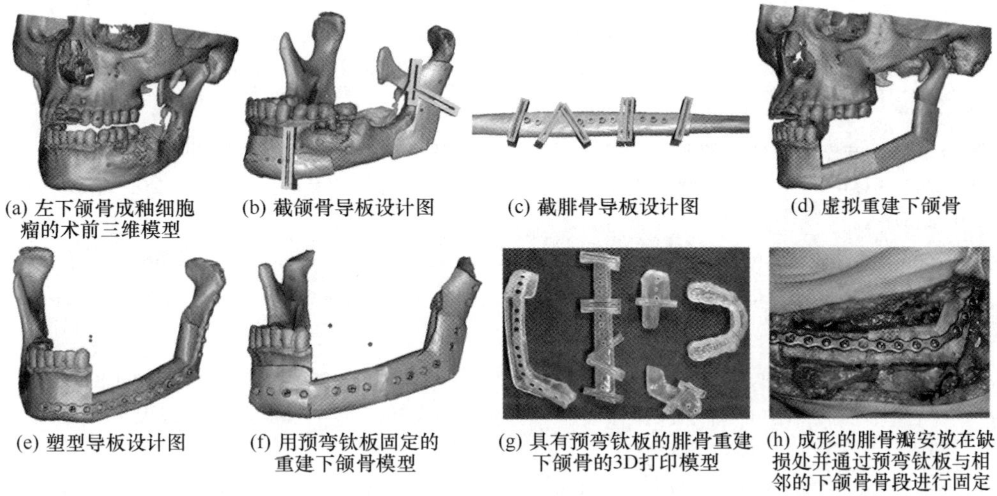

(a) 左下颌骨成釉细胞瘤的术前三维模型　(b) 截颌骨导板设计图　(c) 截腓骨导板设计图　(d) 虚拟重建下颌骨

(e) 塑型导板设计图　(f) 用预弯钛板固定的重建下颌骨模型　(g) 具有预弯钛板的腓骨重建下颌骨的3D打印模型　(h) 成形的腓骨瓣安放在缺损处并通过预弯钛板与相邻的下颌骨骨段进行固定

图 4-17　腓骨瓣移植修复重建下颌骨缺损的过程（浙江大学医学院附属第一医院提供病例）

由于术前没有设计三维手术方案，其误差很难控制。因此，数字化技术流程通过术前方案设计和术中使用导板辅助腓骨瓣进行下颌骨缺损移植重建，可以显著提高重建的精度，降低手术操作的时间，是一种较为精确、可靠的重建方法。

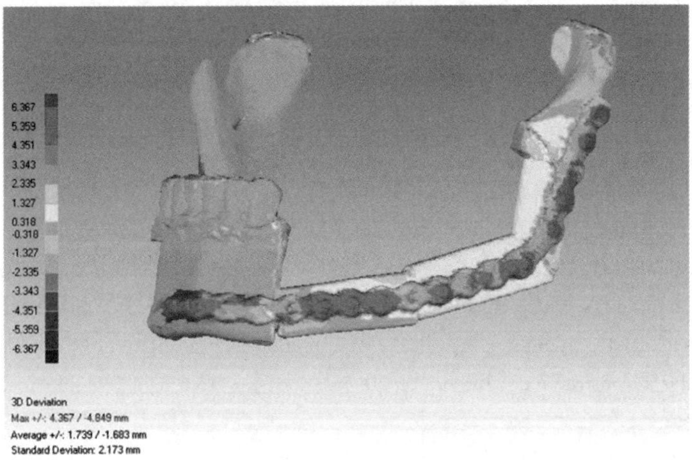

图 4-18　术前方案与术后重建模型的对比误差色谱图

参考文献

[1]　Maciejewski A, Szymczyk C. Fibula free flap for mandible reconstruction: analysis of 30 consecutive cases and quality of life evaluation [J]. Journal of Reconstructive Microsurgery, 2007, 23 (1): 1-10.

[2]　Hidalgo D A. Fibular free flap: A new method of mandible reconstruction [J]. Plastic and Reconstructive Surgery, 1989, 84: 71-79.

[3]　Wei F C, Seah C S, Tsai Y C, et al. Fibula osteoseptocutaneous flap for reconstruction of composite

mandibular defects [J]. Plastic and Reconstructive Surgery, 1994, 93: 294-304.
[4] Smolka K, Kraehenbuehl M, Eggensperger N, et al. Fibula free flap reconstruction of the mandible in cancer patients: Evaluation of a combined surgical and prosthodontic treatment concept [J]. Oral Oncology, 2008, 44 (6): 571-581.
[5] Klesper B, Lazar F, Sießegger M, et al. Vertical distraction osteogenesis of fibula transplants for mandibular reconstruction -A preliminary study [J]. Journal of Cranio-Maxillofacial Surgery, 2002, 30 (5): 280-285.
[6] Militsakh O N, Werle A, Mohyuddin N, et al. Comparison of radial forearm with fibula and scapula osteocutaneous free flaps for oromandibular reconstruction [J]. Arch Otolaryngol Head Neck Surg, 2005, 131: 571-575.
[7] López-Arcas J M, Arias J, Del Castillo J L, et al. The fibula osteomyocutaneous flap for mandible reconstruction: A 15-year experience [J]. Journal of Oral and Maxillofacial Surgery, 2010, 68 (10): 2377-2384.
[8] Wallace C G, Chang Y M, Tsai C Y, et al. Harnessing the potential of the free fibula osteoseptocutaneous flap in mandible reconstruction [J]. Plastic and Reconstructive Surgery, 2010, 125 (1): 305-314.
[9] Goh B T, Lee S, Tideman H, et al. Mandibular reconstruction in adults: A review [J]. International Journal of Oral and Maxillofacial Surgery, 2008, 37 (7): 597-605.
[10] Liu Y F, Xu L W, Zhu H Y, et al. Technical procedures for template-guided surgery for mandibular reconstruction based on digital design and manufacturing [J]. Biomedical Engineering Online, 2014, 13: 63.
[11] 张震康，邱蔚六，皮昕. 口腔颌面外科临床解剖学 [M]. 济南：山东科学技术出版社，2001: 316-317.
[12] Weinzweig N, Jones N F, Shestak H K, et al. Oromandibular reconstruction using a keelshaped modification of the radial forearm osteocutaneous flap [J]. Annals of Plastic Surgery, 1994, 33 (4): 359-370.
[13] Swartz W M, Banis J C, Newton E D, et al. The osteocutaneous scapular flap for mandibular and maxillary reconstruction [J]. Plastic and Reconstructive Surgery, 1986, 77: 530-545.
[14] Urken M L, Vickery C, Weinberg H, et al. The internal oblique-iliac crest osseomyocutaneous free flap in oromandibular reconstruction: Report of 20 cases [J]. Arch Otolaryngol Head Neck Surg, 1989, 115: 339-349.
[15] Tatlor G I, Miller G D H, Ham F J. The free vascularized bone graft. A clinical extension of microvascular techniques [J]. Plastic and Reconstructive Surgery, 1975, 55 (5): 533-544.
[16] Tarsitano A, Mazzoni S, Cipriani R, et al. The CAD-CAM technique for mandibular reconstruction: An 18 patients oncological case-series [J]. Journal of Cranio-Maxillofacial Surgery, 2014, 42 (7): 1460-1464.
[17] Bodard A P D, Salino S D, Desoutter A D, et al. Assessment of functional improvement with implant-supported prosthetic rehabilitation after mandibular reconstruction with a microvascular free fibula flap: A study of 25 patients [J]. Journal of Prosthetic Dentistry, 2015, 113 (2): 140-145.
[18] Schepers R H, Raghoebar G M, Vissink A, et al. Accuracy of fibula reconstruction using patient-specific CAD/CAM reconstruction plates and dental implants: a new modality for functional reconstruction of mandibular defects [J]. Journal of Cranio-Maxillofacial Surgery, 2015, 43 (5): 649-657.
[19] Battaglia S, Ricotta F, Maiolo V, et al. Computer-assisted surgery for reconstruction of complex man-

dibular defects using osteomyocutaneous microvascular fibular free flaps: Use of a skin paddle-outlining guide for soft-tissue reconstruction. A technical report [J]. Journal of Cranio-Maxillofacial Surgery, 2019, 47 (2): 293-299.

[20] Tie Y, Wang D M, Ji T, et al. Three-dimensional finite-element analysis investigating the biomechanical effects of human mandibular reconstruction with autogenous bone grafts [J]. Journal of Cranio-Maxillofacial Surgery, 2006, 34 (5): 290-298.

[21] Hölzle F, Kesting M R, Hölzle G, et al. Clinical outcome and patient satisfaction after mandibular reconstruction with free fibula flaps [J]. International Journal of Oral and Maxillofacial Surgery, 2007, 36 (9): 802-806.

[22] Awad M E, Altman A, Elrefai R, et al. The use of vascularized fibula flap in mandibular reconstruction; A comprehensive systematic review and meta-analysis of the observational studies [J]. Journal of Cranio-Maxillofacial Surgery, 2019, 47 (4): 629-641.

[23] Frodel J L, Funk G F, Capper D T, et al. Osseointegrated implants: a comparative study of bone thickness in four vascularized bone flaps [J]. Plastic and Reconstructive Surgery, 1993, 92 (3): 449-455.

[24] Horiuchi K, Hattori A, Inada I, et al. Mandibular reconstruction using the double barrel fibular graft [J]. Microsurgery, 1995, 16: 450-454.

[25] Nocini P F, Wangerin K, Albanese M, et al. Vertical distraction of a free vascularized fibula flap in a reconstructed hemimandible: case report [J]. Journal of Cranio-Maxillofacial Surgery, 2000, 28 (1): 20-24.

[26] Tian X J, Zhang S Q, Li A, et al. Effect of annealing temperature on the notch impact toughness of a laser melting deposited titanium alloy Ti-4Al-1. 5Mn [J]. Materials Science and Engineering: A, 2010, 527 (7-8): 1821-1827.

[27] Manam N S, Harun W S W, Shri D N A, et al. Study of corrosion in biocompatible metals for implants: A review [J]. Journal of Alloys and Compounds, 2017, 701: 698-715.

[28] Liu X Y, Chu P K, Ding C X. Surface modification of titanium, titanium alloys, and related materials for biomedical applications [J]. Materials Science and Engineering R: Reports, 2004, 47 (3-4): 49-121.

[29] Abdel-Hady Gepreel M, Niinomi M. Biocompatibility of Ti-alloys for long-term implantation [J]. Journal of the Mechanical Behavior of Biomedical Materials, 2013, 20: 407-415.

[30] Long M, Rack H J. Titanium alloys in total joint replacement—A materials science perspective [J]. Biomaterials, 1998, 19 (18): 1621-1639.

[31] Nickels L. World's first patient-specific jaw implant [J]. Metal Powder Report, 2012, 67 (2): 12-14.

[32] Qin M, Liu Y X, Wang L, et al. Design and optimization of the fixing plate for customized 126 mandible implants [J]. Journal of Cranio-Maxillofacial Surgery, 2015, 43 (7): 1296-1302.

[33] 张庆福，刘刚，刘国勤. 个体化 3D 打印钛合金下颌骨植入体的设计制作与临床应用 [J]. 口腔医学研究，2015，31 (1)：48-51.

[34] Huo J X, Dérand P, Rännar L E, et al. Failure location prediction by finite element analysis for an additive manufactured mandible implant [J]. Medical Engineering & Physics, 2015, 37 (9): 862-869.

[35] Mommaerts M Y. Guidelines for patient-specific jawline definition with titanium implants in esthetic, deformity, and malformation surgery [J]. Annals of Maxillofacial Surgery, 2016, 6 (2): 287-291.

[36] Lee S, Goh B T, Tideman H, et al. Modular endoprosthesis for mandibular reconstruction: a prelimi-

nary animal study [J]. International Journal of Oral and Maxillofacial Surgery, 2008, 37 (10): 935-942.

[37] Lee S, Goh B T, Tideman H, et al. Modular endoprosthesis for mandibular body reconstruction: a clinical, micro-CT and histologic evaluation in eight macaca fascicularis [J]. International Journal of Oral and Maxillofacial Surgery, 2009, 38 (1): 40-47.

[38] Wong R C W, Tideman H, Merkx M A W, et al. The modular endoprosthesis for mandibular body replacement. Part 1: mechanical testing of the reconstruction [J]. Journal of Cranio Maxillofacial Surgery, 2012, 40 (8): e479-e486.

[39] Wong R C W, Tideman H, Merkx M A W, et al. The modular endoprosthesis for mandibular body replacement. Part 2: finite element analysis of endoprosthesis reconstruction of the mandible [J]. Journal of Cranio-Maxillofacial Surgery, 2012, 40 (8): e487-e497.

[40] Narra N, Valášek J, Hannula M, et al. Finite element analysis of customized reconstruction plates for mandibular continuity defect therapy [J]. Journal of Biomechanics, 2014, 47 (1): 264-268.

[41] Li P, Shen L D, Li J, et al. Optimal design of an individual endoprosthesis for the reconstruction of extensive mandibular defects with finite element analysis [J]. Journal of Cranio-Maxillofacial Surgery, 2014, 42 (1): 73-78.

[42] Huang S N, Shie M Y, Shen Y W, et al. Biomechanical assessment of design parameters on a self-developed 3D-printed titanium-alloy reconstruction/prosthetic implant for mandibular segmental osteotomy defect [J]. Metals, 2019, 9 (5): 597-608.

[43] Rachmiel A, Shilo D, Blanc O, et al. Reconstruction of complex mandibular defects using integrated dental custom-made titanium implants [J]. British Journal of Oral and Maxillofacial Surgery, 2017, 55 (4): 425-427.

[44] Touré G, Gouet E. Use of a 3-dimensional custom-made porous titanium prosthesis for mandibular body reconstruction with prosthetic dental rehabilitation and lipofilling [J]. Journal of Oral and Maxillofacial Surgery, 2019, 77 (6): 1305-1313.

[45] 肖然. 个性化多孔下颌骨假体的轻量化设计与激光选区熔化成型研究 [D]. 广州: 华南理工大学, 2017.

[46] Wang X J, Xu S Q, Zhou S W, et al. Topological design and additive manufacturing of porous metals for bone scaffolds and orthopaedic implants: A review [J]. Biomaterials, 2016, 83: 127-141.

[47] Gibson L J, Ashby M F. Cellular solids: Structure and properties [M]. Cambridge: Cambridge University Press, 1999.

[48] Maleksaeedi S, Wang JK, El-Hajje A, et al. Toward 3D printed bioactive titanium scaffolds with bimodal pore size distribution for bone ingrowth [J]. Procedia Cirp, 2013, 5: 158-163.

[49] Nerem R M, Sambanis A. Tissue engineering: from biology to biological substitutes [J]. Tissue Engineering, 1995, 1 (1): 3-13.

[50] Liu Y C, Lim J, Teoh S H. Review: development of clinically relevant scaffolds for vascularised bone tissue engineering [J]. Biotechnology Advances, 2013, 31 (5): 688-705.

[51] Wong R C W, Tideman H, Kin L, et al. Biomechanics of mandibular reconstruction: A review [J]. International Journal of Oral and Maxillofacial Surgery, 2010, 39 (4): 313-319.

[52] Brunello G, Sivolella S, Meneghello R, et al. Powder-based 3D printing for bone tissue engineering [J]. Biotechnology Advances, 2016, 34 (5): 740-753.

[53] Warnke P H, Springer I N, Acil Y, et al. The mechanical integrity of in vivo engineered heterotopic bone [J]. Biomaterials, 2006, 27 (7): 1081-1087.

[54] Pashuck E T, Stevens M. From clinical imaging to implantation of 3D printed tissues [J]. Nature Biotechnology, 2016, 34 (3): 295-296.

[55] Temple J P, Hutton D L, Hung B P, et al. Engineering anatomically shaped vascularized bone grafts with hASCs and 3D-printed PCL scaffolds [J]. Journal of Biomedical Materials Research. Part A, 2014, 102 (12): 4317-4325.

[56] Gronthos S. Reconstruction of human mandible by tissue engineering [J]. Lancet, 2004, 364 (9436): 735-736.

[57] Warnke P H, Springer I N, Wiltfang J, et al. Growth and transplantation of a custom vascularised bone graft in a man [J]. Lancet, 2004, 364 (9436): 766-770.

[58] Warnke P H, Wiltfang J, Springer I, et al. Man as living bioreactor: fate of an exogenously prepared customized tissue-engineered mandible [J]. Biomaterials, 2006, 27 (17): 3163-3167.

[59] Heliotis M, Lavery K M, Ripamonti U, et al. Transformation of a prefabricated hydroxyapatite/osteogenic protein-1 implant into a vascularised pedicled bone flap in the human chest [J]. International Journal of Oral and Maxillofacial Surgery, 2006, 35 (3): 265-269.

[60] Kumar B P, Venkatesh V, Kumar K A J, et al. Mandibular reconstruction: overview [J]. Journal of Maxillofacial and Oral Surgery, 2016, 15 (4): 425-441.

[61] 周晓，盛小伍，曾勇. 骨组织工程的研究进展和面临的问题 [J]. 组织工程与重建外科杂志，2016，12 (5): 319-321.

[62] Wu S L, Liu X M, Yeung K W K, et al. Biomimetic porous scaffolds for bone tissue engineering [J]. Materials Science and Engineering R: Reports, 2014, 80: 1-36.

[63] Prevost R, Kimakhe J, Diep D, et al. The significance of computer-assisted surgery in avoiding double-barrel fibula grafts in reconstruction of the horizontal mandibular ramus [J]. Journal of Stomatology, Oral and Maxillofacial Surgery, 2019, 120 (2): 167-171.

[64] Wang R, Liu Y F, Wang J H, et al. Effect of interfragmentary gap on the mechanical behavior of mandibular angle fracture with three fixation designs: a finite element analysis [J]. Journal of Plastic, Reconstructive and Aesthetic Surgery, 2017, 70 (3): 360-369.

[65] 季彤，铁英，王冬梅，等. 下颌骨缺损腓骨重建的三维有限元应力分析 [J]. 华西口腔医学杂志，2009，27 (2): 143-146.

[66] Bao T W, He J F, Yu C Y, et al. Utilization of a pre-bent plate-positioning surgical guide system in precise mandibular reconstruction with a free fibula flap [J]. Oral Oncology, 2017, 75: 133-139.

第 5 章　下颌骨复合结构人工植入体拓扑优化设计及制备

第 5 章插图

5.1　引言

下颌骨缺损修复重建需要尽可能恢复患者容貌、保证重建系统稳定、并恢复语言以及咬合功能。目前自体骨移植修复重建缺损下颌骨的方法由于骨垂直高度与体积不足而导致牙科假体修复成功率不高，因此很难保证恢复咬合功能；金属植入体可以直接在相应的牙冠修复位置预留出修复基台的安装结构以恢复咬合功能，但金属与人体骨组织存在刚度等力学性能及导热性等热学性能方面的差异，会产生应力屏蔽效应；组织工程骨移植方法的主要问题在于还不能有效地保证组织工程支架与自体骨组织两者之间的骨愈合，还未实现常规临床应用。本章以下颌骨植入体设计的生物力学和功能及美学修复原则为基础，出于结构要求、生物学要求、力学要求三方面的考虑，提出一种具有非降解支撑固定结构（包括塑型单元、固定单元、支撑咬合单元）和可降解支架生长结构（生长单元）的个性化复合结构人工植入体的设计方法，为实现下颌骨缺损的精确力学重建、功能及美学修复打下基础。

5.2　下颌骨人工植入体设计的需求分析

下颌骨人工植入体需要为下颌骨提供较好初期稳定性、承受一定的咬合力并具有形状保持功能，同时需要能够引导骨生长、促进骨结合/愈合，最终使得人工植入体与周围正常骨组织实现完全的骨结合，达到植入体与骨组织、软组织的良好稳定结合。

同时，人工植入体的植入势必会改变原下颌骨系统的应力环境，在功能载荷的作用下会对下颌骨重建系统内的应力的传导形成一定的影响，而理想的情况是经复合结构植入体重建的下颌骨系统的应力曲线分布与原下颌骨系统的一致。因此，恢复下颌骨重建系统的应力分布轨迹是设计和评价人工植入体的重要指标。

5.2.1　植入体的结构要求

以下颌骨植入体设计的生物力学原则为基础，既能实现与人体下颌骨外形精确匹配，又能恢复口腔咀嚼功能的修复方法是下颌骨缺损修复重建的目标。因此，下颌骨植入体的结构应满足以下几点：

① 在外部结构方面，植入体的表面形状（塑型单元）应与患者下颌骨相似，使得软组织能够附着在植入体表面，以实现与缺损部位的精确匹配；同时，植入体的两端需有符合下颌骨应力分布趋势的固定结构（固定单元）用于与下颌骨残端连接，以保证下颌骨重建系统的初期稳定性。

② 在内部结构方面，首先需考虑用于承载咬合力的支撑结构（支撑单元），以确保植入体的整体稳定性；其次需具有多孔结构（多孔单元）用于促进营养传递、细胞生长和血管化，以增强植入体与下颌骨残端的骨愈合；另外还需预留有牙种植体孔洞（咬合单元）用于后期义齿修复，以重建咀嚼功能。

要满足以上结构要求，需要一种具有塑型单元、固定单元、支撑单元和生长单元的复合结构的下颌骨植入体（图 5-1），可以同时提供下颌骨的功能和外观修复[1]。

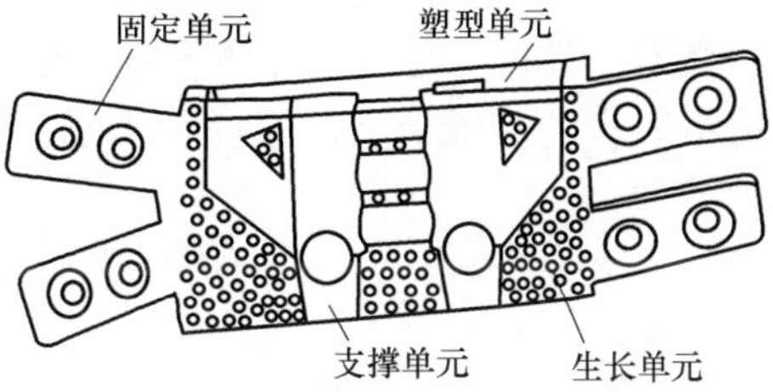

图 5-1　复合结构植入体模型示意图

5.2.2　植入体的生物学要求

与普通骨折部位的愈合不同，植入体与下颌骨残端之间的愈合通过骨细胞长入并形成良好的骨结合实现，需要满足一定的生理和力学条件，比如良好的表面生物活性、一定的间隙大小、较好的初期稳定性等。非降解的塑型、固定和支撑单元连接，共同为植入体提供良好的修复稳定性，促使骨结合/愈合更加高效。

5.2.3　植入体的力学要求

下颌骨缺损修复重建中，在设计植入修复方案时除了从外形恢复（几何形状要求）、生理恢复（存活要求）以外，还需要从力学重建方面考虑。与金属植入体不同，复合结构植入体除了与相邻骨段在结合部位的骨愈合以外，更重要的是需要通过内部可降解支架也就是生长单元的引导，促进骨细胞长入，最后实现复合结构植入体与相邻骨段的完全融合，成为骨/植入体的复合系统。因此，骨细胞在植入体内部的生长情况将决定下颌骨重建的最终效果。已有研究表明，可降解支架引导的骨生长需要良好的力学环境，即一定的应力刺激，这一力学环境主要由支撑单元结构决定，同时固定单元和塑型单元起到了一定的辅助作用。因此，需要构建骨生长的生物力学机理。

5.2.4　支架引导下骨生长的生物力学机理

（1）骨生长控制方程

人体骨组织结构和形态会随所处生理负荷的改变而不断发生变化，产生自适应调整以获得最优结构用于抵抗负荷，即骨功能适应性理论。当复合结构人工植入体植入体内后，可降解支架受到生理负荷，会使得局部应变能密度高于正常稳态值，从而发生骨重建。骨功能适应性理论基本方程表达式如式（5-1）所示：

$$\frac{d\rho_g}{dt}=B(\Psi-K) \tag{5-1}$$

式中　ρ_g——骨的表观密度，用于表征骨生长状态的特征量；

$d\rho_g/dt$——骨的某一位置表观密度随时间的变化率；

B——骨的重建系数；

Ψ——力学激励；

K——生长阈值。

支架引导的骨生长与表面积密切相关，表面积越大，骨生长越快。在骨功能适应性理论基本方程的基础上引入表面积因子，可得到如式（5-2）所示的支架引导的骨生长基本控制方程：

$$\frac{d\rho_g}{dt}=BS(\Psi-K) \tag{5-2}$$

式中　S——生长表面积。

其中由于 B 与 K 是与时间相关的系数，可构造以下方程：

$$B(t)=a+be^{-\alpha t} \tag{5-3}$$

$$K(t)=c+de^{-\beta t} \tag{5-4}$$

式中　a、b、c、d、α、β——与骨生长相关的常数。

另外，当实际的局部应变能密度与正常稳态值差异不大时，即力学激励在 $K(1\pm S)$ 之间时，不会发生骨重建，达到骨平衡；当力学激励超出这个范围外时，发生骨生长；相反，当力学激励低于这个范围时，发生骨吸收[2]。因此可得到支架引导的骨生长综合控制方程如式（5-5）所示：

$$\frac{d\rho_g}{dt}=\begin{cases} BS[\Psi-K(1+S)]; & \text{当 } \Psi>K(1+S)\text{ 时} \\ 0; & \text{其他} \\ BS[\Psi-K(1-S)]; & \text{当 } \Psi<K(1-S)\text{ 时} \end{cases} \tag{5-5}$$

（2）可降解支架降解控制方程

可降解支架引导骨生长过程中，随着时间的推移，会出现可降解材料不断减少、新骨逐渐增多的现象。支架降解基本方程表达式如式（5-6）所示：

$$\frac{dV}{dt}=\frac{k_s S\Delta C}{\rho} \tag{5-6}$$

式中　V——可降解支架降解的体积；

dV/dt——可降解支架的降解速率；

k_s——分解率常量；

S——接触表面积；

ΔC——降解浓度差；

ρ——支架的密度。

结合应力因素对支架降解速率的影响，提出了应力环境下支架降解的模型[3]，其控制方程如式（5-7）所示：

$$\frac{dV}{dt}=\frac{k_s S\Delta C\lambda\left\{a-\dfrac{b}{1+\exp[(\varepsilon-c)/d]}\right\}}{\rho} \tag{5-7}$$

式中 λ——应力影响系数；

ε——应变；

a、b、c、d——与可降解材料特性相关的常数。

基于式（5-5）和式（5-7），构建了骨-支架系统的应变能随时间变化的关系，作为支架引导下骨生长的生物力学机理，骨-支架系统在愈合过程中的力学性能变化，如图 5-2 所示。

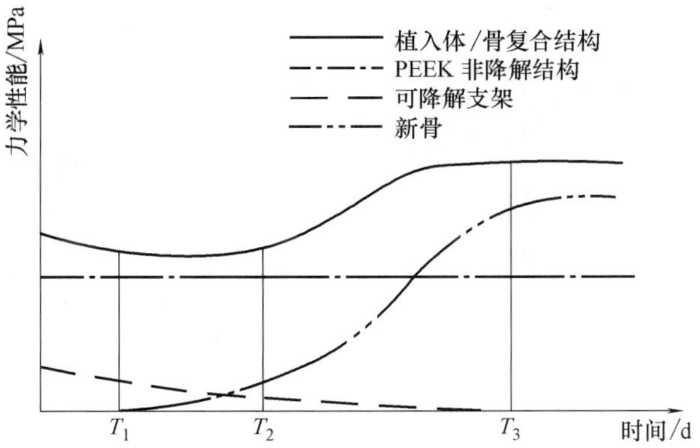

图 5-2 植入体/骨复合结构的力学性能变化曲线

5.3 下颌骨复合结构人工植入体的优化设计及制备

通常，三维设计工作都是在商业化的 CAD 设计软件中完成，如 Solid Works 等。由于下颌骨复杂的几何结构要转换成 CAD 软件所能识别和处理的四边域 NURBS 曲面模型非常困难，即使能够转换也需要做大量的模型简化和复杂的操作计算，效率和质量都很低。因此采用直接基于三角网格的数字化设计工具 3-matic 进行复合结构植入体非降解部分即塑型、固定和支撑单元的设计。以完整下颌骨生物力学模型为基础，经过力学分析，可以显示出不同咬合力位置时，下颌骨各区域所受的应力情况，包括拉应力、压应力和剪应力区域的分布，并据此绘出典型载荷下颌骨的应力分布图，将其作为非降解部分设计的依据之一。

复合结构植入体的设计以第二章中的健康志愿者 CT 图像数据为基础，同时整合了图像处理、三维重建、逆向工程、有限元分析、拓扑优化设计、计算机辅助设计、增材制造等各项技术。

复合结构植入体的优化设计流程图，如图 5-3 所示。

5.3.1 拓扑优化方法概述

拓扑优化是将数值求解方法（如有限元法）与优化算法相结合，针对给定的载荷、边界条件和性能指标，优化设计区域内材料布局的一种结构优化方法，其目的是最大化系统的性能。拓扑优化方法可分为均匀化方法、渐进结构优化法、变密度法和水平集方法等。目前拓扑优化已在航空航天、机械、生物化学和土木工程等领域得到广泛应用。通过拓扑优化得到的优化结构使用传统方法通常是难以制造的，近年来快速发展的 3D 打印技

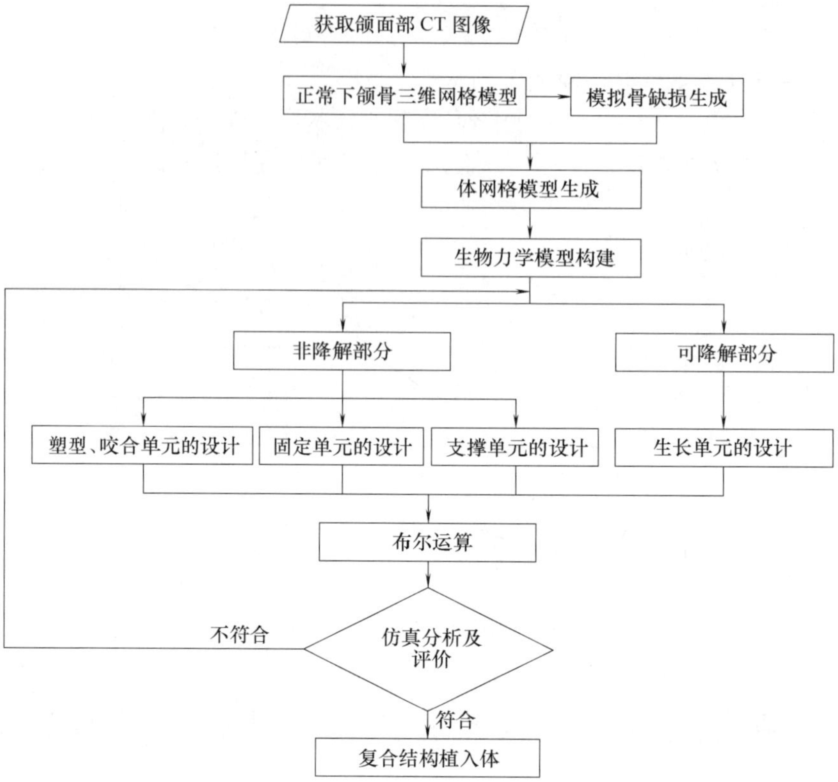

图 5-3 复合结构植入体的设计流程图

术为其在其他领域的进一步发展提供了有力保证。

采用目前最流行的变密度法中的 SIMP 算法，该算法的基本思想是将植入体设计区域每个单元的材料的相对密度值作为设计变量，这些单元的相对密度的优化结果只能是离散值 0 或者 1。但在实际优化计算过程中，每个单元的密度值是介于 0 和 1 之间的，即变密度。因此通过引入 SIMP 算法对其刚度进行处理计算，来达到最终优化结果中单元密度值只有 0 或者 1，没有中间值。植入体设计区域所有单元的总刚度矩阵如下：

$$\boldsymbol{K}_{\mathrm{SIMP}}(\rho) = \sum_{e=1}^{N} [\rho_{\min} + (1 - \rho_{\min})\rho_{\mathrm{e}}^{n}]\boldsymbol{K}_{\mathrm{e}} \tag{5-8}$$

式中 $\rho_{\min}$——设计区域中所有单元最小的相对密度矢量；

ρ_{e}——单元相对密度矢量；

n——惩罚参数；

N——设计区域单元的数目；

$\boldsymbol{K}_{\mathrm{e}}$——单元刚度。

材料密度 0 表示该区域材料可去除，材料密度 1 表示该区域材料需保留以承受设定的负荷（如咬合力）及保持植入体的性能要求。主要目的是得到植入体的最优化结构，替代下颌骨的缺损部位，以最大化整体下颌骨系统的刚度。建立的数学模型如下：

$$\text{minimize } C(\rho, u) = \sum_{i=1}^{n} \int_{\Omega} f_i u_i \mathrm{d}\Omega + \sum_{i=1}^{n} \int_{\Gamma} T_i u_i \mathrm{d}\Gamma \tag{5-9}$$

$$\text{subject to: } \boldsymbol{K}(\rho)\boldsymbol{u} = f(\rho) \tag{5-10}$$

$$V(\rho) = \int_{\Omega} \rho \mathrm{d}\Omega \leqslant V_s \tag{5-11}$$

式中 C——整体下颌骨系统的柔度；

ρ——密度矢量；

u——位移矢量；

f——体力矢量；

T——面力矢量；

Ω 和 Γ——设计区域；

$\boldsymbol{K}$——整体下颌骨系统的刚度矩阵；

V_s——体积分数约束。

在 SIMP 算法中，密度矢量在［0，1］之间变化，引入下限值 $\rho_{min}=0.001$ 以避免刚度矩阵出现奇异性，使得目标函数与约束函数均连续且可导：

$$0<\rho_{min} \leqslant \rho(x) \leqslant 1 \tag{5-12}$$

式中 ρ_{min}——最小相对密度矢量，为避免出现奇点，取非零值。

材料的弹性模量与中间密度值的关系如下：

$$E(x)=\rho(x)^n E_0 \tag{5-13}$$

式中 x——材料单元所处的位置；

E_0——材料的弹性模量；

E——相对弹性模量；

n——惩罚参数。在 SIMP 算法中，当 $n>1$ 时，单元的密度趋向 0 或者 1。

拓扑优化的流程图，如图 5-4 所示。

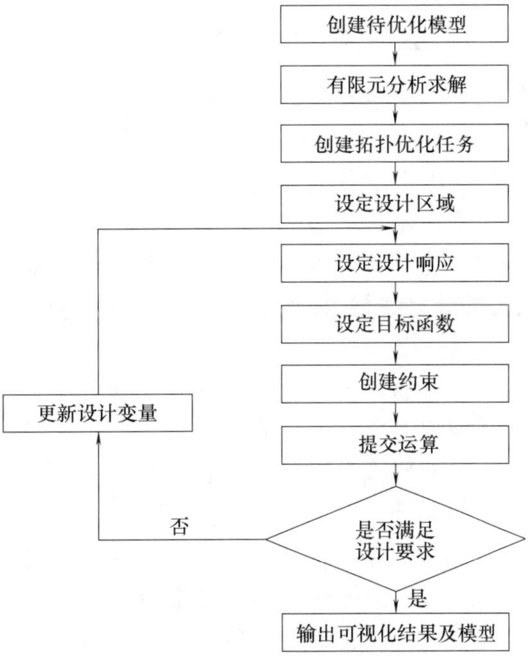

图 5-4 拓扑优化流程图

5.3.2 塑型与咬合单元设计

首先将第 2 章中重建得到的初始下颌骨三维模型，如图 5-5（a）所示导入 STL 文件编辑软件 Magics 软件中，使用切割或打孔（Cut/Punch）功能将下颌骨右侧第一前磨牙至第二磨牙区域截断以获得塑型单元的初始结构；然后将其导入 Geomagic 软件中，去除牙槽突区域的牙齿并填充孔洞；最后提取外表面使用加厚、布尔等功能虚拟地将完整结构分割为“皮质骨”与“松质骨”部分，其中“皮质骨”部分为塑型单元，如图 5-5（b）透明部分所示。人体下颌皮质骨的厚度（0.5~3mm）因人而异[4]，出于满足复合结构植入体的整体强度，骨愈合力学机制，以及为内部结构（“松质骨”部分）的设计留出足够的空间等方面的考虑，将起着替代原始下颌皮质骨作用的塑型单元（“皮质骨”部分）的厚度设计为2mm。

咬合单元的设计考量牙种植体的数量、摆放及规格。考虑到复合结构植入体的整体稳定性和义齿修复成本，使用两颗牙种植体，分别放置在第二前磨牙与第二磨牙牙位上，后期可使用联冠和桥的方式进行义齿修复。牙种植体及基台规格参考SIC ace品牌（SIC Invent AG，Basel，Switzerland），牙种植体规格：ϕ4.0mm×11.5mm，植入高度低于“皮质骨”骨面1.0mm。基台规格：ϕ3.3mm×5.0mm直基台。为方便建模及有限元计算，将牙种植体与基台合并建模且忽略螺纹、固位螺丝等细节结构，如图5-5（b）银色部分所示。通过布尔操作，可得到咬合单元，即与牙种植体及基台匹配的孔洞。

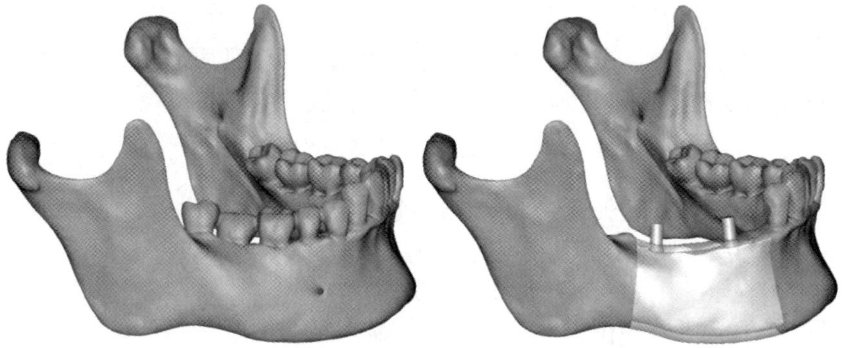

(a) 初始下颌骨三维模型　　(b) 塑型单元(透明部分)与咬合单元(银色部分)

图5-5　塑型与咬合单元设计流程

5.3.3　固定单元设计

对于固定单元，固定位置应当设计在骨骼受拉应力的区域，即固定单元的走向需符合应力分布规律，以控制愈合过渡区骨间隙和变形的变大，保持稳定的骨愈合环境。另外，还必须考虑下颌骨的生理结构，即固定钛钉的进入位置要避免伤及牙根、下颌神经管、主要血管等重要解剖结构，使固定方式足够安全。针对具体的植入位置和形状，避开重要的解剖结构如神经管等，确定钛钉固定点的位置，以及连接这些固定点的固定单元的连接形式。具体设计过程如下。

完成塑型与咬合单元的设计后，首先将其连同剩余下颌骨模型导入到Geomagic软件中，提取适当大小的剩余下颌骨表面［如图5-6（a）所示］，使用加厚、填充孔等功能后使其与塑型单元连结成为一体，作为固定单元的初始结构，如图5-6（b）②所示。固定单元起着替代重建钛板连接固定植入物与剩余下颌骨的作用，考虑到PEEK（聚醚醚酮）材料稍弱于骨的力学性能，固定单元的厚度参照KLS Martin Group（Tuttlingen，Germany）品牌中最厚的重建钛板，设置为3.0mm；接着将图5-6（b）中的模型导入3-matic中，进行四面体网格模型的生成；然后在Mimics中对剩余下颌骨部分进行非均匀材料属性的赋值；再将上述模型导入Abaqus中，分别建立具有三种不同肌肉等效机制的咬合工况（左侧第一磨牙咬合、中切牙咬合和基台受力），并将边界条件设置为下颌骨双侧髁状突的后部与上部区域六自由度完全固定；（上述三个步骤的具体操作过程可参照第二章相关内容，这里不再赘述）最后将固定单元两端面内部小部分区域与对应的剩余下颌骨外表面，塑型单元内表面与“松质骨”外表面，以及牙种植体与咬合单元间的接触面均定义为绑定约束。对塑型和固定单元赋予 PEEK、PEKK* 树脂的材料属性，对基台和钛钉赋予钛金属的材料属性，相关材料的弹性模量和泊松比[5,6]，如表 5-1 所示。

表 5-1　　有限元模型中相关材料的弹性模量和泊松比

材料	弹性模量/MPa	泊松比
PEEK、PEKK	4000	0. 40
钛	112000	0. 33

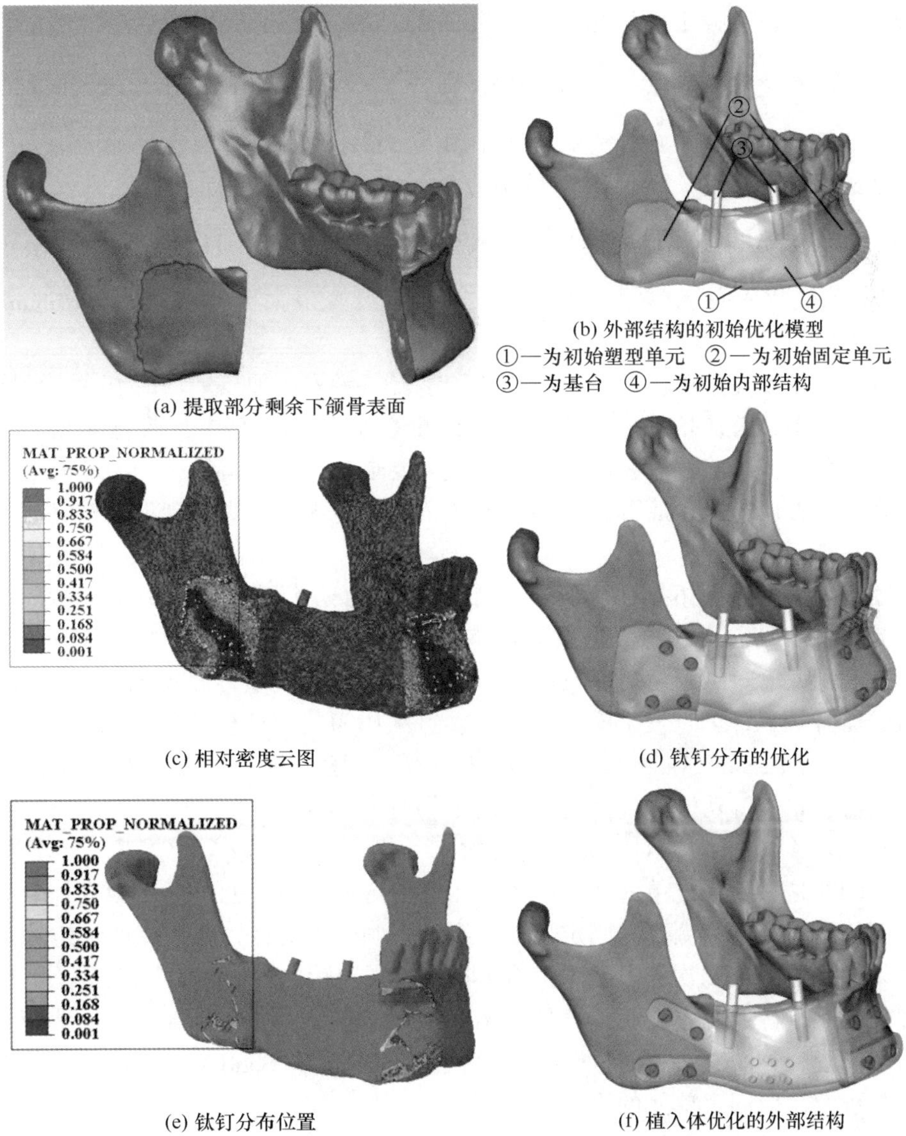

(a) 提取部分剩余下颌骨表面

(b) 外部结构的初始优化模型
①—为初始塑型单元　②—为初始固定单元
③—为基台　④—为初始内部结构

(c) 相对密度云图

(d) 钛钉分布的优化

(e) 钛钉分布位置

(f) 植入体优化的外部结构

图 5-6　固定单元设计流程

* PEEK、PEKK 均属于聚芳醚酮（PAEKs）类聚合物。PEEK 从结构上看是一种均聚物，即玻璃化转变温度，熔融温度均为定值；而 PEKK 是一种共聚物，可以调节其单体的摩尔比来调节熔融温度。

为了获得固定单元的优化结构，需进行拓扑优化。具体优化的步骤和参数如下。

首先进入 Abaqus 的优化模块，创建拓扑优化任务（Topology optimization task），将固定单元设定为设计区域（Design area）。在本章模型中，由于设计区域不直接承受外部载荷，因此只冻结边界条件区域，以利于优化收敛。选择 SIMP 算法以适用于解决静态问题；接着将应变能密度（Strain energy）与体积（Volume）设定为设计响应（Design response）的两个设计变量（Design variables）。将固定单元设定为响应区域，与设计区域保持一致。应注意的是：在 Abaqus 的拓扑优化中，应变能是指整个结构模型所有单元的应变能，而不仅仅指设计区域的单元应变能之和。而体积是指设计区域所有单元的体积和；然后将最小应变能密度设定为目标函数（Objective function）。结构柔度是指整个结构模型所有单元的应变能之和，即式（5-9）中的 $\sum_{i=1}^{n}\int_{\Omega} f_i u_i \mathrm{d}\Omega + \sum_{i=1}^{n}\int_{\Gamma} t_i u_i \mathrm{d}\Gamma$，柔度是刚度的倒数。对于本章模型来说，在咬合力的功能作用下，最小化应变能以实现最大化下颌骨整体系统的刚度，增强稳定性。因此选用最小应变能密度为优化目标；再将体积设定为约束（Constraint），将参数设置预设为体积分数≤50%，即将式（5-11）改写为 $V(\rho)=\int_{\Omega}\rho \mathrm{d}\Omega \leqslant 0.5$，以观察优化后固定单元的大致走向；最后设置最大循环次数（Maximum cycles）为 50 次，提交运算。

对咬合力作用于左侧第一磨牙、中切牙和基台三者采用加权平均的方式来获得固定单元的相对密度云图，首次拓扑优化结果如图 5-6（c）所示。其中，蓝色区域为无应力区域，在优化过程中被去除；红色区域为实现应力要求时需要保留的结构，即固定单元的后部上缘沿外斜嵴方向分布，后部下缘指向下颌角部，前部上下缘分别沿牙槽突与下颌体下缘向前延伸。

基于固定单元的首次拓扑优化结果，同时为保证安全性需规避下颌骨的生理结构，如神经管等，可初步确定钛钉的数量及固定点。使用 8 枚钛钉，钛钉的规格同样参照 KLS Martin Group 品牌，采用大径为 2.7mm，长度随固定点处下颌骨厚度的变化而进行调整。另外，为避免有限元计算时发生应力集中，钛钉采用简化圆柱模型，使用 CAD 软件 Solid Works（V2014，Dassault Systèmes，Cedex，France）创建得到；接着在 Geomagic 软件中通过对象移动器、布尔等功能得到带有钛钉的下颌骨整体模型，如图 5-6（d）所示；然后将上述模型导入 Abaqus 中，对其完成与首次拓扑优化相同的咬合力加载、边界条件等设置。唯一不同的是去除固定单元两端面内部小部分区域与对应的剩余下颌骨外表面的绑定约束，取而代之的是 8 枚钛钉与固定单元、剩余下颌骨上的钛钉孔之间的绑定约束；再设置拓扑优化模块，完成二次拓扑优化，得到二次拓扑优化的结果。上述过程需要多次进行，通过微调钛钉位置以实现其完全位于拓扑优化结果显示的红色区域内，从而获得钛钉的最佳固定位置，如图 5-6（e）所示。最后通过 Magics 和 Solid Works 对得到的固定单元进行适当修正，完成固定单元的设计。

另外，为了促进塑型单元内的生长单元与外部环境的交互，包括体液及营养的运输、血管的生成以形成良好的血供、降解物质的分解与吸收等，在塑型单元上添加了孔径为 2.0mm，孔间距为 5mm 的交互通道[7]。至此，完成了对复合结构植入体外部结构的所有设计步骤，效果如图 5-6（f）所示。

5.3.4 支撑单元设计

为获得复合结构植入体精确的支撑单元结构，需先在 CAD 软件 Siemens NX（V10.0，AG，Munich，Germany）中创建一个标准的植入体模型，而后在 HyperMesh（V10.0，Altair，Troy，USA）中对其完成拓扑优化，最后通过 Magics 和 Siemens NX 对得到的支撑单元进行适当修正，完成支撑单元的最终设计。具体设计过程如下。

首先进入 HyperMesh 的 OptiStruct 模块，导入由 Siemens NX 创建的标准植入体模型，如图 5-7（a）所示，在 Geom 面板下对模型的各个部件的所有表曲面形体实体化后进行材料属性及单元属性的创建。材料属性如表 5-1 所示，单元属性均设置为 PSOLID；接着在 2D 面板下对模型的各个部件进行 2D 网格划分，网格类型设置为三角形，网格大小设置为 0.2。随后在 3D 面板下对模型的各个部件进行 3D 网格划分，以生成四面体网格；然后在 Analysis 面板下创建边界条件与载荷组件。边界条件设置为钛钉孔六自由度完全固定，如图 5-7（a）黑色部分所示。载荷设置为斜向力，通过垂直向的均布压力与水平力作用于基台表面实现，如图 5-7（a）红色部分所示；再通过 Analysis 面板下的 contactsurfs 功能为各个部件创建接触面，使用 interfaces 功能创建接触面组，随后创建接触面组的特性。值得注意的是：主面与从面的方向需相对，否则无法真正实现部件之间的接触定义；最后建立边界条件与载荷的工况，提交运算。至此完成有限元计算的前处理操作，随后进行支撑单元的拓扑优化设计，具体优化的步骤和参数如下。

首先进入 Analysis 面板下的 optimization 功能界面，创建拓扑优化任务，将“松质骨”部分设定为设计区域，类型设定为 PSOLID；接着在 responses 面板下创建体积分数和质量作为设计响应；其次在 objective 面板下将最小化全局柔度设定为优化目标，即最大化标准植入体整体模型的刚度；然后在 dconstraints 面板下创建体积分数作为约束，将其上限参数设定为 0.4，以保证支撑单元有足够强度的前提下最大化生长单元的空间；再者，为了提高支撑单元优化的质量，在优化问题中加入了其他制造约束，如设置最小成员尺寸即控制设计结果所保留部分的最小尺寸以控制“棋盘格”现象和离散程度。设置最大成员尺寸即指定设计结果所允许的最大尺寸以消除材料堆积而生成较为离散的结果。定义模式组 cyc1-pln 以生成具有对称性质的结构。由于最终采用 3D 打印技术而非采用注塑成型的工艺完成复合结构植入体的制造，因此无需考虑拔模方向约束；最后检查优化问题，提交运算。

完成拓扑优化运算后可通过 OSSmooth 功能将支撑单元优化模型转换为 IGES 文件以实现可视化，如图 5-7（b）蓝色部分所示。从图中可以看到，支撑单元优化结构的材料分布较为混乱但有规律可循，需进行二次设计。可通过 HyperView 中的 Query 功能提取优化后的支撑单元模型的节点后导入 Siemens NX 中，在初始模型的基础上重新设计出材料合理分布、外形匀称美观的标准支撑单元结构，如图 5-7（c）蓝色部分所示。最后通过 Magics 的布尔功能，实现从标准支撑单元模型到符合复合结构植入体结构的转换，如图 5-7（d）黑色部分所示。

5.3.5 生长单元设计

复合结构植入体的长期稳定性不仅取决于固定单元和支撑单元提供的初始稳定性，还

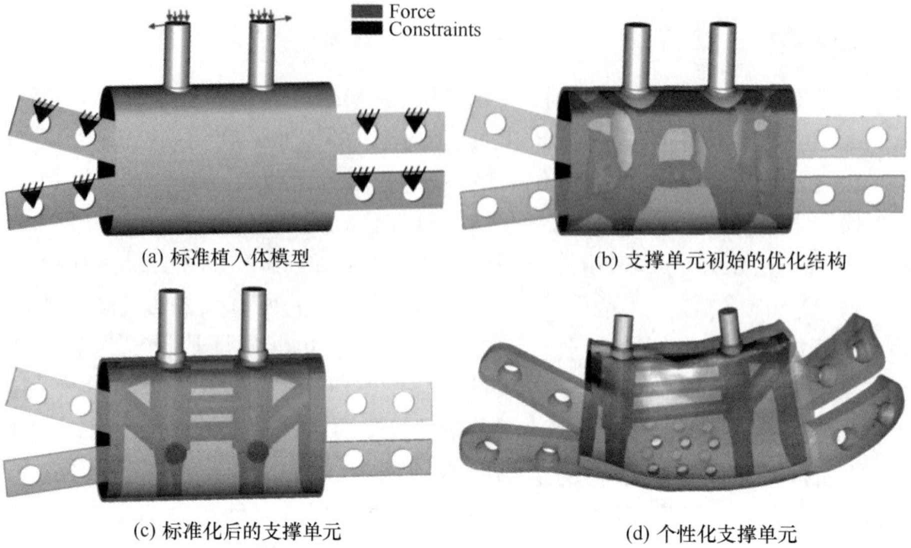

(a) 标准植入体模型　(b) 支撑单元初始的优化结构

(c) 标准化后的支撑单元　(d) 个性化支撑单元

图 5-7　支撑单元设计流程

取决于植入物的骨整合性能。然而，PEEK 是一种高抗生物降解性、化学惰性的聚合物。因此，需在植入物上设计具有一定的孔隙率的多孔结构，以促进营养传递、细胞生长和血管化。根据 Adamzyk 等[8] 的研究结果，边长为 600μm 的正方形多孔单元最有利于细胞增殖。因此，在 PEEK 植入体设计中，将构成生长单元的多孔单元结构形状设置为边长 600μm 的正方形，如图 5-8 所示，具体设计过程如下。

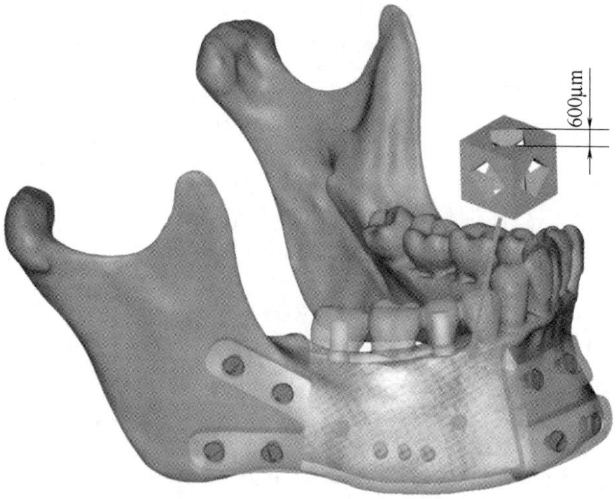

图 5-8　复合结构植入体

首先使用 Solid Works 创建多孔单元模型，如图 5-8 局部放大部分所示；接着通过 Magics 布尔功能得到去除支撑单元后剩余的“松质骨”（实心）模型；然后将其导入 CAD 软件 VisCAM Mesh（V5.2，Marcam Engineering GmbH，Germany）中进行格式转换，转换成 VFX 文件后再导入 VisCAM AutoFab（V1.2，Marcam Engineering GmbH，Germany）中，设置相应的 3D 打印机型号和打印材料，添加由 Solid Works 创建的多孔单元模型；最后通过 Create structures 功能进行布尔运算，即可得到由多孔单元模型构成的生长单元。将塑型、咬合、固定、支撑和生长单元合并后可得到复合结构植入体的最终结构，修复效果如图 5-8 所示。

5.3.6 复合结构植入体力学性能评价

将相同大小的载荷（90N、50N）以咬合力的方式分别加载在复合结构植入体重建的下颌骨系统和正常下颌骨的第一磨牙及中切牙区域，通过对比两组系统的应力曲线分布，对上述设计的复合结构植入体进行初步评价。

有限元计算结果如图 5-9 所示，其中左列为正常下颌骨，右列为复合结构植入体重建系统；第一行为 90N 的咬合力加载在左侧第一磨牙区域，第二行为 50N 的咬合力加载在中切牙区域，第三行为 90N 的咬合力加载在右侧第一磨牙区域。从图中可以看出：在整体上，复合结构植入体重建系统呈现出的拉/压应力带分布与正常下颌骨的具有很高的相似性；而当咬合力加载于右侧第一磨牙区域即缺损重建区域时，复合结构植入体的下缘显示出较大拉应力。这主要是由于复合结构植入体两端的固定单元固定后，当上部受到垂直的咬合力加载时，整体发生弯曲变形，引起下缘材料伸长，因此显示为拉应力。总体来说，经复合结构植入体重建的下颌骨系统的拉/压应力曲线分布与正常下颌骨系统是一致的，初步表明了复合结构植入体设计的合理性。

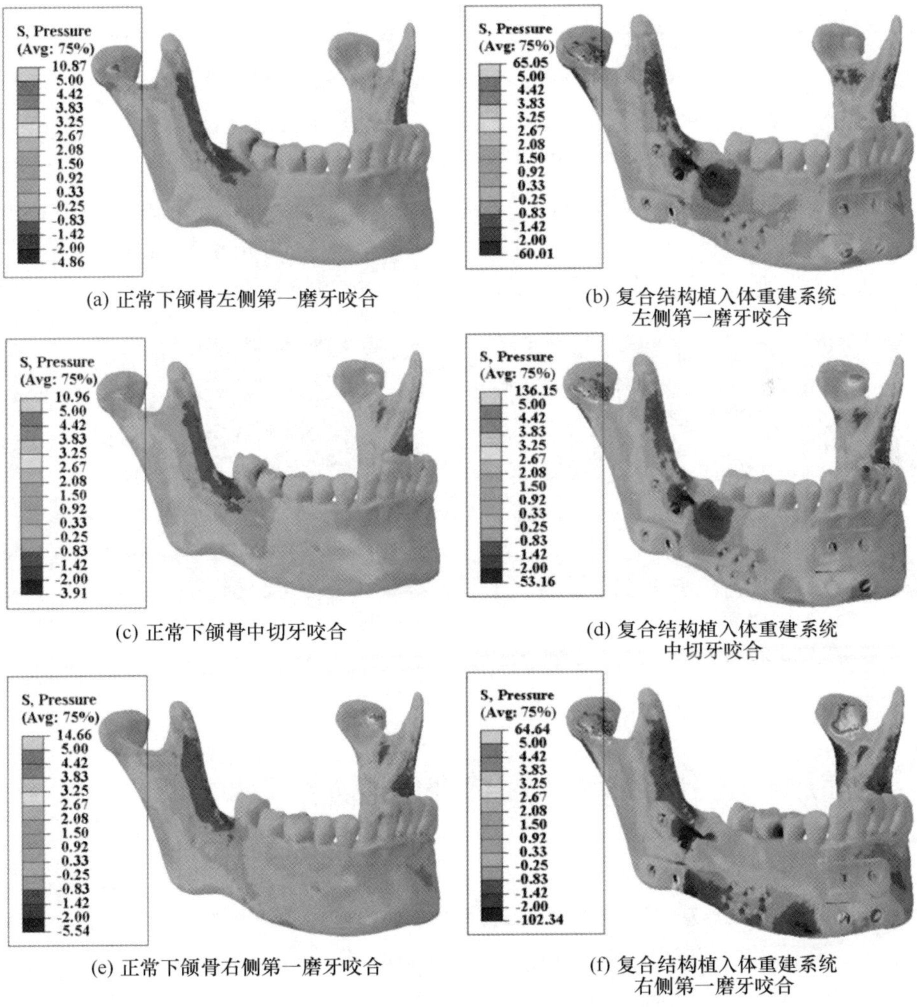

(a) 正常下颌骨左侧第一磨牙咬合

(b) 复合结构植入体重建系统左侧第一磨牙咬合

(c) 正常下颌骨中切牙咬合

(d) 复合结构植入体重建系统中切牙咬合

(e) 正常下颌骨右侧第一磨牙咬合

(f) 复合结构植入体重建系统右侧第一磨牙咬合

图 5-9　拉/压应力分布图

5.3.7 复合结构植入体制备

使用 Indmatec HPP 155/Gen 2 型号的 FDM 3D 打印机对复合结构植入体的不可降解部分（PEEK 材料）进行成型。打印工艺参数如表 5-2 所示。首先使用腻子刀将复合结构植入体连同支撑部分从 3D 打印机的基板上移除，接着使用针鼻钳耐心细致地剥离支撑以防损坏模型，然后将毛刺烧平，最后使用砂纸（先后次序为 600 目，800 目，1000 目，1200 目）对模型进行打磨。

表 5-2　　FDM 打印机参数

打印参数	具体参数	打印参数	具体参数
喷嘴直径/mm	0.4	打印角度/°	+/-45
层高/mm	0.1	喷嘴温度/℃	400
填充率/%	100	基板温度/℃	100
打印速度/(mm/s)	20	腔室温度/℃	自适应加热

使用 Formlabs（Formlabs Inc.，Somerville，MA，USA）品牌 Form 2 型号的 SLA 3D 打印机对复合结构植入体的可降解部分（PLA 材料*）进行成型。使用 99%浓度的异丙醇去除残留的 PLA 原液并暂时软化成型 PLA。

将暂时软化的 PLA 塞入对应的复合结构植入体不可降解部分的两侧，以组合成为具有不可降解部分（PEEK 材料）与可降解部分（PLA 材料）的完整复合结构植入体，如图 5-10（a）和（b）所示。使用电子秤对复合结构植入体进行称重，如图 5-10（c）所示。

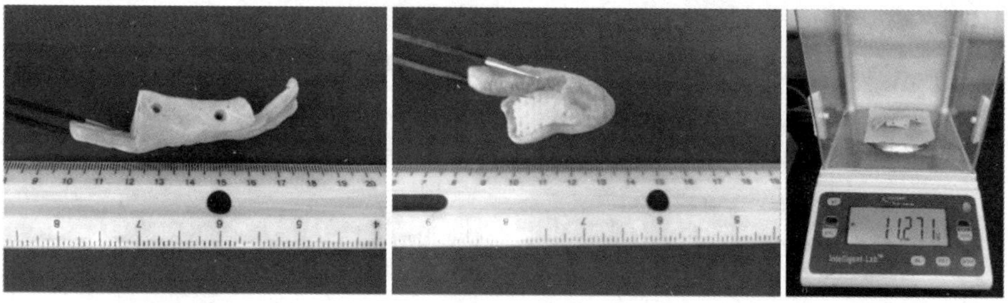

(a) 俯视图　(b) 侧视图　(c) 复合结构PEEK植入体的重量

图 5-10　复合结构 PEEK 植入体

5.4 下颌骨复合结构植入体的动物实验

比格犬具有痛感较低、体型合适、易于手术操作等优点，因此采用其作为实验动物进而通过动物试验观察人工复合结构植入体引导骨生长的实际效果和骨结合能力，以评价复合结构植入体进行下颌骨缺损重建的可行性和制备技术的有效性，预估临床植入效果以及适应症，为复合结构植入体的临床试验和临床应用提供相关的试验依据。由于 PEEK/PEKK

* PLA 聚乳酸，又称为聚丙交酯，是以乳酸为主要原料聚合得到的聚酯类聚合物，是一种新型的生物降解材料。

材料打印植入体的技术还不成熟，因此，仍然采用钛合金打印多孔植入体进行复合结构植入体实验验证。

5.4.1 钛合金复合结构植入体的设计

使用CBCT扫描仪扫描一只麻醉后的具有良好颌骨形态的成年比格犬头部（图5-11）。图像采集设备：Philips/iCT 256。扫描参数：电压120kV，球管电流244mA，层厚0.8mm。扫描范围：比格犬头部。扫描所得的411张CBCT图像以DICOM格式保存导出。使用Mimics重建比格犬下颌骨三维模型，如图5-11（d）所示。

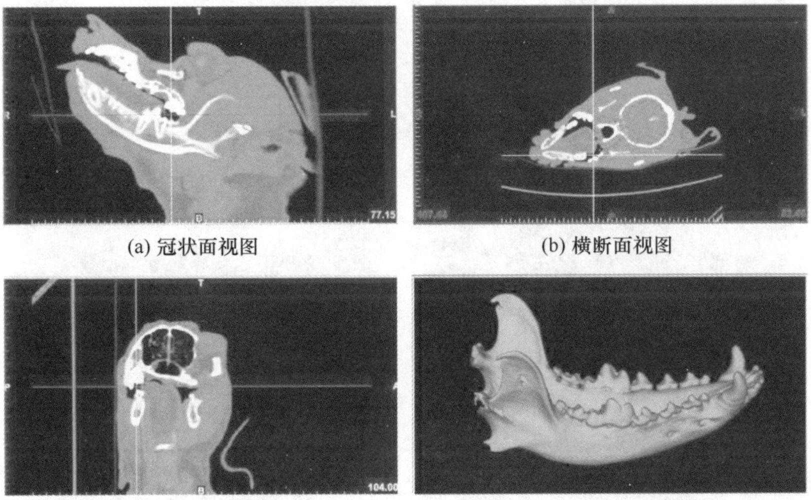

(a) 冠状面视图　(b) 横断面视图　(c) 矢状面视图　(d) 三维视图

图5-11　基于CBCT图像重建的比格犬下颌骨三维模型

模拟比格犬下颌骨模型右侧体部节段性缺损，将下颌骨分成两部分：包括虚拟保留部分，如图5-12（a）蓝色部分所示和虚拟切除部分，如图5-12（a）灰色部分所示。金属复合结构植入体如图5-12（b）所示，植入体的外形：①塑型单元［图5-12（b）］与自体骨相似，长约30mm；②固定单元［图5-12（b）］用于连接固定植入体与保留的下颌骨。左侧的固定单元长15mm，宽14mm，厚1mm，四个用于固定钛钉的孔直径2mm且距边缘2mm。右侧的两组固定单元避开生理解剖结构（颏孔），长15mm，宽6mm，厚1mm，四个用于固定钛钉的孔直径2mm且距边缘2mm；③支撑单元［图5-12（b）］由上一节拓扑优化得到；④构成生长单元［图5-12（b）］的多孔单元结构形状为矩形，大小为600μm；⑤咬合单元［图5-12（b）］即基台孔，依据Megagen品牌（Megagen Implant Co.，Ltd.，Gyeongsan-si，Gyeongbuk，Korea）设计，基台直径为5.0mm。将设计得到的复合结构植入体虚拟固定到比格犬下颌骨模型的装配图，如图5-12（c）所示。

拓扑优化前后钛合金复合结构植入体的冯·米塞斯应力与位移分布云图，如图5-13所示。通过观察图5-13可知：无论优化前后，钛合金复合结构植入体的塑型单元与固定单元的连接部位及承重基台与咬合单元的接触部位均为应力集中区域；优化前后最大位移偏移的分布趋势一致，都出现在承重基台的上部及钛合金复合结构植入体的下缘。

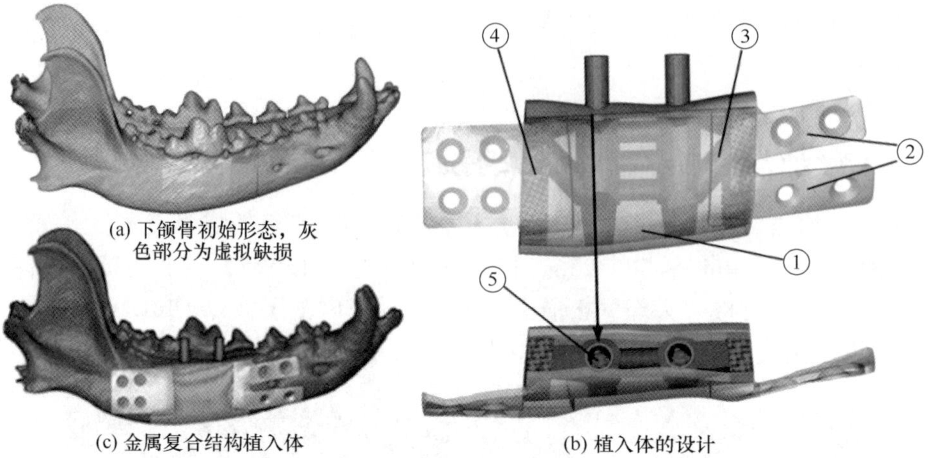

(a) 下颌骨初始形态，灰色部分为虚拟缺损

(c) 金属复合结构植入体

(b) 植入体的设计

图 5-12　比格犬下颌骨三维模型及钛合金复合结构植入体模型

①—为塑型单元　②—为固定单元　③—为支撑单元　④—为生长单元　⑤—为咬合单元

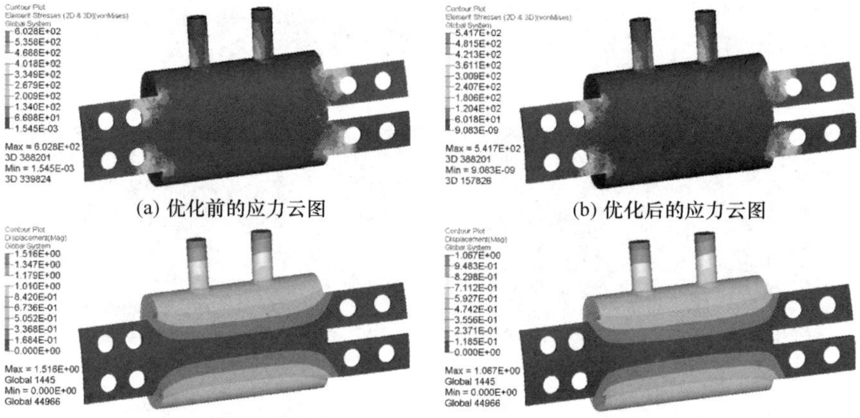

(a) 优化前的应力云图

(b) 优化后的应力云图

(c) 优化前的位移云图

(d) 优化后的位移云图

图 5-13　拓扑优化前后冯 · 米塞斯应力和位移分布图

表 5-3 汇总了拓扑优化前后钛合金复合结构植入体的柔度*、最大冯 · 米塞斯应力与最大位移偏移量的结果。结果显示：优化后的钛合金复合结构植入体的整体柔度由 171.21 显著降低到 80.03，为设计系统提供了理想的刚度，延长了植入体的使用寿命；优化后钛合金复合结构植入体的应力峰值为 541.7MPa，相较于未优化的模型（602.8MPa）降低了 10.1%，缓解了金属植入体与剩余下颌骨之间的显著刚度不匹配所产生应力屏蔽效应；优化后钛合金复合结构植入体的最大位移偏移量由 1.516mm 分别降低到 1.067mm（降低了 29.6%），提高了重建系统的初期稳定性。

表 5-3　　优化前后的参数对比

物理量	优化前	优化后
柔度	171.21	80.03
最大应力/MPa	602.8	541.7
最大位移偏移量/mm	1.516	1.067

* 柔度指整体结构的应变能，即刚度的倒数。

为了能在比格犬真实下颌骨上精准地截除在计算机中设计的虚拟切除部分，在手术过程中需有截颌骨导板的辅助，用以精确定位截骨线。具体设计过程如下。

将虚拟拔除牙齿后的比格犬下颌骨模型导入 Geomagic 软件中，首先提取适当面积的右侧下颌骨表面，使用加厚功能至 2mm；接着与设计好的植入体进行布尔运算以生成用于固定钛钉的 8 个定位导向孔；然后使用 Solid Works 创建用于定位截骨线的导向结构，如图 5-14 矩形部分所示，并与第一步中加厚的结构进行布尔运算成为一体；再在截颌骨导板上创建预留出凹槽用于镶嵌金属片，如图 5-14 红色部分所示，以防止线锯在截骨时产热破坏截颌骨导板而造成骨面不平齐；最后在截颌骨导板的中间部位设置两个定位孔，使得导板在截骨过程中保持固定以防止截骨线的偏移。最终设计完成的完全贴合骨面的截颌骨导板，如图 5-14 灰色部分所示，通过 Stratasys（Stratasys Inc.，Eden Prairie，MN，USA）品牌 Objet Connex 350 型号的 SLA 3D 打印机制造并使用碘伏消毒后用于动物试验。

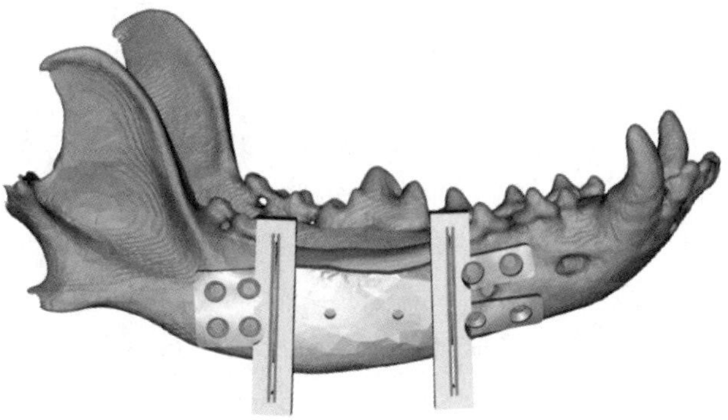

图 5-14　截颌骨导板

5.4.2　钛合金复合结构植入体的制备

使用 RENISHAW（Renishaw plc.，Gloucestershire，UK）品牌 AM 400 型号的 SLM 3D 打印机来完成钛合金复合结构植入体的制造，如图 5-15（a）所示。使用的钛合金（Ti6Al4V）粉末的平均粒径为 30μm。打印工艺参数为：激光光斑直径 70μm；铺粉层厚度 50μm；扫描速率 0.6m/s；激光功率 400W；曝光时间 125μs。

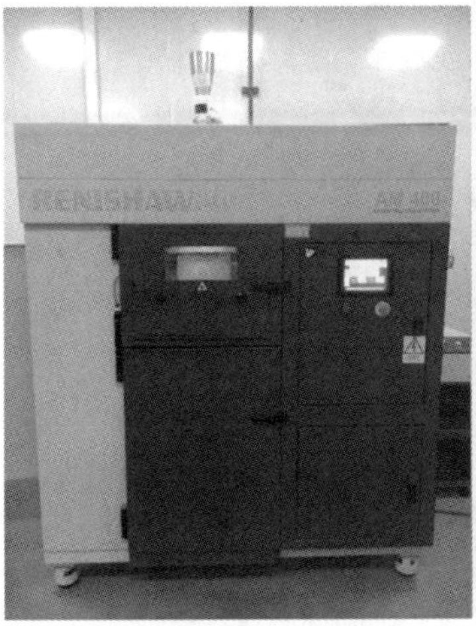

(a) AM400金属3D打印机

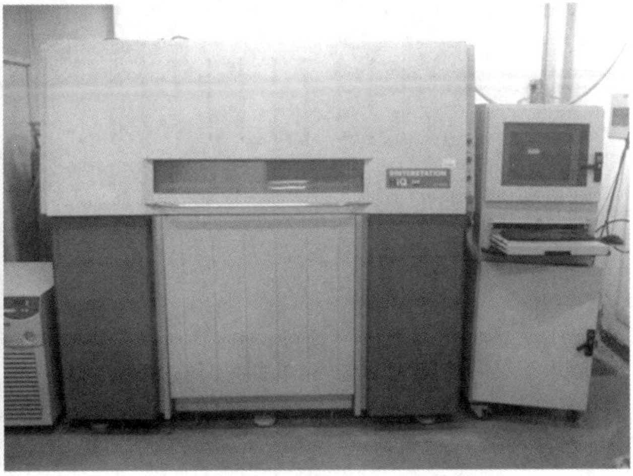

(b) Sinterstation HiQ+HS尼龙3D打印机

图 5-15　3D 打印机

使用 3D Systems（3D Systems Inc.，Valencia，CA，USA）品牌 Sinterstation HiQ+HS 型号的 SLS 3D 打印机对植入体两端的比格犬下颌骨使用尼龙 12 材料进行成型，如图 5-15（b）所示。打印工艺参数为：激光光斑直径 400μm；铺粉层厚度 100μm；扫描速率 1.5m/s；激光功率 50W；曝光时间 100μs。

完成 SLM 成型后，首先将钛合金复合结构植入体从基板上移除之前进行退火处理，退火能释放 SLM 成型的植入体内部残余应力，提高植入体的塑性。退火过程需始终在氩气保护下进行，以避免植入体与空气/氮气接触（否则可能会发生氮脆化）。退火工艺曲线如图 5-16（a）红色曲线所示：将热处理炉设置在 90min 内加热到 730~850℃；在 730~850℃ 下保温 2h；炉冷至 350℃；关闭氩气，待冷却至室温后取出植入体。

随后将带有植入体的基板安置在线切割机中切除与基板相连的支撑，如图 5-16（b）所示。使用钳子剪断与植入体相连的支撑。此时的植入体表面会有很多因支撑剥离而残留的支撑痕，可用硬质合金钨钢打磨头进行打磨。

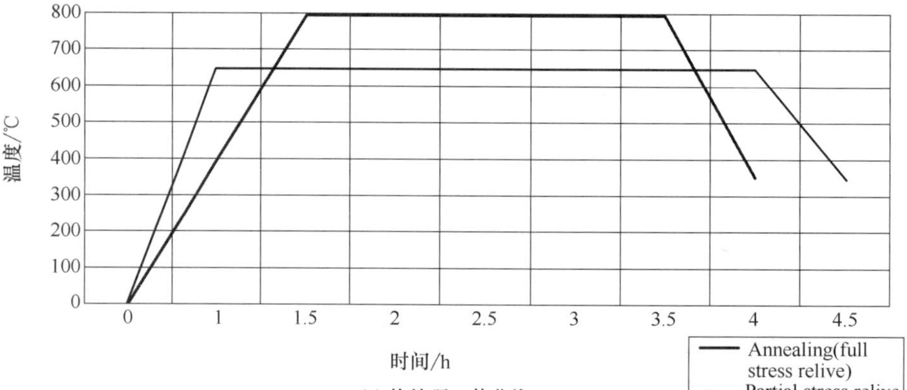

(a) 热处理工艺曲线

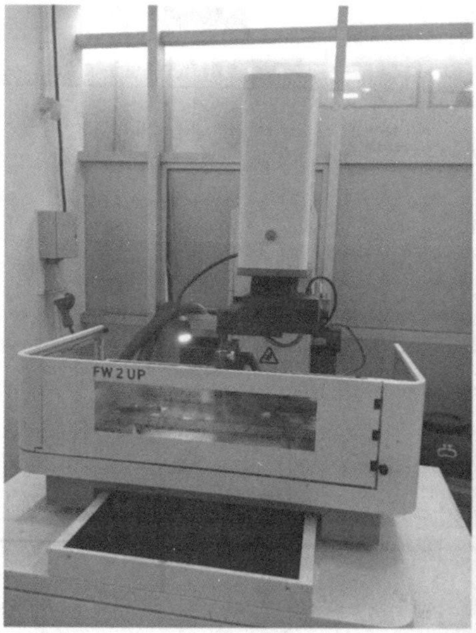

(b) 线切割

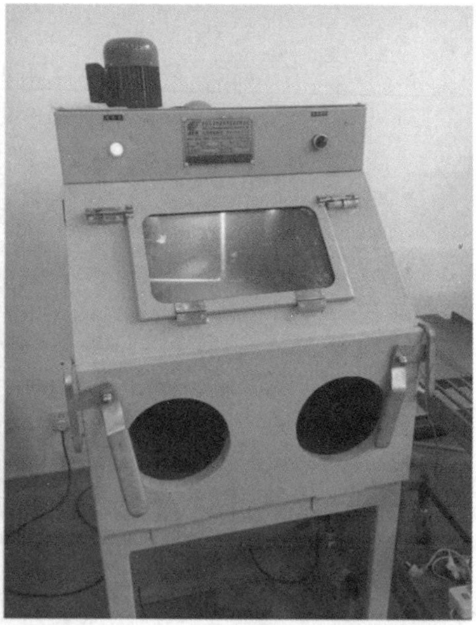
(c) 喷砂

图 5-16　后处理过程

为了去除残留的粉末颗粒，使用金刚玉（Al_2O_3）对植入体进行喷砂处理，如图 5-16（c）所示，之后在 25℃的蒸馏水中进行超声振荡 10min 以清洁微孔内的残留颗粒。接着将植入体放置在超声振荡中在 80℃下进行酸蚀（25mL HCl+25mL H_2SO_4+50mL H_2O）30min，随后置于 25℃的蒸馏水中进行超声振荡 10min 以去除酸性液体。然后将植入体放置在超声振荡中在 80℃下进行酸蚀（25mL 70% HNO_3+50mL H_2O+2mL 47% HF）5min，清洗后用氮气吹干。最后将植入体放置在磁力抛光机中，使用增白剂和水溶性抛光液对植入体进行增白、抛光。

由于 SLM 成型过程的温度非常高，会影响个性化植入体的孔隙和连接支柱尺寸。使用高速摄影仪（VW-6000，Keyence，Osaka，Japan）和电子秤来评估 SLM 成型过程中植入体塑型单元和生长单元孔隙尺寸的变化。同时将钛合金复合结构植入体装配到比格犬尼龙下颌骨模型上以预演临床植入手术。

经过后处理的钛合金复合结构植入体，如图 5-17 所示，可以看出：植入体的整体尺寸保持完好，所有特征基本形成。用手触摸植入体各个特征表面，手感光滑。

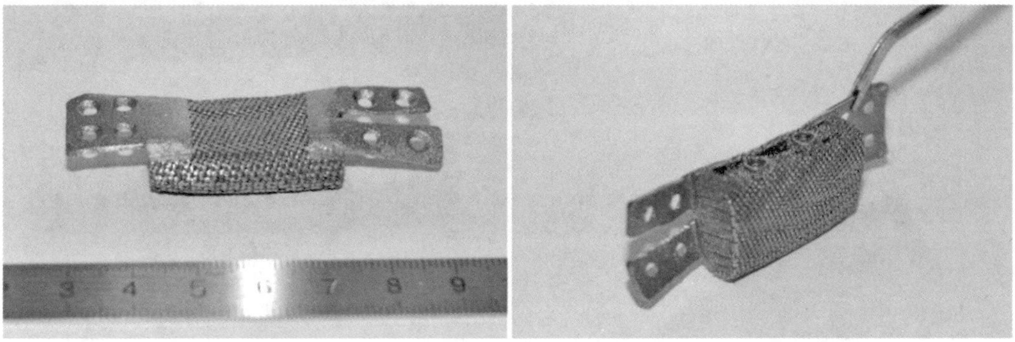

(a) 正视图　　(b) 后部侧视图

图 5-17　钛合金复合结构植入体

植入体外表面的光学显微图像，如图 5-18 所示，可以看出：塑型单元和生长单元孔隙清晰可见，结构良好，支柱连续。然而，由于经过酸蚀处理，孔径比设计的稍大。总体来说，由 SLM 成型的多孔质量令人满意。

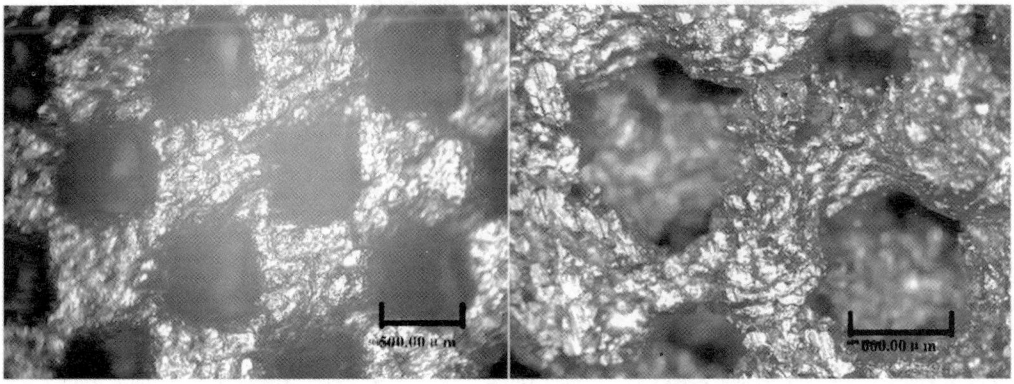

(a) 塑型单元　　(b) 生长单元

图 5-18　钛合金复合结构植入体的光学显微图像

图 5-19（b）显示了经酸蚀碱蚀处理后植入体的质量为 11.61g，与处理前的［图 5-19（a），12.32g］相比，质量减轻了 5.8%。这是由植入体内部结构中残留的钛合金粉末颗粒经超声振荡仪振出及结合较弱的未熔融的钛合金粉末颗粒经酸蚀处理脱落造成的。

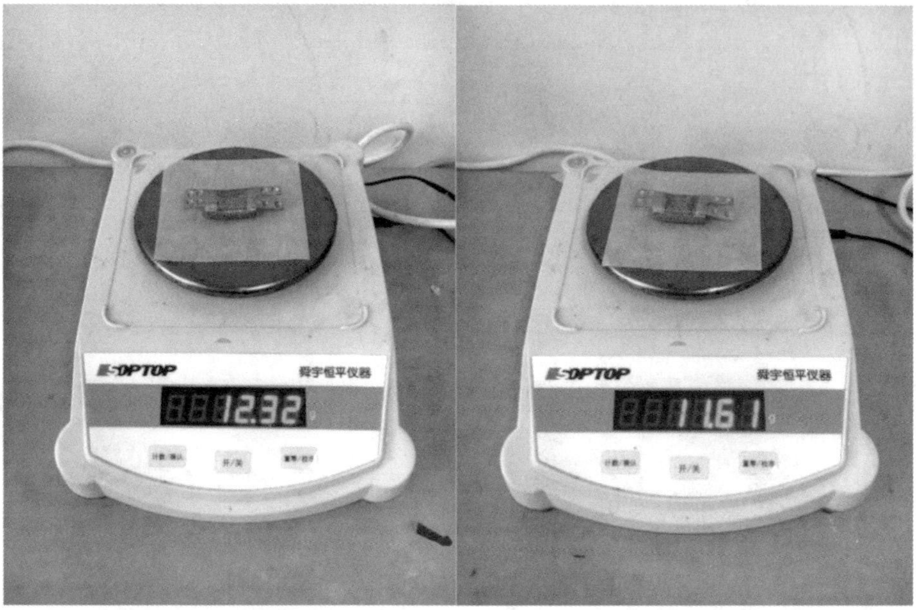

(a) 酸蚀碱蚀前　　(b) 酸蚀碱蚀后

图 5-19　钛合金复合结构植入体的重量

将金属复合结构植入体安装到比格犬尼龙下颌骨模型上，其装配图，如图 5-20 所示，可以看出：金属复合结构植入体与两端健康颌骨的匹配效果良好，实物装配效果与计算机设计的方案高度吻合。

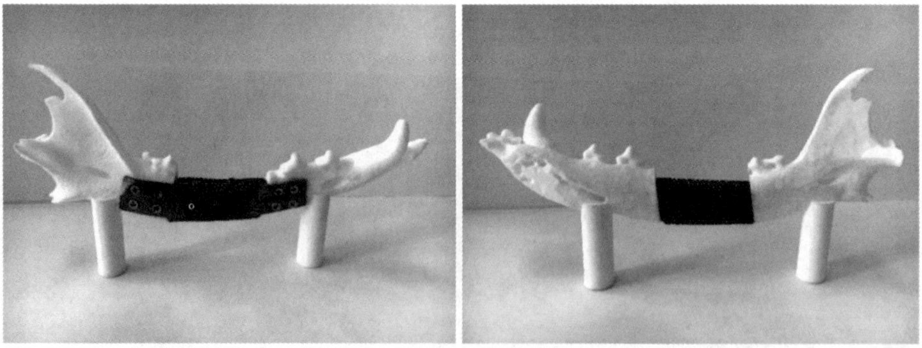

(a) 颊侧观　　(b) 舌侧观

图 5-20　钛合金复合结构植入体与尼龙下颌骨模型的装配图

对钛合金复合结构植入体、钛钉及螺丝刀等进行高温高压灭菌，对截颌骨导板使用碘伏消毒后打包备用，如图 5-21 所示。

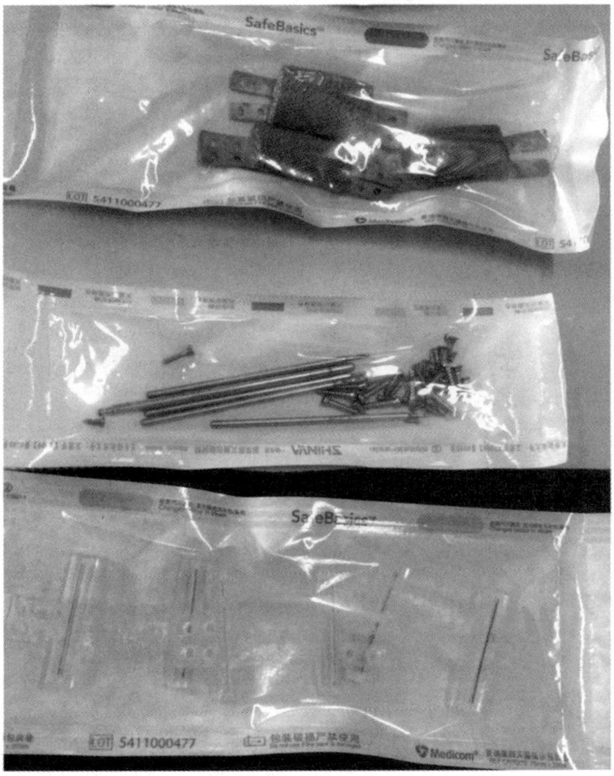

图 5-21　打包材料

5.4.3　动物试验及评价

选用年龄 18 个月，体重 13～15kg，颌骨形态发育良好的比格犬 3 只作为实验动物，雌雄不限（由浙江省中医药大学动物实验研究中心提供并进行饲养）。

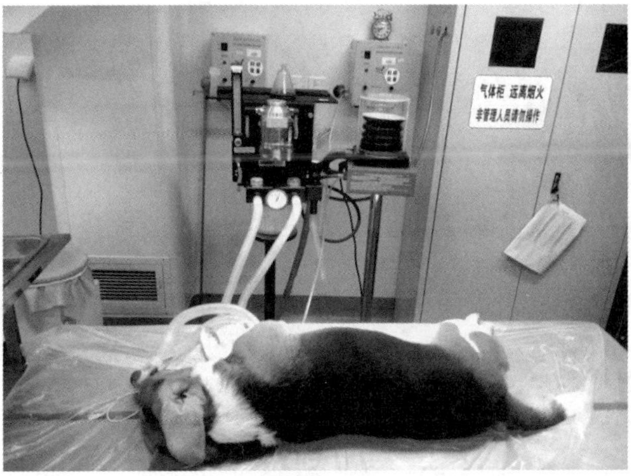

图 5-22　麻醉

在全麻状态下，拔除比格犬下颌右侧 4 颗磨牙。步骤如下：术前 12h 禁饮食，对比格犬注射速眠新Ⅱ（0.1mL/kg）进行全身麻醉，并采用 0.5%～2%异氟烷通过气管插管方式维持全身麻醉状态，如图 5-22 所示；麻醉成功后，采用左侧卧体位并固定四肢置于手术台上；常规铺巾，采用碘伏对比格犬牙龈进行消毒，使用牙龈分离器、探针等器械完成牙龈与牙齿的附着分离；使用挺喙挺松右侧 2 颗磨牙，如图 5-23 所示，使用牙钳将挺松的 2 颗磨牙连同牙根完整拔出；对拔牙后的牙槽窝

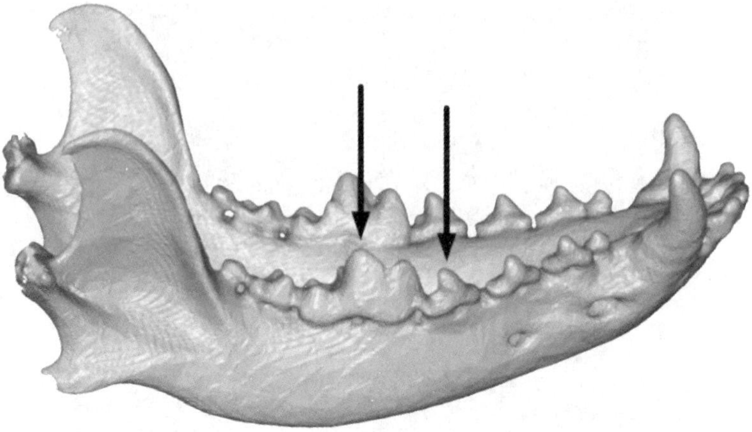

图 5-23　拔除牙齿

进行处理；术后给予比格犬肌注抗生素（青霉素，160 万 U/d*）3d，每天 1 次。

拔牙后 3 个月，待拔牙窝牙槽黏膜完全愈合后行下颌骨右侧截除术。步骤如下：术前 12 小时禁饮食，对比格犬注射速眠新Ⅱ（0.1mL/kg）进行全身麻醉，并采用 0.5%～2% 异氟烷通过气管插管方式维持全身麻醉状态；麻醉成功后，采用左侧卧体位并固定四肢置于手术台上；常规铺巾，采用碘伏对比格犬口内进行消毒；于颌下缘 10mm 处作平行切口，长约 40mm。依次切开颌下区表面皮肤、颈阔肌和骨膜，使用骨膜剥离器钝性剥离骨膜直至暴露骨面，如图 5-24 所示；将截颌骨导板放置于暴露的骨面，缓慢移动调整位置使其达到与骨面完全贴合的效果。接着用先锋钻钻孔后拧入固位螺钉以固定截颌骨导板，如图 5-25 所示；先用先锋钻对用于固定钛钉的 8 个定位导向孔进行备孔，再用线锯在截颌骨导板的引导下截断下颌骨，如图 5-26 所示。在操作过程中，用生理盐水充分冷却钻头和锯片以避免热坏死。截断后造成的下颌骨体部节段性缺损，如图 5-27 所示。

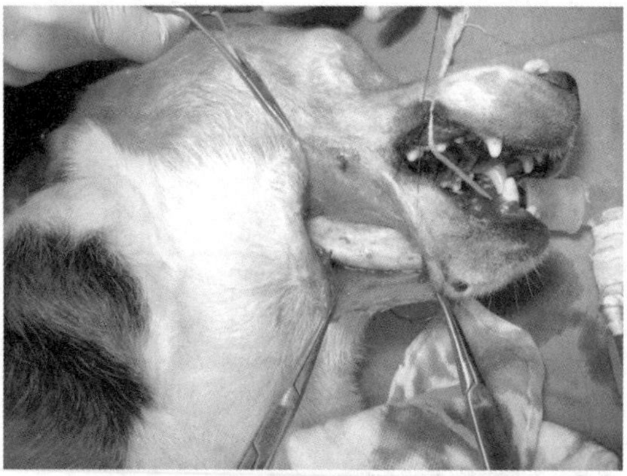

图 5-24　钝性剥离骨膜暴露骨面

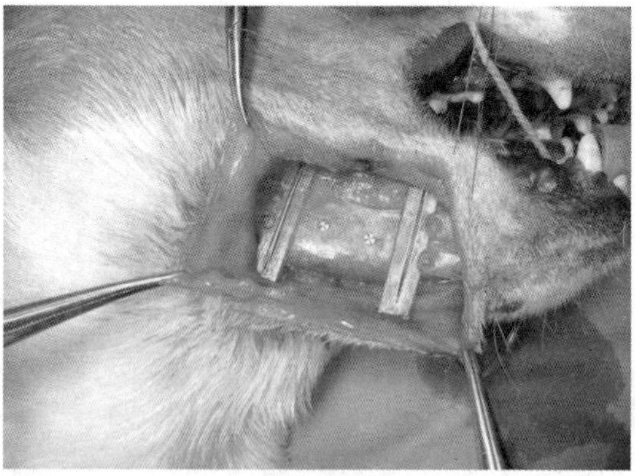

图 5-25　导板就位

* U 是药物的效价单位，是指某一物质引起生物反应的功效单位；d 是时间单位表示天（日）。

行下颌骨体部截除术后进行钛合金复合结构植入体的植入。步骤如下：对血管进行止血后将经过高温高压灭菌消毒的复合结构植入体放置在缺损区域，将 8 枚钛钉拧入事先备好的螺钉孔以固定复合结构植入体与两端下颌骨，最终就位效果如图 5-28 所示，与计算机设计的方案高度吻合；止血后分层缝合创面后，如图 5-29 所示，采用碘伏消毒创面；术后给予比格犬肌注抗生素（青霉素，160 万 U/d）5d，每天 1 次，以避免伤口感染等影响试验结果的因素。

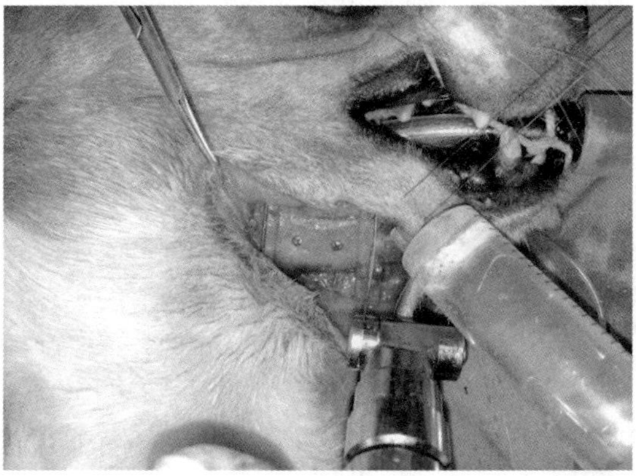

图 5-26　备孔及截骨

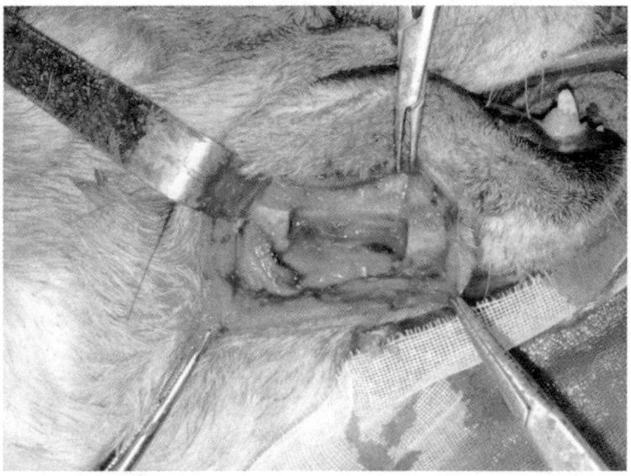

图 5-27　体部节段性缺损

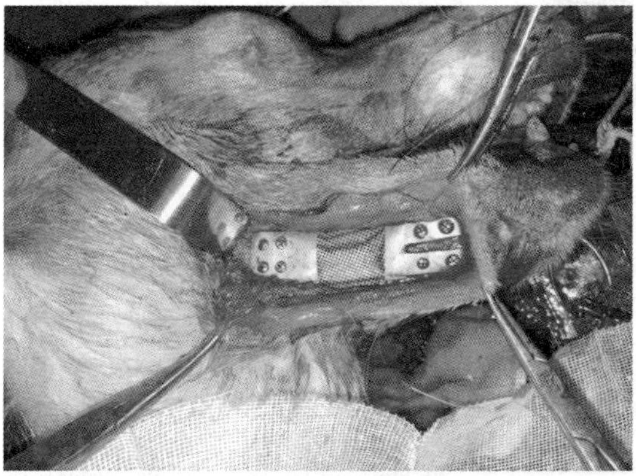

图 5-28　钛合金复合结构植入体就位

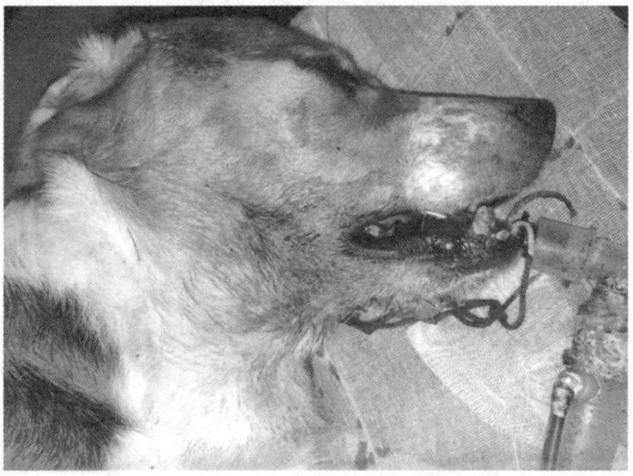

图 5-29　分层缝合

为了进行结果观察，于术后 4 周对比格犬进行麻醉后，使用 CT 扫描仪扫描以监测植入体与两端下颌骨的成活情况。图像采集设备：Philips Brilliance 64。扫描参数：电压 120kV，电流 359mA，层厚 0. 67mm。分别于术后 4、8 和 12 周通过注射过量戊巴比妥钠的方式各造成 1 只比格犬安乐死，取出带植入体的下颌骨并清除脂肪和结缔组织后放入 10%甲醛溶液中固定 48h，在 4℃冰箱中保存，用于常规组织形态学测定。将取材固定 48h 后，首先将标本锯断成 20mm×20mm×10mm 大小，放入不同浓度乙醇中进行梯度脱水后在低温下包埋在聚甲基丙烯酸甲酯（PMMA 又称亚克力）中。接着使用硬组织切片机 SM2010 R（Leica，Germany）将标本切割成连续性硬组织切片，厚度约 8μm。然后用甲苯胺蓝染色，48h 后进行封片，使用体视显微镜 SZX9（Olympus Optical Co. Ltd.，Tokyo，

Japan）观察植入体骨结合情况。

动物试验中手术过程顺利，术中使用截颌骨导板能精准、快速地定位截骨线及钛钉固定位置，确保手术中截除的下颌骨与植入体的精确匹配。截颌骨导板安装过程顺利，与骨面高度贴合，全程有效固位。钛合金复合结构植入体植入过程非常便捷，钛钉固位孔精准。

所有比格犬均耐受了全部手术，包括拔牙、体部截骨及植入体的植入，于术后 1h 内清醒。术后术区无开裂。术后观察口腔黏膜发现黏膜肿胀，但未出现牙槽黏膜破溃、支架暴露等并发症。术后第 1 天能进食，术后一周内后肢跛行。

使用 Mimics 对 CT 图像数据进行重建。重建得到的 CT 图像显示植入体存活，前牙及健侧牙咬合关系正常。如图 5-30 所示，植入体近心端有 3 枚钛钉松脱，其中下缘 2 枚松脱，而远心端 4 枚钛钉固位良好。造成该现象的原因可能是：第一，比格犬下颌在咀嚼运动过程中，近心端承受较大的咬合力，是应力集中区域且局部应力完全由植入体承担，产生应力屏蔽效应，进而近心端固定部位发生骨吸收造成钛钉的松脱。另外由有限元计算结果可知，下缘的应力大于上缘，因此下缘的钛钉更容易松脱；第二，钻孔时钻的孔径过大，导致钛钉固位后预紧力不够，在功能作用下松动后脱落。

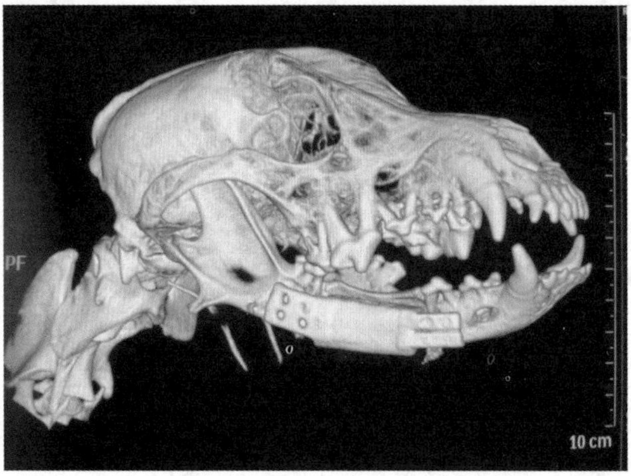

图 5-30　术后 4 周 CT 图像

分别于术后 4 周、8 周和 12 周进行组织切片，使用甲苯胺蓝对硬组织切片进行染色以观察组织学变化，其中淡紫色代表原矿化骨，深蓝色代表新生骨。组织学染色切片结果显示：在第 4 周时，植入体生长单元与骨组织的边界清晰，只有少部分孔隙有骨组织的长入，内部的孔隙没有骨组织的存在，如图 5-31（a）所示；到第 8 周时，新生骨逐渐成熟，植入体孔隙处有丰富的骨组织形成，骨接触率增高，如图 5-31（b）所示；到第 12 周时，支架周边的骨组织已经成熟，质地较为致密，如图 5-31（c）所示。以上结果表明植入体复杂的结构对骨组织的生长不会产生干扰，表面的孔隙大小适宜骨细胞生长，具有良好的生物相容性。

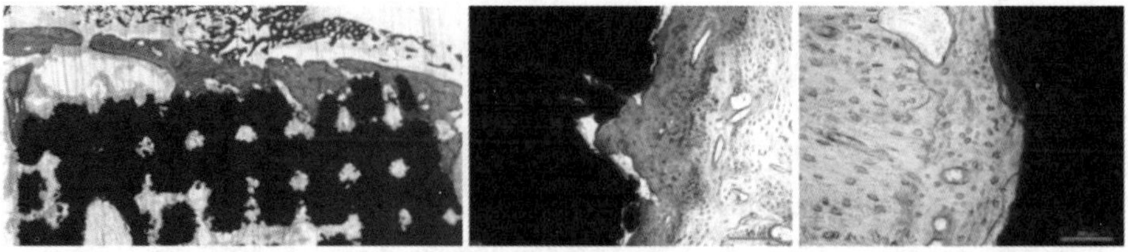
(a) 4周标本　(b) 8周标本　(c) 12周标本

图 5-31　组织学染色切片

5.4.4 钛合金复合结构植入体动物试验结果分析

近年来，钛合金凭借其优异的力学性能、耐腐蚀性和生物相容性，被很多研究人员通过计算机辅助设计技术设计成形式多样的下颌骨缺损修复体，并通过增材制造（3D 打印）技术成型后用于下颌骨修复重建手术。但是，比起人体骨组织，钛合金植入体的刚度等力学性能要高得多，容易形成应力屏蔽效应，从而发生骨吸收造成固定钛钉的松脱、植入体磨穿软组织等并发症，最终导致植入体的失效。因此，为了降低钛合金植入体的力学性能，可以设计具有镂空或多孔结构的钛合金植入体。下面通过结构、生物学、力学三方面来讨论金属复合结构植入体修复重建比格犬体部缺损的实际效果，以评价复合结构植入体进行下颌骨缺损重建的可行性。

制备的金属复合结构植入体的外部表面形状（塑型单元）与比格犬原始切除骨段相似，植入后与计算机设计的方案高度吻合，能实现与缺损部位的精确匹配。术后 4 周 CT 图像表明，塑型单元能使得比格犬下颌骨外观得到个性化地恢复；在植入过程中，金属复合结构植入体的两翼（固定单元）能分别与两端相邻的下颌骨残端贴合实现精准固位。以上结果表明了制备复合结构植入体的技术是可行的，设计制造的植入体的结构可用于下颌骨缺损个性化和精确化重建。

动物试验的结果表明：金属复合结构植入体的生长单元能引导骨细胞长入并逐渐成熟形成致密的骨组织，达到植入体与下颌骨残端骨组织良好稳定结合的效果；此外，植入体复杂的结构对骨组织的生长不会产生干扰，表面的孔隙大小适宜骨细胞生长，具有良好的生物相容性；但塑型单元多孔结构内充满了纤维结缔组织。

4 周的 CT 图像表明，钛合金复合结构植入体近心端的固定单元没有很好地进行有效固位，有 3 枚钛钉在犬的进食过程中出现松动而脱落；但是复合结构植入体内部经拓扑优化设计的支撑结构（支撑单元）强度是足够的，能确保术后重建下颌骨系统的稳定性。

综上所述，塑型单元能精确地恢复个性化的下颌骨外形，但有必要使用非多孔结构以阻止有较强竞争力的纤维结缔组织侵入并蔓延到骨缺损区；固定单元能与下颌骨表面贴合，但近心端的结构的分布、走向需符合应力分布规律，以保证稳定的骨愈合环境；生长单元的孔隙形状、大小可实现引导骨细胞长入骨缺损区；基于生物力学拓扑优化设计的支撑单元及孔隙结构设计在整体上有效地降低了钛合金植入体的弹性模量，力学性能相较于传统植入体大为改善。但从失败案例来看，在局部区域特别是松质骨区出现植入体与骨组织的弹性模量不匹配的情况，其力学性能仍需得到根本性的改善。因此，在材料的选择上可以采用弹性模量小而生物相容性较好的高分子聚合物材料如 PEEK、PEKK，最终使得植入体与周围正常骨组织实现完全的骨结合，达到植入体与骨组织、软组织的良好稳定结合。

5.5 PEEK、PEKK 材料在下颌骨植入体中的应用前景

除了钛金属植入体和可降解组织工程支架以外，近年来一种具有生物相容性的非降解高分子聚合物材料——聚醚醚酮（PEEK）在生物医学领域得到了广泛的研究与应用。聚醚醚酮是聚芳醚酮（PAEKs）树脂家族中一种极具代表性的半结晶、高性能的热塑性树

脂，具有优异的力学性能（耐疲劳性能接近铝合金）、化学惰性（耐腐蚀性接近镍钢，耐260℃高温，抗水解）及其他适用于生物医学应用的性能[9-11]。另外，其弹性模量为4.0GPa，拉伸强度为100MPa，与人体骨骼的力学性能相似[12]，因此不必担心应力屏蔽效应导致植入体的失效。事实上，在PAEKs树脂家族中，还有另一种代表性树脂——聚醚酮酮（PEKK），相较于PEEK，其具有更高的弹性模量（5.1GPa）[13]和抗菌性能[14]。这两种树脂均可通过3D打印进行零件成型[15]，非常适合于个性化骨科植入体的制备。但是PAEKs材料自身的化学惰性也使得其与人体骨骼之间较弱的骨整合能力会影响植入体的长期稳定性。因此近年来研究人员们提出了很多方法来改善PAEKs材料的骨整合特性。

Wilmowsky等[16]将人成骨细胞（hFOB 1.19）接种到分别填充有β-磷酸三钙（β-TCP）或生物活性玻璃（BAG-45S5）的由激光烧结成型的PEEK样品上，在体外环境下研究成骨细胞的细胞形态、细胞活性和细胞增殖。结果表明：PEEK/BAG-45S5样品比PEEK/β-TCP样品具有更高的细胞活性。

Adamzyk等[8]将人和绵羊的间充质干细胞（MSC）接种到3D打印成型的PEKK多孔支架上，随后分别植入绵羊颅骨缺损处以研究骨细胞的活性和增殖情况。结果表明：骨愈合似乎不受是否接种MSC的影响，在所有的PEKK支架中都发现了相当大量的新形成的骨。

Walsh等[17]将PEEK和经过钛离子喷涂的PEEK样品分别植入绵羊胫骨近端的皮质骨和股骨远端的松质骨中，以研究骨-植入体接触面的力学性能和组织学特性。结果表明：钛离子涂层能改善皮质骨部位的机械性能和皮质骨、松质骨部位的组织学特性。

Xu等[18]使用氧等离子体和喷砂处理的组合方法，开发了包含PEEK、羟基磷灰石（n-HA）和碳纤维（CF）三种材料的复合材料。研究表明：具有微/纳米表面特征的PEEK/n-GA/CF复合材料在体外能促进成骨细胞（MG-63）的增殖和分化，在体内能增强植入体与骨之间的骨整合性能。

Yuan等[19]使用致孔剂溶出法，制备了多孔PEEK和PEKK样品，经磺化处理和模拟体液培养后分别植入大鼠股骨髁缺损处以研究骨整合性能。结果表明：PEKK样品中新形成的骨比PEEK样品中的多了一倍。

Evans等[20]通过使用熔融挤出和盐析组合的方法制备了高强度的表面多孔PEEK植入体，随后植入大鼠股骨缺损处以研究骨整合性能。结果表明：相较于无孔的PEEK植入体，多孔PEEK植入体改善了骨整合能力，同时保持了植入体结构的完整性。

对以上已有的研究分析可知：主要有三种策略可增强PAEKs材料的骨整合性能，包括填充生物活性材料，使用物理或化学方法进行表面改性，以及采用三维多孔结构。

此外，PAEKs材料的机械性能（尤其是弹性模量）与下颌骨相比仍存在不足，如果采用掺杂碳纤维[21]或羟基磷灰石[22]方法则可增加其弹性模量，从而希望其达到与下颌骨的力学性能相匹配的目的的同时，具有更好的生物相容性。另一方面，植入体的存活率与其功能、骨整合和骨重建反应有关，骨骼会根据生物力学刺激不断调节自身以适应新环境[23,24]，因此PAEKs材料接近但稍弱于骨骼的力学性能则可以被有效利用起来。

目前，在生物医学领域，PEEK已在颅颌面部骨替代品[25,26]、牙种植体与基台[27]、脊柱支架[28]、矫形支架[29]、心脏瓣膜[30]方面成功临床应用，如图5-32（a）、（b）、（c）、（d）、（e）和（f）所示。

2013年02月，美国牛津高性能材料公司（Oxford Performance Materials，OPM）宣布其3D打印的PEKK颅骨、颌面、脊柱植入体，如图5-32（g）、（h）、（i）所示，均已通过美国食品药品监督管理局（FDA）的510（k）许可，可满足植入式医疗器械应用的要求。截至2015年11月，其已为全球外科医生提供750个PEKK颅骨植入体[31]。

综上所述，PAEKs材料具有与骨相近的热性能、较好的生物相容性和骨整合性能，特别是其力学性能能与人体骨相匹配并且具有很好的改善增强空间，可以通过材料改性和结构设计来消除应力屏蔽效应，从而增强骨整合能力，是一种有希望替代金属植入体并用于重建下颌骨缺损的潜在材料。

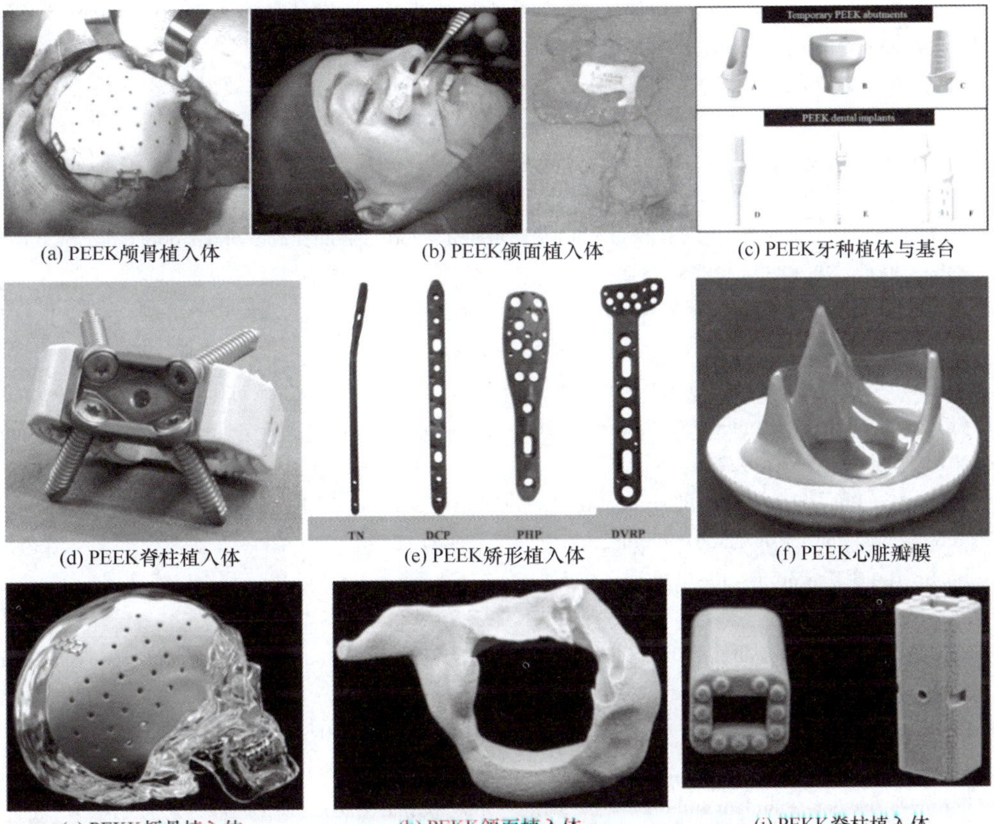

(a) PEEK颅骨植入体　(b) PEEK颌面植入体　(c) PEEK牙种植体与基台

(d) PEEK脊柱植入体　(e) PEEK矫形植入体　(f) PEEK心脏瓣膜

(g) PEKK颅骨植入体　(h) PEKK颌面植入体　(i) PEKK脊柱植入体

图5-32　PEEK与PEKK植入体

参考文献

［1］刘云峰，程康杰，范莹莹，等．具有PEKK支撑固定单元与组织工程生长单元的下颌骨植入体制作方法及植入体．中国，ZL201611257306．0［P］．2018-04-20．

［2］Weinans H，Huiskes R，Grootenboer H．The behavior of adaptive bone-remodeling simulation models［J］．Journal of Biomechanics，1992，25（12）：1425-1441．

［3］徐健斌．模拟体内应力作用的骨支架降解和骨重建仿真研究［D］．杭州：浙江工业大学，2011．

[4] 赵弘，刘洪臣，顾晓明. 骨皮质厚度及植入角度对支抗种植钉影响的三维有限元分析 [J]. 口腔颌面修复学杂志，2010，11 (1)：24-27.
[5] Su K C, Chang C H, Chuang S F, et al. Biomechanical evaluation of endodontic post-restored teeth -Finite element analysis [J]. Journal of Mechanics in Medicine and Biology, 2013, 13 (01): 12-26.
[6] Yang C C, Tian X Y, Li D C, et al. Influence of thermal processing conditions in 3D printing on the crystallinity and mechanical properties of PEEK material [J]. Journal of Materials Processing Technology, 2017, 248: 1-7.
[7] 周强. 人体颅骨修复支架及其制备方法 [P]. 中国专利：102302803，2014-08-13.
[8] Adamzyk C, Kachel P, Hoss M, et al. Bone tissue engineering using polyetherketoneketone scaffolds combined with autologous mesenchymal stem cells in a sheep calvarial defect model [J]. Journal of Cranio-Maxillofacial Surgery, 2016, 44 (8): 985-994.
[9] 甘抗，郭晶，刘红. 聚醚醚酮口腔生物材料的研究进展 [J]. 口腔颌面修复学杂志，2014，15 (3)：172-175.
[10] Toth J M, Wang M, Estes B T, et al. Polyetheretherketone as a biomaterial for spinal applications [J]. Biomaterials, 2006, 27 (3): 324-334.
[11] Kurtz S M, Devine J N. PEEK biomaterials in trauma, orthopedic, and spinal implants [J]. Biomaterials, 2007, 28 (32): 4845-4869.
[12] Rae P J, Brown E N, Orler E B. The mechanical properties of poly (ether-ether-ketone) (PEEK) with emphasis on the large compressive strain response [J]. Polymer, 2007, 48 (2): 598-615.
[13] Song C, Choi J, Jeon Y, et al. Comparison of the microtensile bond strength of a polyetherketoneketone (PEKK) tooth post cemented with various surface treatments and various resin cements [J]. Materials, 2018, 11 (6): 916-929.
[14] Wang M, Bhardwaj G, Webster T. Antibacterial properties of PEKK for orthopedic applications [J]. International Journal of Nanomedicine, 2017, 12: 6471-6476.
[15] Bogue R. 3D printing: the dawn of a new era in manufacturing? [J]. Assembly Automation, 2013, 33: 307-311.
[16] von Wilmowsky C, Vairaktaris E, Pohle D, et al. Effects of bioactive glass and β-TCP containing three-dimensional laser sintered polyetheretherketone composites on osteoblasts in vitro [J]. Journal of Biomedical Materials Research Part A, 2008, 87A (4): 896-902.
[17] Walsh W R, Bertollo N, Christou C, et al. Plasma-sprayed titanium coating to polyetheretherketone improves the bone-implant interface [J]. The Spine Journal, 2015, 15 (5): 1041-1049.
[18] Xu A X, Liu X C, Gao X, et al. Enhancement of osteogenesis on micro/nano-topographical carbon fiber-reinforced polyetheretherketone-nanohydroxyapatite biocomposite [J]. Materials Science and Engineering: C, 2015, 48: 592-598.
[19] Yuan B, Cheng Q W, Zhao R, et al. Comparison of osteointegration property between PEKK and PEEK: Effects of surface structure and chemistry [J]. Biomaterials, 2018, 170: 116-126.
[20] Evans N T, Torstrick F B, Lee C S D, et al. High-strength, surface-porous polyether-ether-ketone for load-bearing orthopedic implants [J]. Acta Biomaterialia, 2015, 13: 159-167.
[21] Qin W, Li Y, Ma J, et al. Mechanical properties and cytotoxicity of hierarchical carbon fiberreinforced poly (ether-ether-ketone) composites used as implant materials [J]. Journal of the Mechanical Behavior of Biomedical Materials, 2019, 89: 227-233.
[22] Converse G L, Conrad T L, Merrill C H, et al. Hydroxyapatite whisker-reinforced polyetherketoneketone bone ingrowth scaffolds [J]. Acta Biomaterialia, 2010, 6 (3): 856-863.

[23] Bodic F, Hamel L, Lerouxel E, et al. Bone loss and teeth [J]. Joint Bone Spine, 2005, 72 (3): 215-221.

[24] Perez M A, Prados-Frutos J C, Bea J A, et al. Stress transfer properties of different commercial dental implants: A finite element study [J]. Computer Methods in Biomechanics and Biomedical Engineering, 2012, 15 (3): 263-273.

[25] Jalbert F, Boetto S, Nadon F, et al. One-step primary reconstruction for complex craniofacial resection with PEEK custom-made implants [J]. Journal of Cranio-Maxillofacial Surgery, 2014, 42 (2): 141-148.

[26] Kim M M, Boahene K D O, Byrne P J. Use of customized polyetheretherketone (PEEK) implants in the reconstruction of complex maxillofacial defects [J]. Archives of Facial Plastic Surgery, 2009, 11 (1): 53-57.

[27] Panayotov I V, Orti V, Cuisinier F, et al. Polyetheretherketone (PEEK) for medical applications [J]. Journal of Materials Science: Materials in Medicine, 2016, 27 (7): 118-128.

[28] Ni J Q, Zheng Y P, Liu N, et al. Radiological evaluation of anterior lumbar fusion using PEEK cages with adjacent vertebral autograft in spinal deformity long fusion surgeries [J]. European Spine Journal, 2015, 24 (4): 791-799.

[29] Steinberg E L, Rath E, Shlaifer A, et al. Carbon fiber reinforced PEEK optima-A composite material biomechanical properties and wear/debris characteristics of CF-PEEK composites for orthopedic trauma implants [J]. Journal of the Mechanical Behavior of Biomedical Materials, 2013, 17: 221-228.

[30] Bezuidenhout D, Williams D F, Zilla P. Polymeric heart valves for surgical implantation, catheter-based technologies and heart assist devices [J]. Biomaterials, 2015, 36: 6-25.

[31] OPM. About us. http://oxfordpm.com/our-company/about-us.

第 6 章　数字化正畸矫治技术

第 6 章插图

6.1　引言

口腔正畸是指针对牙齿排列畸形或错颌，利用固定式矫治器或无托槽隐形矫治器，通过对牙齿施加矫治力和力矩，进而调整颜面骨骼、牙齿和颌面肌肉三者之间的平衡和协调，经过一段时间的治疗达到改善面型、排齐牙列并提高咀嚼效能的目的[1]。正畸可以很好地改善治疗对象的外观形象，提升社会交流中的自信心，树立积极乐观的人生态度[2,3]。

正畸矫治时，矫治器施加在牙上的力和力矩最终传导到牙周膜、牙根和牙槽骨中，使牙槽骨在应力作用下发生骨改建，并最终实现牙齿的移动。因此，正畸矫治中的牙齿移动过程与矫治器施加在牙齿上的矫治力直接相关，有必要对矫治力进行精确设计和测量，并在矫治过程中进行精确控制。但目前在临床中，正畸方案的设计主要依赖医生的经验，需要患者定期多次返诊，由医生根据牙齿的实际移动情况进行正畸力的调整，治疗时间较长（一般 1~2 年），存在牙齿移动慢、移动不到位等问题以及牙根吸收甚至牙齿脱落等的风险[4]。随着各种数字化技术在正畸矫治中得到应用，数字化正畸矫治技术逐步形成，并在近年来得到了长足发展，其通过重建牙周组织三维模型，确定牙齿移动量并进行数字化排牙，精确分析骨等牙周组织条件并制订出合理的牙齿移动方案，进而获得个性化正畸矫治规划和矫治器结构，并通过临床实施，提高牙齿移动精度，缩短治疗时间。

6.2　正畸矫治中的生物力学基础

人体口腔牙周组织结构示意图，如图 6-1 所示，正畸治疗中错𬌗牙齿的矫正主要依赖矫治器回复所产生的矫治力，矫治力首先作用在牙冠上，并通过牙体传递给牙周膜，再经牙周膜的缓冲、吸收传递给牙槽骨，从而引起牙槽骨改建等一系列生物反应，并最终在矫治力的作用下，牙齿产生相应的移动和转动，实现正畸治疗的目的[5,6]。

牙周膜作为连接在牙齿与牙槽骨之间的一层结缔纤维组织，在引导牙齿移动中起着重要作用[7,8]。过大的矫治力会压迫牙周膜使其局部或整体发生血流闭塞，引起功能紊乱甚至牙周膜坏死、牙根吸收，进而导致牙齿脱落等并发症，致使治疗失败[9]；过小的矫治力在经过牙周膜的缓冲和吸收之后不能很好地刺激牙槽骨改建，牙齿将不发生移动或移动速度较低。所以，矫治力的大小必须在合适的范围内使牙周膜处于最佳的压迫状态才能更好地激发牙槽骨改建。

为此，许多学者针对牙周膜的应力应变与牙齿移动的相互作用关系开展研究，Qian

等人[10]指出牙周膜的对数应变与牙齿的移动速度有关，其关系曲线如图 6-2 所示，当牙周膜的应变值小于 0.03%时牙齿不发生移动，只有当牙周膜的应变值达到 0.03%时才能激发牙槽骨改建，当牙周膜应变值在 0.03%～0.3%时，牙齿的移动速率基本与牙周膜的应变线性相关，当牙周膜的应变达到 0.3%时，牙齿的移动速率达到最大值 0.0414mm/d，且不再随着牙周膜应变的增加而增大。因此，从 Qian 等人的研究结果来看，为了保证正畸矫治过程中牙齿移动效率，缩短正畸治疗周期，牙周膜的应变应大于或等于 0.3%。

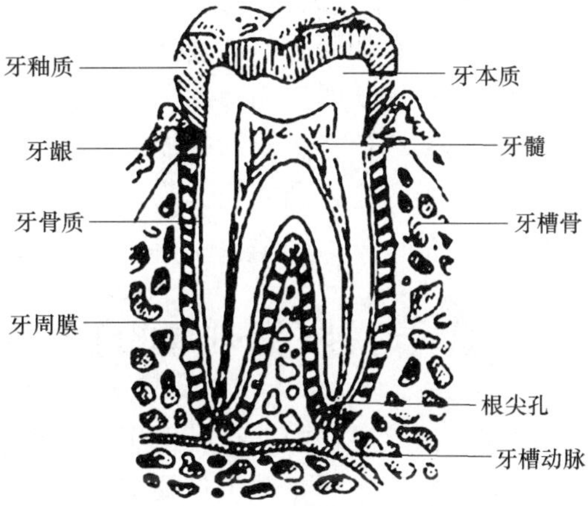

图 6-1 牙周组织结构示意图

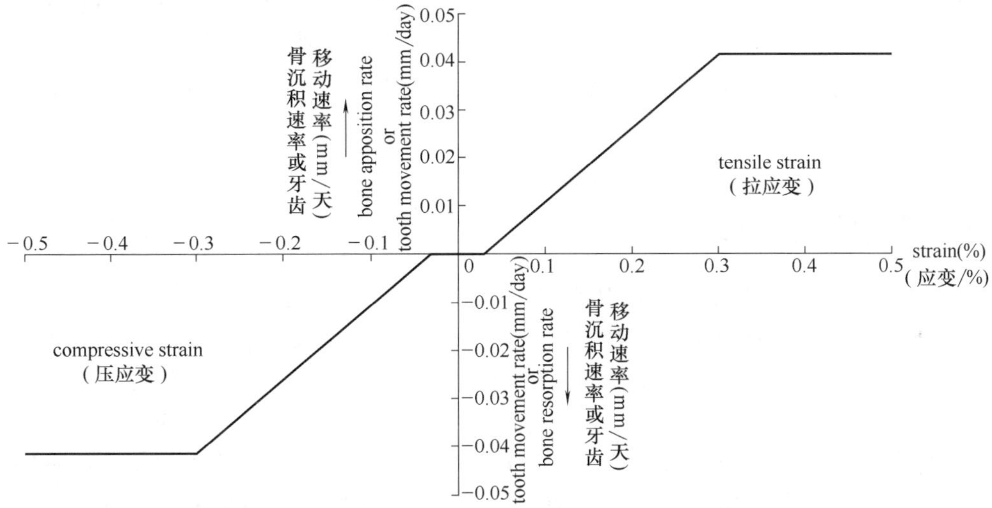

图 6-2 牙齿移动速度与牙周膜应变理想关系曲线[10]

另一方面研究表明牙周膜的静水压应力与牙周膜组织坏死、透明性样变和牙根吸收密切相关[7]。一些临床研究表明当牙周膜的静水压应力达到 4.7kPa（人体毛细血管压力）时才会激发牙齿移动机制[11-13]，且当牙周膜的静水压应力达到 16kPa（人体心脏收缩压力）时[14]，过大的压力开始导致牙周膜组织闭塞和功能紊乱，同时伴随着大量的牙根吸收[15,16]（图 6-3）。所以，为了避免正畸治疗中牙周膜的闭塞坏死及牙根吸收，牙周膜的应力值应大于人体毛细血

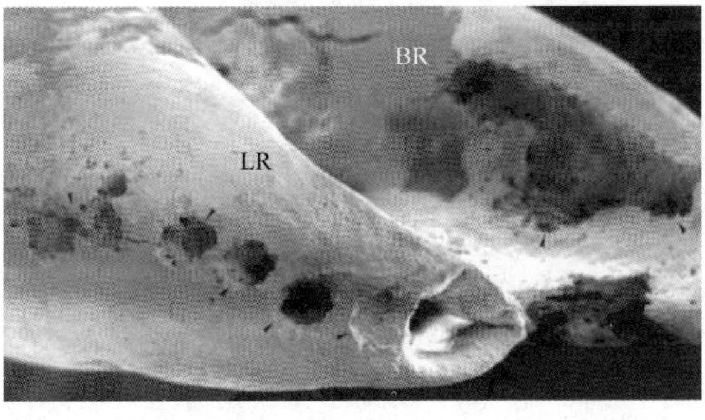

图 6-3 正畸矫治过程中的牙根吸收现象

管压力 4.7kPa 且小于人体毛细血管压力 16kPa。

总之，无论是牙周膜的应变还是牙周膜的应力均与牙齿移动密切相关，为了保证正畸治疗中牙齿具有较高的移动速率以缩短治疗周期，同时减少或避免牙齿移动过程中发生大量的牙周膜闭塞坏死、透明性样变以及牙根吸收，进而保证正畸治疗的安全可靠性，必须同时考虑牙周膜的应力和应变作为评判矫治力是否合适的衡量指标，而仅仅考虑牙周膜应变或应力中的某一个，都不能获得更加安全高效的正畸治疗。

6.3 基于有限元仿真的牙周膜应力精确计算

目前临床治疗过程中，正畸医生一般很难判断对患者牙齿施加的矫治力是否满足牙周膜的最佳应力应变区间，医生广泛采用病人定期回访的保守式治疗方式[17]，通过观察牙齿的移动情况判断矫治力大小是否合适，这种试错性治疗方式对医生的临床经验和主观判断依赖性比较高[4]。在临床难以解决的口腔生物力学问题上，有限元法的优势就显现出来，正畸数字化仿真技术作为解决口腔复杂结构和生物力学问题的强有力工具已经应用了很长一段时间，有限元法可以无损伤的、多次重复的、快捷探测到牙周膜不同区域的应力应变分布情况，通过牙周膜的应力应变分布可以进一步评判矫治力的大小是否合适，进而获得更加安全高效的正畸治疗。

6.3.1 牙周组织模型设定

为了探究牙齿移动的最佳正畸力范围，以一位为男性志愿者的上颌尖牙作为研究对象，构建其尖牙及其牙周组织的三维有限元模型，模型包括尖牙、牙周膜、皮质骨和松质骨，尖牙长约 27mm，牙根长度为 15mm，皮质骨假设具有 2mm 的均匀厚度，牙周膜假设为 0.25mm 厚的均匀体[18]。各模型部件的接触关系参照牙周组织之间的实际相互作用关系，设定为黏结接触。有限元模型利用 10 结点四面体单元网格划分后，如图 6-4 所示，尖牙、牙周膜、皮质骨和松质骨的单元数分别为 1928，1263，17898 和 13234。

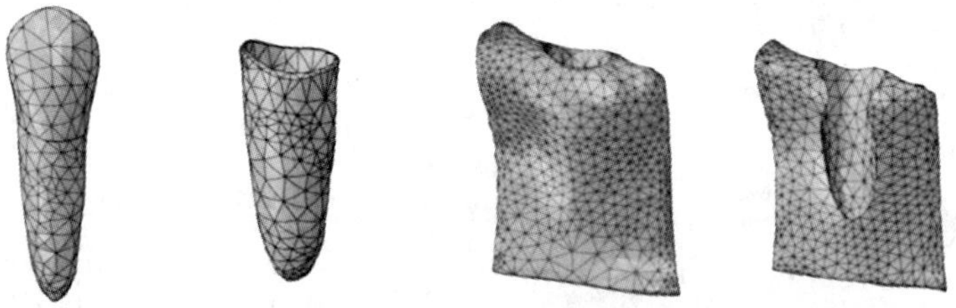

图 6-4 尖牙及其牙周组织网格模型

牙周膜的受力状态作为评判牙齿矫治力是否合适的衡量指标，当采用有限元法探究牙周膜应力应变分布时，牙周膜的生物力学本构模型就显得尤为重要。牙周膜作为人体生物活性组织，既不属于符合胡克定律的弹性体，也不属于非牛顿流体，而是介于两者之间的一种高黏弹性体，其力学模型及参数与弹性体和流体均不相同。黏弹性材料的流动变形包括两个阶段：在初始阶段首先表现为一个瞬间的弹性变形，随后是持续一段时间的黏性变形，在此期间保持应变不变的情况下，应力会随着时间而逐步衰减。牙周膜作为一种黏弹性材料，在受载荷的一瞬间表现为超弹性，随后又表现为黏弹性，因此需要分别定义牙周膜的超弹性力学行为和黏弹性力学行为，即超-黏弹性行为。选择 Ogden 三阶模型（式 6-1）和归一化黏弹性松弛函数（式 6-2）作为牙周膜超弹性和黏弹性的行为表达，其模型参数，如表 6-1 和表 6-2 所示。另外，为了简化分析计算，其他次要的牙周组织，如尖牙、皮质骨和松质骨，均假设为均质各项同性的线弹性材料，其材料属性定义，如表 6-3 所示[10]。

$$U = \sum_{i=1}^{N} \frac{2\mu_i}{\alpha_i^2}(\bar{\lambda}_1^{\alpha_i} + \bar{\lambda}_2^{\alpha_i} + \bar{\lambda}_3^{\alpha_i} - 3) + \sum_{i=1}^{N} \frac{1}{D_i}(J-1)^{2i} \quad (6-1)$$

式 6-1 中，U 表示应变能密度函数，λ_1，λ_2，λ_3 为应变能的三个主伸长率，其中 $\bar{\lambda}_i = J^{-1/3}\lambda_i$ 且 $\overline{\lambda_1\lambda_2\lambda_3} = 1$，$J$ 为体积率，μ_i 为剪切模量，α_i 为超弹性材料系数，D_i 为体积模量的倒数，它们是 Ogden 模型的三个材料参数。N 为多项式的阶数，$i=1$，2，3。

$$G(t) = \sum_{n=1}^{N} \delta^n e^{-t/\lambda^n} \quad (6-2)$$

式 6-2 中，$G(t)$ 为时间 t 的归一化应力松弛函数，δ^n 为能量函数乘子，λ^n 为松弛时间常数，G（i），K（i），TAU（i）分别是 Prony 形式下归一化黏弹性松弛函数的三个参数。

表 6-1　Ogden 三阶模型参数

i	μ_i	α_i	D_i
1	0.8286	3.294	0
2	2.9734E-03	19.4915	0
3	-0.8233	-2.8712	0

表 6-2　归一化黏弹性松弛函数模型参数

i	G(i)	K(i)	TAU(i)
1	2.59410E-02	0	1.37759E-03
2	0.10599	0	10.268

表 6-3　牙周组织的材料参数定义

组织	弹性模量/MPa	泊松比
尖牙	20000	0.3
皮质骨	13700	0.26
松质骨	1370	0.38

为了方便模型载荷的加载和描述，以尖牙牙冠中心为原点建立了局部直角坐标系，如图 6-5 所示，尖牙的颊舌向、根冠向和近远中向分别与局部坐标系的 x、y 和 z 轴相对应，局部坐标系符合右手螺旋法则。矫治力和力矩施加在坐标原点，矫治力的范围是 0~300g*，力矩范围是 0~300g·mm，牙槽骨底端完全固定约束。

* g（克）是正畸临床医学和相关研究领域常用的力学单位。

为了探究尖牙在不同移动方式下的最佳正畸力范围，分别模拟尖牙沿远中向、颊向和牙冠向的整体移动，以及沿远中向和颊向的自由状态下的倾斜移动以及绕牙长轴的转动，而缺省尖牙近中向、舌向和牙根向的移动。这主要是因为牙周膜在近远中向和颊舌向的分布基本相同，即便牙周膜的分布有所差异，但牙周膜的变形量相对于牙槽骨厚度而言是微乎其微的。另外，具有更高弹性模量（约 13700MPa）的牙槽骨相比于牙周膜（弹性模量约 0.68MPa）是近乎刚体一样的存在[10]，因此我们认为尖牙在近远中向和颊舌向上的最佳正畸力范围是相近的，该推断也可以从其他学者的研究结果中获得[7]。对于尖牙的根冠向移动，可参照 Liao 等[7] 的方法，牙周膜对于拉应变和压应变具有相同的力学响应，因此这里只针对尖牙牙冠向的拔出移动进行模拟。

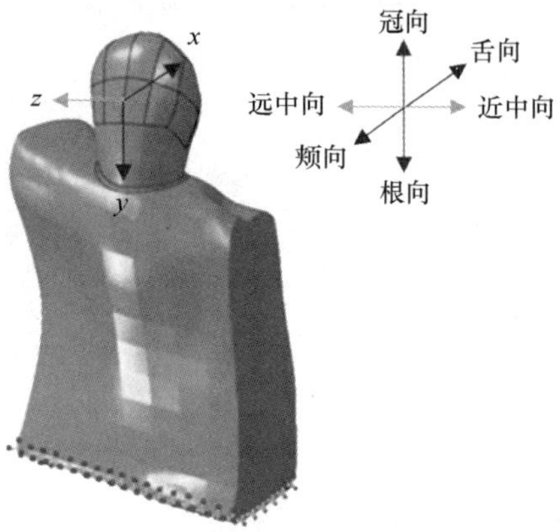

图 6-5　尖牙有限元模型局部坐标系

尖牙自由状态下的倾斜移动是指矫治力直接施加在牙冠中心，不再施加其他载荷，力的方向沿远中向或者颊向，尖牙的转动中心就是其对应的阻抗中心。尖牙的整体移动是指尖牙沿某一方向整体平动，除了需要施加沿远中向、颊向或者牙冠向的矫治力之外，还需要配合施加一组反力矩以抵消矫治力产生的倾斜移动力矩，实现尖牙的整体平动。为了明确尖牙沿不同方向整体移动时所需要的反力矩，对有限元模型进行了多次尝试性的模拟分析，并最终获得了如表 6-4 所示的分析数据。当施加在尖牙上的反力矩 M 与力 F 的比值 M/F 满足表 6-4 时，尖牙的移动方式为整体平动。

表 6-4　尖牙不同移动下反力矩的 M/F 比　单位：mm

移动方式	M_x/F	M_y/F	M_z/F
远中整体移动	14	-3.5	0
远中倾斜移动	0	-3.5	0
颊向整体移动	0	1	14
颊向倾斜移动	0	0	0
冠向拔出移动	0	0	-2.8
绕牙长轴转动	0	0	0

6.3.2　牙周膜最佳应力应变区间定义

牙齿的移动与牙周膜的应力应变息息相关，我们将以牙周膜的静水压应力和对数应力应变作为衡量指标，以判定正畸力是否为牙齿移动的最佳正畸力。Liao 等人[7] 指出牙齿移动过程中的牙根吸收或骨壁吸收与牙周膜的静水压应力相关，静水压应力过高会引起不必要的根吸收，过小则牙齿不发生移动。牙齿在受到正畸力的作用后，致使牙周膜所产生的静水压应力应该高于人体毛细血管的压力（4.7kPa），但低于心脏收缩压力（16kPa）。不过，考虑到个体差异、骨质条件、牙列错位程度以及其他复杂口腔环境因素的影响，牙周膜静水压应力的最佳范围可能会存在少量的偏差，在这里我们选择一个更为保守的界限范围，设定人体心脏收缩压力的 80%（即 12.8kPa）作为牙周膜最佳静水压应力的上限，最佳静水压应力的下限仍采用人体毛细血管压力（4.7kPa）。约定牙周膜静水压应力大于 12.8kPa 的区域为高应力区域，静水压应力低于 4.7kPa 的区域为低应力区域，其他牙周膜区域为适中应力区域。

另一方面，Qian 等人[10] 指出牙齿在矫治过程中的移动速度与牙周膜的对数应变相关，当牙周膜的应变低于 0.03%时牙齿不会发生移动，当应变达到 0.3%时牙齿将获得最大的移动速度 0.0414mm/d，牙周膜应变处于 0.03%与 0.3%之间时，牙齿的移动速度与应变线性相关。李等人[8] 将牙周膜的应变作为衡量牙齿移动效率的指标，认为牙周膜的最佳应变范围应高于 0.24%（牙齿最大移动速度时牙周膜应变的 80%），以保证牙齿矫治过程中移动速度。这里我们采用同样的界限，认为牙周膜的对数应变应大于 0.24%。约定牙周膜对数应变大于 0.24%的区域为高应变区域，其他牙周膜区域为低应变区域。

为了保证牙齿矫治过程中的移动速度，同时避免不必要的牙根或骨吸收，无论是牙周膜的应力还是应变都应该在合适的范围之内，仅仅考虑牙周膜应力应变的某一单方面是不够的。牙齿移动的最佳正畸力应该是使牙周膜大部分区域的静水压应力处于适中应力区域，且使牙周膜大部分区域的对数应变处于高应变区域的正畸力。

6.3.3 仿真结果与讨论

通过有限元分析获得了尖牙沿远中向整体移动时牙周膜的静水压应力云图，如图 6-6 所示（受章节篇幅限制，尖牙其他移动方式下牙周膜的静水压应力分布图缺省）。其中红色表示该区域牙周膜受压且应力值在 4.7kPa 到 12.8kPa 之间，蓝色表示牙周膜受拉且应力值处于-12.8kPa 到-4.7kPa 之间。无论是红色区域还是蓝色区域，均表示牙周膜属于适中应力区域。静水压应力超出 12.8kPa 和-12.8kPa 的牙周膜分别用灰色和黑色区域表示，它们均属于高应力区域，存在牙根或骨壁吸收的风险。其他颜色表示的牙周膜应力值处于-4.7kPa 和 4.7kPa 之间，属于低应力区域，牙齿将不会发生移动或者移动速度较低。

从图 6-6 尖牙远中向整体移动时牙周膜的静水压应力云图可知，压应力主要出现在牙周膜的远中侧，而拉应力出现在牙周膜的近中侧。当正畸力增加到 60g 时牙周膜的底部开始出现适中应力区域，随着正畸力的增加，适中应力区域逐步向周围扩展，并且当正畸力增加到 95g 时，适中应力区域基本覆盖了牙周膜的大部分区域。当正畸力持续增加到 160g 时，牙周膜远中侧底部区域开始转变为高应力区域，可能会引起局部的根吸收，随着正畸力持续增加，高应力区域逐步替代原来的适中应力区域。

尖牙沿远中向整体移动时牙周膜的对数应变云图分布，如图 6-7 所示（受章节篇幅限制，尖牙其他移动方式下牙周膜对数应变分布图缺省）。其中红色表示该区域牙周膜的应变为拉应变（正应变），且应变值大于 0.24%（尖牙具有最大移动速度时牙周膜应变值的 80%）；蓝色表示牙周膜应变为压应变（负应变），且应变值小于-0.24%。红色和蓝色区域的绝对应变值都大于 0.24%，均属于高应变区域。牙周膜应变值在-0.24%~0.24%之间的区域为低应变区域。牙周膜应变值高于 2.4%和低于-2.4%的区域分别用灰色和黑色区域表示，高应变区域覆盖牙周膜的区域越多，牙齿则具有更高的移动速度。

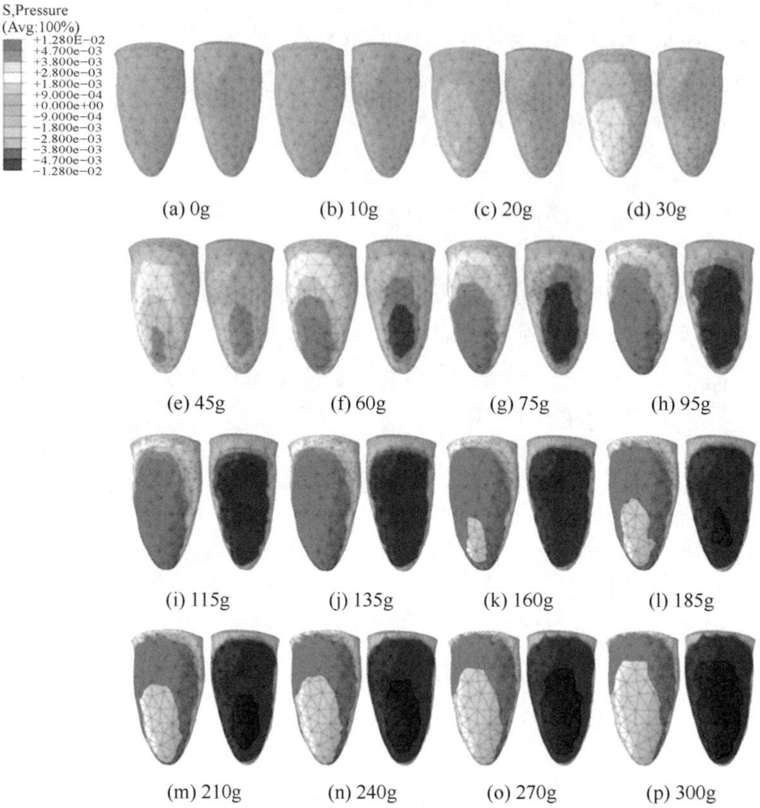

图 6-6　不同正畸力时尖牙远中向整体移动时牙周膜的静水压应力云图，
左侧和右侧云图分别表示牙周膜的远中侧面和近中侧面

从图 6-7 尖牙远中向整体移动时牙周膜的对数应变云图可以看出，牙周膜的远中侧主要为压应变，近中侧主要为拉应变。当正畸力为 75g 时，牙周膜高应变区域开始出现，并随着正畸力的增加，高应变区域的范围也随之增加。

为了进一步探究正畸力与牙周膜应力应变之间的相互关系，通过计算获得了尖牙在不同移动方式下，牙周膜适中应力区域、高应力区域和高应变区域随着正畸力改变所占牙周膜的体积比例，如图 6-8 所示。为了降低牙齿移动过程中根吸收的风险以提高正畸治疗的可靠性，同时提高牙齿移动速度以缩短正畸治疗周期，适中应力区域所占牙周膜的比例应尽可能地大，高应力区域占牙周膜的比例应尽可能地小，同时适中应变区域所占牙周膜的比例应尽可能地大，能够同时满足以上三方面牙周膜区域要求的正畸力才是最佳正畸力。

尖牙远中向整体移动时，各牙周膜区域与正畸力的关系如图 6-8（a）所示，可以看出高应力区域和高应变区域比例均随着正畸力的增加而逐渐增加。当正畸力增加到 137g 时，高应力区域开始出现。适中应力区域比例首先随着正畸力的增加而增加，随后又逐步回落，这说明在一定范围内的正畸力增加是有助于牙齿移动的，但是过大的正畸力可能会引起牙根的吸收。当正畸力为 150g 时，适中应力区域的比例达到最大值 65%。如果我们要求高应力区域比例为 0%，适中应力区域的比例大于 60%，同时高应变区域的比例大于 35%，那么尖牙远中向倾斜移动的最佳正畸力范围是 130~137g。

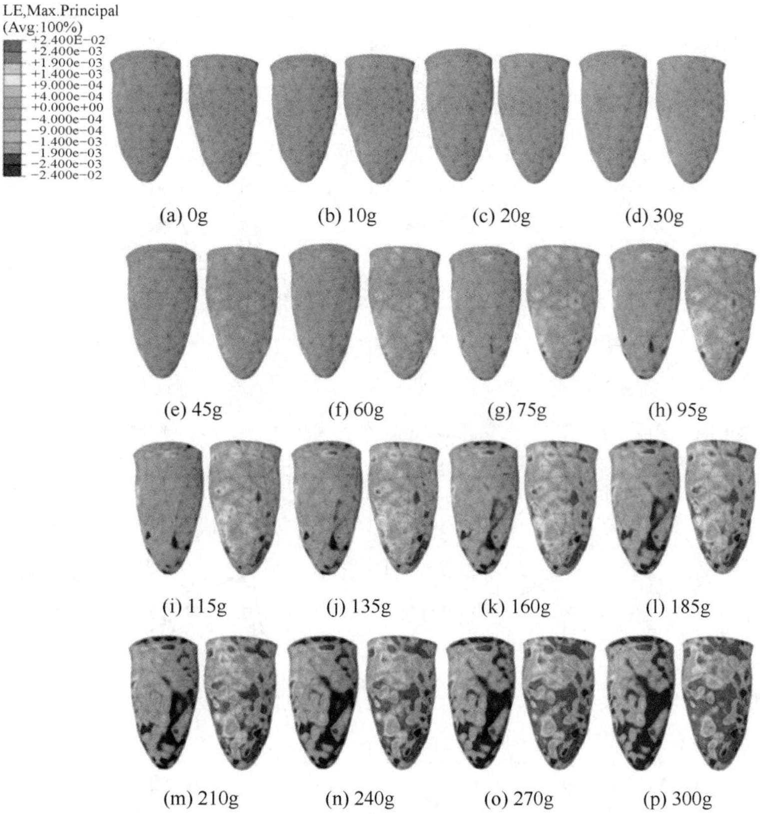

图 6-7　不同正畸力时尖牙远中向整体移动时牙周膜的对数应变云图，
左侧和右侧云图分别表示牙周膜的远中侧面和近中侧面

尖牙远中向倾斜移动时不同区域所占牙周膜的比例如图 6-8（b）所示，通过对比可以发现适中应力区域曲线的峰值相对于整体移动出现的较早，当正畸力增加到 44g 时，适中应力区域的比例达到最大值 55%，如果我们要求牙周膜高应力区域比例低于 2%，适中应力区域比例大于 50%，同时高应变区域比例大于 50%，那么尖牙远中向倾斜移动时的最佳正畸力范围就是 40~44g。

尖牙倾斜移动时的最佳正畸力区间相对于整体移动时较小，这是因为尖牙在倾斜移动时正畸力作用在牙冠上，而牙周膜处于尖牙的牙根区域，因此牙冠上的正畸力在牙根处会产生很大的力矩，在牙周膜的颈部和根部区域更容易出现应力集中现象。所以，即便在较小的牙齿倾斜移动正畸力的作用下，高应力区域也更为容易出现。我们可以从中得知，牙齿在倾斜移动过程中所需要的正畸力较小，过大的正畸力可能会引起不必要的牙根吸收或骨吸收。

如图 6-8（c）所示，尖牙沿颊向整体移动时，各曲线的走势与尖牙远中向整体移动时相类似，当正畸力达到 116g 时，适中应力区域比例达到最大值 68%，如果我们要求高应力区域的比例小于 2%，适中应力区域的比例大于 65%，同时高应变区域比例大于 40%，那么尖牙颊向整体移动时的最佳正畸力范围为 110~120g。

尖牙颊向倾斜移动时不同牙周膜区域所占比例如图 6-8（d）所示，当正畸力达到

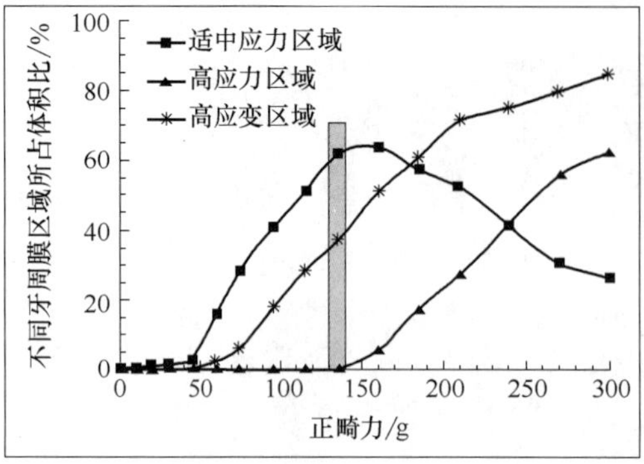

(a) 远中向整体移动

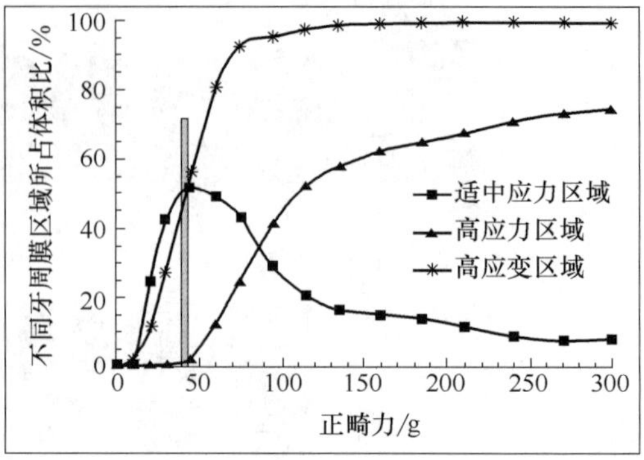

(b) 远中向倾斜移动

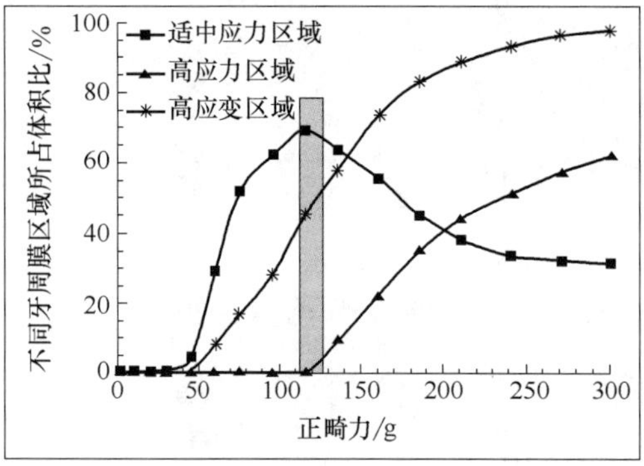

(c) 颊向整体移动

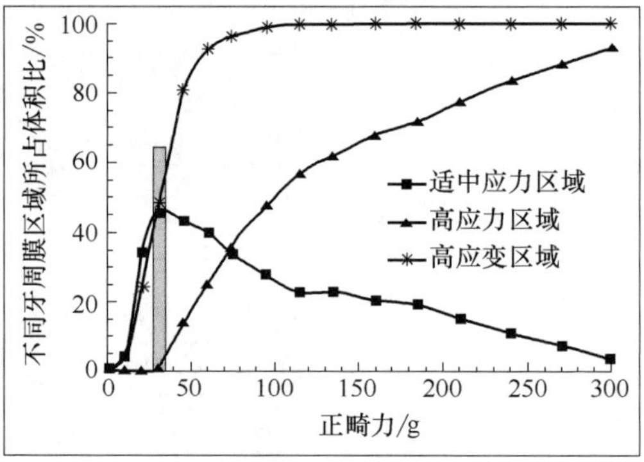

(d) 颊向倾斜移动

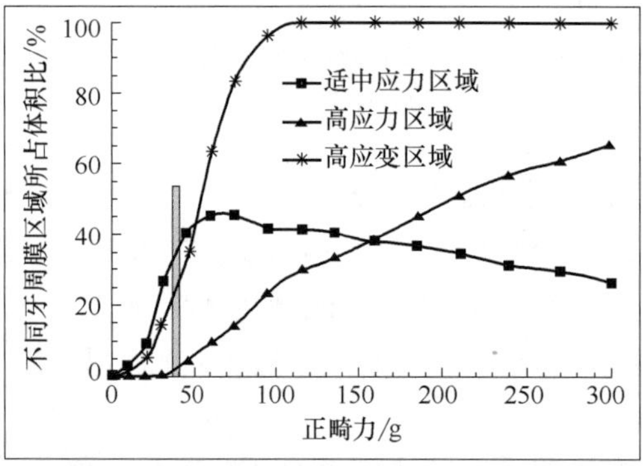

(e) 冠向拔出移动

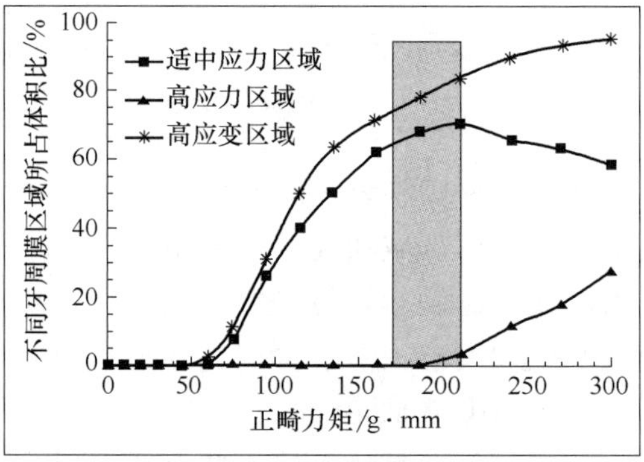

(f) 绕牙长轴移动

图 6-8　随着正畸力变化牙周膜适中应力区域、高应力区域和高应变区域所占牙周膜的体积比

30g 时，适中应力区域比例达到最大值 45%，如果我们要求高应力区域比例小于 2%，适中应力区域比例大于 40%，同时高应变区域比例也大于 40%，那么尖牙颊向倾斜移动时的最佳正畸力范围为 28~32g。

通过对比可以发现尖牙沿颊向整体移动时所需要的最佳正畸力相对于远中向移动时较小，这主要是因为尖牙并不是绝对的轴对称结构，尖牙牙根在近远中方向上的宽度相比于颊舌向的宽度较小，较小的承载面积将会产生较大的应力。这一点在临床治疗需要引起足够的关注，如果牙周膜在牙齿移动方向上的承载面积较小，那么应当适当的减小正畸力的大小。相似的情况同样出现在尖牙倾斜移动中，当正畸力增加到 20g 时，尖牙沿颊向倾斜移动时，牙周膜的大部分区域已经被适中应力区域所覆盖，而对于尖牙远中向倾斜移动，当正畸力增大到 30g 时，也才只有一小部分适中应力区域出现在牙周膜的颈部，尖牙沿颊向倾斜移动时的最佳正畸力相对于远中向倾斜移动时较小。

对于尖牙冠向拔出移动，如图 6-8（e）所示，当正畸力增加到 60g 时，适中应力区域的比例达到最大值 45%，如果要求高应力区域的比例小于 2%，适中应力区域比例大于 35%，高应变区域比例大于 20%，那么尖牙冠向拔出移动时的最佳正畸力范围是 38~40g。

相比于其他曲线，尖牙冠向拔出移动时，适中应力区域曲线在达到最高值之后的下降趋势较为平缓，这主要是因为尖牙牙根有一定的锥度，而冠向拔出移动时正畸力的方向与尖牙牙长轴向相一致，所以尖牙根尖处是主要的载荷承载区域，且牙周膜所产生的应力从根部到颈部逐渐减小。随着正畸力的增大，原来的适中应力区域逐步被高应力区域所覆盖，同时处于牙周膜上部的低应力区域逐步被适中应力区域所替代，这就导致即便适中应力区域的比例整体趋势是下滑的，但下滑趋势更为缓和。

尖牙绕牙长轴的转动中，相比于其他移动方式牙周膜主要受到剪切力的作用，且牙周膜的静水压应力分布与牙根的形态有关。如果牙周膜某一块区域的移动方向与该区域的外法线方向相垂直，那么该区域的静水压应力则为零。所以说，尖牙牙根的截面形状越贴近于圆形，那么牙根周围的牙周膜整体静水压应力就会越小，牙根吸收的可能性就会越低，更大的应力应变将出现在牙周膜弧度较小的区域。如图 6-8（f）所示，当正畸力矩增加到 210g·mm 时，尖牙绕牙长轴转动时的适中应力区域比例达到最大值 70%。如果我们要求牙周膜的高应力区域比例小于 2%，适中应力区域比例大于 65%，同时高应变区域比例大于 75%，那么尖牙绕牙长轴转动时的最佳正畸力矩范围就是 170~210g·mm。

尖牙不同移动方式下，所需要的最佳正畸力范围概括如表 6-5，相比于其他研究，牙齿移动的最佳正畸力范围进一步缩小，更加有助于指导临床正畸治疗[7,19]。尖牙整体移动时的最佳正畸力范围与临床常用正畸力（100g 或 150g）相一致[20]，并且与李等人[8] 的研究结果（远中向 80~130g，舌向 90~140g）相对应。尖牙倾斜移动时的最佳正畸力范围符合 Liao 等人[7] 的研究结果（14~50g）。对于冠向拔出移动，Proffit 等人[21] 通过一项实验表明尖牙拔出移动时的最佳正畸力范围是 35~60g，这与我们的研究结果相一致。而对尖牙绕牙长轴的转动，M Hemanth 等人[21] 研究表明一组大小为 0.4N 的力偶矩在牙周膜区域产生大小为 0.018N/mm^2 的应力，符合最佳正畸力的要求，其正畸力范围与我们的研究结果相吻合。

表 6-5　　　　尖牙不同移动方式下的最佳正畸力范围

移动方式	远中向整体移动	远中向倾斜移动	颊向整体移动	颊向倾斜移动	冠向拔出移动	绕牙长轴转动
最佳正畸力、力矩	130~137g	40~44g	110~124g	28~32g	38~40g	170~210g·mm

与其他研究结果相对比，以牙周膜的应变作为牙齿移动正畸力的衡量指标，可以得出尖牙近中向、舌向和压入向移动时的最佳正畸力范围是 80~130g、90~140g 和 35~50g[8]。在该项研究中，仅仅考虑了牙周膜的应变而没有充分考虑牙周膜应力，另外选择 2.4%作为牙周膜最佳应变区间的上限，并没有给出较为合理的解释。尽管牙周膜的应变与牙齿的

移动速度密切相关，但能否通过牙周膜的应变推测牙根或骨的吸收仍需要进一步的研究。此外李等人在研究过程中将牙周膜假设为精度较低的线弹性材料，这在一定程度上会影响结果的精确性[22,23]。

另一方面，如果只考虑牙周膜应力而忽视牙周膜的应变，当以牙周膜局部静水压应力作为衡量指标时得出牙齿远中向整体移动和倾斜移动时的最佳正畸力范围是 35~100g 和 14~50g，当以牙周膜平均静水压应力作为衡量指标时得出的最佳正畸力范围是 76~266g 和 37~135g[7]。在该项研究中，仅选择牙周膜最佳应力的下限（人体毛细血管压力 4.7kPa）作为判定正畸力是否过小的标准，而没有考虑与牙齿移动速度相关的牙周膜应变，即便在该正畸力作用下牙齿能够发生移动，但是如果移动速度非常低，则该正畸力就不能被称作是“最佳正畸力”。另外，将 16kPa 选择作为牙周膜最佳应力的上限也存在一定的争议，因为牙周膜最佳应力的上限 16kPa 是一种过分激进的选择，此时牙周膜已经完全闭塞，可能会造成大量牙周膜的坏死，引起牙根的吸收，反而降低了牙齿的移动速度。为了提高正畸治疗的可靠性，在我们的研究中选择了一个更为保守的牙周膜最佳应力上限 12.8kPa（16kPa 的 80%）。此外，现有研究仅对尖牙远中向整体移动和倾斜移动时的最佳正畸力进行探究，而没有考虑其他移动形式，而我们针对尖牙的六种移动方式进行了分析研究，获得了更为全面的牙齿移动最佳正畸力数据。

6.4 正畸矫治力的检测技术

正畸治疗中不恰当的治疗方式不仅不能获得理想的治疗效果，而且甚至会使病症更加糟糕，造成意想不到的恶果，而牙齿的矫正几乎是不可逆的[24,25]，对于矫正失败的案例很难进行二次修复。目前临床中对正畸患者的治疗主要依赖牙科医生的临床经验和主观判断[4]，对牙齿矫治力和力矩的施加很少涉及正畸力的检测，这种治疗方式具有很高的不确定性和不可控性。为此，当前医生广泛采用病人定期回访的保守式的试错性治疗方式[17]，并根据治疗反馈不断修正矫治方式，这会显著增加患者和医生的工作负担，使其始终处于矫正-调整-矫正的循环状态，效率较低。

为了明确矫治器在正畸治疗中对目标牙齿产生的矫治力系，实现矫治力的量化，进而探究矫治方式的合理性，并进一步优化正畸治疗方案，需要对矫治器回复过程中的矫治力进行实验测量，以评估正畸治疗可能达到的治疗效果，保证正畸治疗的安全可靠性。

目前正畸力的测量主要有两种方式[26]，一种是基于力学传感器的口内测量，需要在矫治器与和牙齿之间插入插拔垫片，但由于现有的矫治器械都是根据人体口腔尺寸设计成的标准尺寸元件，不允许插入多余辅件，否则会影响病人戴上器械后舒适性和治疗效果，而且这也会大大增加临床医生的工作量，无法得到真正的实施，更为重要的是测量的力学数据是已经佩戴了矫治器后的数据，无法用于临床实施前的正畸治疗方案的设计中。另外一种比较常用的正畸力测量方法是基于模拟模型的口外测量技术[27-29]，模拟模型一般由石膏、石蜡或者树脂等制作而成，这种测量方式相比于第一种实施起来更加方便，可以获得更长持续时间的稳定实验数据，是目前最为主要的正畸力测量方式。

选择一例临床病例进行正畸力的测量，病例患者年龄在 35 周岁，其临床照片及 CT 图像如图 6-9 所示，主要症状表现为上颌两颗中切牙 11 和 21 牙位牙齿牙冠偏舌侧内凹、牙根偏唇侧外凸，且牙齿所处的牙槽骨骨质条件较差，唇侧骨量仅有 0.45mm，属于非常规的复杂正畸案例。临床惯用的矫治方式是采用固定式矫治器的标准弓丝直接佩戴到患者牙列上，依靠弓丝的形变回复牵引牙齿移动，并最终使得矫正牙齿移动至与标准弓丝相匹配的理想牙列，然而，只依靠正畸弓丝的矫治方式在弓丝牵引中切牙牙冠向唇侧外移的同时，牙根可能也会跟随牙体向唇侧移动，牙根向唇侧移动会压迫患者唇侧薄弱的牙槽骨壁，致使骨壁刺穿甚至牙齿脱落，导致正畸治疗失败。因此，对于复杂病例的矫治，我们需要针对其临床病症设计专用的矫治装置，并事先对矫治装置所产生的正畸力进行测量评估，以获得更加安全可靠的正畸治疗。

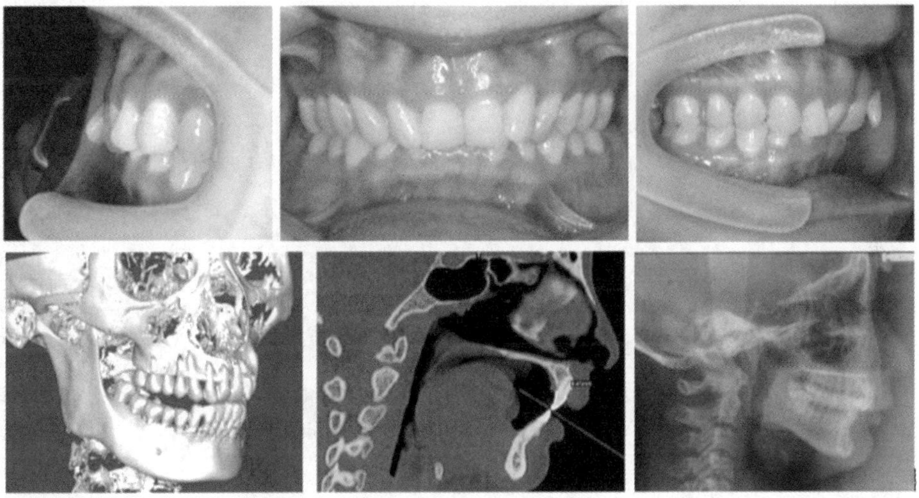

图 6-9　患者临床病症

在正畸医生的协助下设计了如图 6-10 的矫治装置，佩戴临床固定式矫治器的同时，在两颗中切牙的舌侧添加了辅助铰链以限制牙根向唇侧的移动，防止牙根刺穿骨壁。辅助铰链的前端设计有一组环钩用于限制中切牙牙根的唇向移动，中部设计有塑料贴板，贴板与患者的口腔上颚完全贴合以降低患者的异物感，辅助铰链的两尾端设计有带环，带环安装在两颗上颌第一磨牙上起固位作用，在带环上设计有导管以装配弓丝。舌侧环钩的约束位置与唇侧弓丝的牵引位置在牙长轴方向上存在一定的距离偏差，相互作用的结果使牙体产生绕环钩约束位置的扭转，进而使得中切牙牙冠向唇侧外移，牙根向舌侧内收。

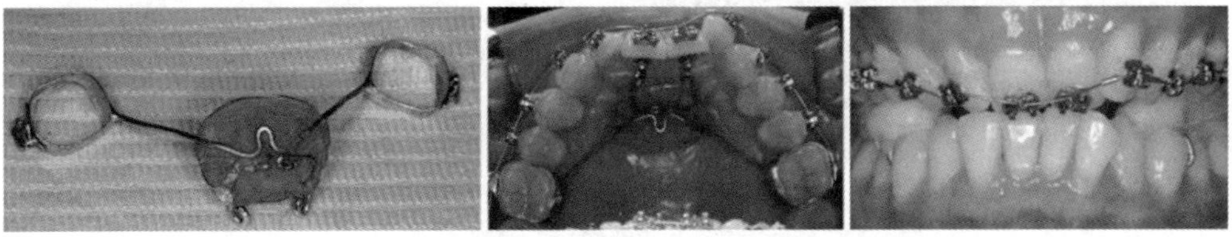

图 6-10　初步矫治方案设计

在设计了初步矫治方案之后，需要进一步明确矫治器施加在两颗中切牙上的矫治力大小和方向，一般来说牙齿的错位量越大弓丝变形产生的回复力就越大，然而矫治力并不是越大越好，矫治力的大小必须在合适的范围，才能获得更好的治疗效果。另一方面，矫治器产生的矫治力方向也需要进一步明确，错误的引导方向可能适得其反，该患者牙齿 11 和 21 牙位所处的唇侧骨壁较薄，很容易造成正畸治疗失败。

为此，我们搭建了基于模拟牙颌模型的口外矫治力测量平台，如图 6-11 所示，测量装置的主要部件包括模拟牙颌模型和力学传感器。模拟牙颌模型是患者口腔的仿造模型，在利用三维建模软件设计出模拟牙颌的数字模型之后，可直接通过 3D 打印加工制作[30]，如图 6-12 所示，图 6-12（a）为模拟牙颌模型的数字模型，图 6-12（b）为数字牙颌模型经 3D 打印加工出的实物模型，模型材料为树脂。矫治力的测量对象为 11 和 21 牙位牙齿，模拟牙颌模型中测量牙齿与其他牙周组织分离，并依靠上下六根固位销定位，牙齿的顶部设计有连接杆，其主要作用是增大力学传感器摆放空间，连接杆与力传感器连接。测量所采用的力学传感器为 Nano17 F/T（ATI，美国）六维力学传感器[31]，可同时测量牙齿受到的三个方向上的力和力矩，测量精度分别为 1/160N 和 1/32N · mm。测量装置中所采用的正畸弓丝为直径为 4. 267mm［0. 014ft（英尺）］的标准序列镍钛合金弓丝，其形态与理想牙弓形态相一致，主要用于正畸矫治的第一阶段，测量装置中的托槽为自锁托槽。

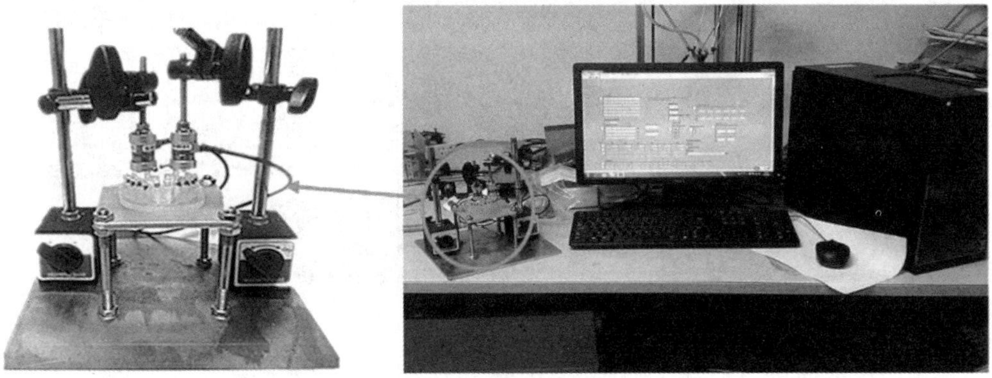

图 6-11　口外矫治力测量平台

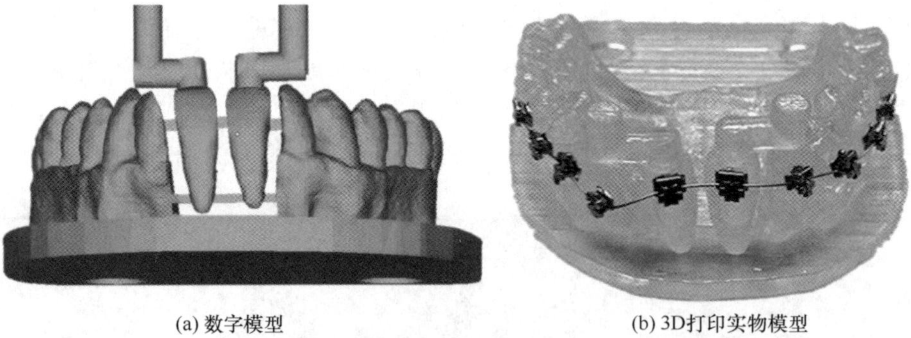

(a) 数字模型　　(b) 3D打印实物模型

图 6-12　模拟牙颌模型

矫治力测量过程包括以下三个步骤：a. 对模拟牙颌模型装配矫治装置（弓丝、托槽和辅助铰链）后，将其固定在矫治力测量平台上；b. 调整传感器的位置和角度，使传感器的测量端与牙齿的连接杆相连接，并对力传感器的尾端进行固定。c. 打开矫治力测量软件，进行矫治力的数据采集，同时用刀片将固位销割断使测量牙齿除与矫治装置和传感器连接外不与其他牙周组织接触，随后保持一段时间后停止数据采集。

矫治装置在装配到错位牙列之后会产生形变回复力，回复力通过粘贴在牙冠上的托槽传递给牙体，在固位销割断之前，矫治力依靠固位销钉进行平衡，当固位销割断以后，牙齿除与弓丝和传感器连接之外，不与其他组织相接触，弓丝所产生的矫治力直接传递给力学传感器，从而实现矫治力的精确测量。

为方便随后的分析计算，以牙齿牙冠中心为原点建立局部坐标系，x，y 和 z 轴分别对应牙齿的近远中向，唇舌向和根冠向，矫治力的测量单元模型如图6-13所示。在矫治力测量过程中，由于传感器的测量中心并不是牙齿牙冠中心，所以测得的数据并不是弓丝变形直接施加在牙齿上的矫治力系，需要进行坐标转换方可使用，转换公式如式6-3所示。

$$F_x=F'_x,\quad T_x=T'_x-F_y\times d_z-F_z\times d_y;$$
$$F_y=F'_y,\quad T_y=T'_y-F_x\times d_z-F_z\times d_x;$$
$$F_z=F'_z,\quad T_z=T'_z-F_x\times d_y-F_y\times d_x;\qquad(6-3)$$

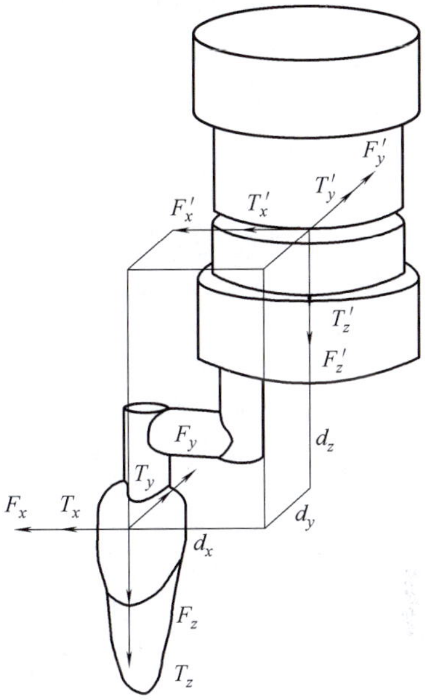

图6-13 矫治力测量单元

其中 F、T 表示牙齿实际所受到的正畸力和力矩，F′、T′表示力传感器测得的正畸力和力矩，d 表示牙齿牙冠中心到传感器测量中心的垂直距离。力和力矩的下标 x，y，z 分别表示力和力矩在牙齿局部坐标系 x，y，z 轴上的数值。经过数据转换之后，计算得到牙齿所受的矫治力系如表6-6所示。

表6-6　牙齿11和21牙位所受到的矫治力系

F_{11x}/N	F_{11y}/N	F_{11z}/N	T_{11x}/N·mm	T_{11y}/N·mm	T_{11z}/N·mm
0.0000	0.0021	-0.0043	-0.0854	0.0519	0.0016
F_{21x}/N	F_{21y}/N	F_{21z}/N	T_{21x}/N·mm	T_{21y}/N·mm	T_{21z}/N·mm
0.6024	-0.8050	-1.2048	30.8711	-26.5257	4.8586

从测量结果来看，在所设计的矫治方案下目标牙齿所受到的矫治力大小基本满足临床最佳正畸力的范围，能够更好地激发牙槽骨改建，完成牙齿的矫正。另外，牙齿11牙位所受到的矫治力和力矩相对于牙齿21牙位较小，这主要是由于牙齿11牙位相对于其两边相邻的牙齿12和21牙位的错位差较小，致使弓丝在牙齿11牙位处的变形量较小，因此所产生的矫治力也相对较小。相比之下，牙齿21牙位所受到的矫治力更大，这是因为牙齿21牙位与其相邻的牙齿22牙位之间存在较大的错位量，导致弓丝在牙齿21牙位处的变形量较大，作用在牙齿21牙位上的矫治力也更大。另外，通过三维矫治力测量平台测得的矫治力大小与前人的研究结果相一致[7,8]，且满足临床常用最佳正畸力100g或150g[20]。

需要说明的是，该装置只能针对矫治装置装配在牙颌模型上的初始矫治力进行测量，无法考虑矫治过程中随着牙齿移动所产生的矫治力变化。而口腔正畸治疗中，正畸力作用于牙齿后，口腔相应组织产生特定的反应，诱导牙齿移动。这一过程中，正畸力是牙齿移动的外在诱因，牙周组织对正畸力的反应才是引起牙齿移动、决定牙齿移动速度的根本原因。现有研究提供的方法及测量设备，得到的力与力矩仅仅是牙齿受外力变形引起的，而未考虑传递到牙槽骨后正畸力的吸收。为了克服口内取模体外测量方法中存在的问题，可以利用基于生物力学模型的正畸力动态测量方法进行测量（图 6–14）。

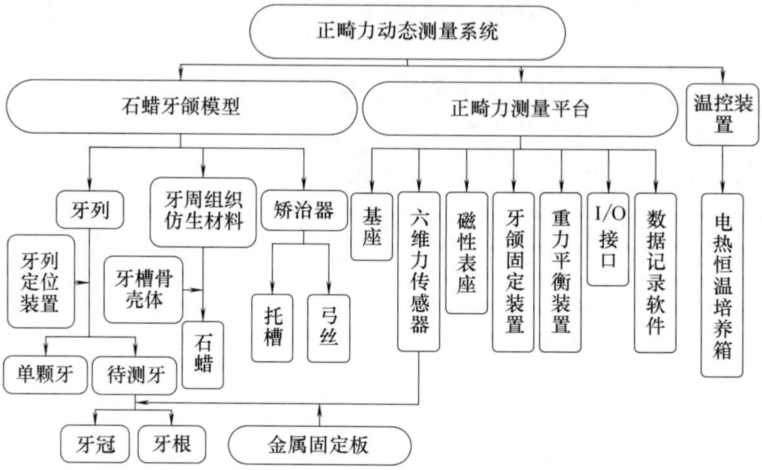

图 6–14　正畸力动态测量系统总体方案

正畸力动态测量系统主要由石蜡牙颌模型、正畸力测量平台、温控装置组成；石蜡牙颌模型由牙列、牙周组织仿生材料蜡模、牙槽骨壳体、矫治器组成；正畸力测量平台由基座、六维力传感器、磁性表座、牙颌固定装置、重力平衡装置、I/O 接口、数据记录软件组成。单颗牙与待测牙通过牙列定位装置组成牙列，待测牙通过金属固定板与六维力传感器固定连接。图 6–15 为正畸力动态测量系统的原理示意图，该系统可以模拟牙齿正畸的生物力学特性，能更真实地反映正畸力作用于牙冠后正畸力的动态变化与传递过程。

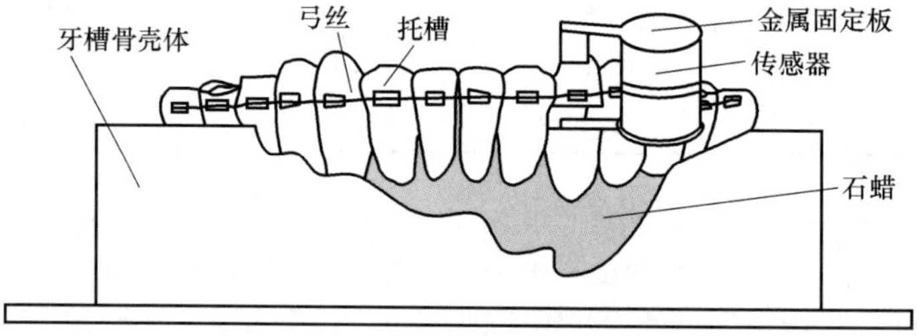

图 6–15　正畸力动态测量系统的原理示意图

正畸力动态测量系统工作流程（图 6–16）为：首先通过 CT 数据获得患者牙列［图 6–16（a）］，利用 3D 打印得到全牙列的单颗牙模型；通过牙列定位装置将患者牙列在石蜡牙颌模型上模拟牙齿排列情况；其次对目标待测牙进行切割得到牙冠与牙根，用金属固定板分别于六维传感器的两端固定连接得到牙齿–传感器组成测量元件，将其与石蜡牙颌模型组成下颌模拟模型并在正畸医生的指导下安装矫治器［图 6–16（b）］；然后将下颌模拟模型固定安装在测量平台上，与重力平衡装置组成正畸力动态测量系统［图 6–16（c）］；最后，将正畸力动态测量系统放入温控箱中，通过温度的控制调节石蜡的黏弹性系数，使患者牙列在石蜡牙颌模型上受矫治器的作用模拟移动，实时测量牙齿受到矫治器作用下的正畸力，最后完成模拟矫治［图 6-16（d）］。

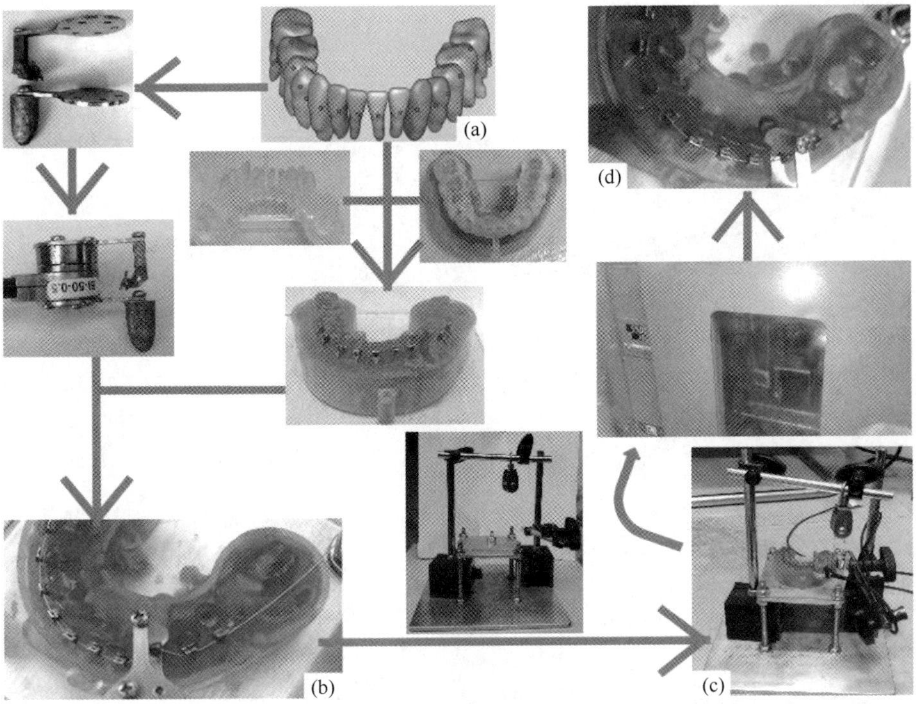

图 6-16 正畸力动态测量系统工作流程实物图

（a）牙列三维图 （b）矫治前牙颌模型 （c）正畸力动态测量装置 （d）矫治后牙颌模型

通过选用三种正畸临床常用的弓丝类型（普通镍钛圆丝，超弹性镍钛圆丝、超记忆镍钛方丝）与一种自制形状记忆高分子材料方丝进行正畸力动态测量实验，用于对比不同正畸弓丝的机械性能对正畸力及力矩在矫治过程中的初始力系及力系变化，以期指导正畸临床对矫正弓丝的选择。详见表 6-7，所有弓丝未经临床使用，末端直，无弯曲、折痕、刻痕。

表 6-7　　四种正畸弓丝参数

生产厂家	产品名称	尺寸/mm(in)	产地	Af/℃
埃蒙迪(IMD)	普通镍钛圆丝	0.3556(0.014)	中国	32
埃蒙迪(IMD)	超弹性镍钛圆丝	0.3556(0.014)	中国	35
Tomy	超记忆镍钛方丝	0.4064(0.016)×0.4064(0.016)	日本	43
自制	形状记忆高分子材料方丝	0.3556(0.014)×0.3556(0.014)	中国	36.25

依次在正畸力动态测量装置安装四种不同的正畸弓丝，测量到的正畸力并不是固定值，而会随着时间改变。为了获得正畸力变化的趋势，实验以 0.2s 为时间间隔，由六维力传感器测量得到了 4h 内的正畸力在六维方向的数据，包括三维方向的力 F 和三维方向的力矩 M。对四种弓丝分别计算合力与合力矩，即四种不同形状记忆弓丝在同一错颌牙位所产生的正畸力的合力 F 与合力矩 M。根据测量的力和力矩数据，绘制出四种弓丝在不

同时刻的正畸力合力的曲线图（图 6-17）与正畸合力矩的曲线图（图 6-18），从图可见四种弓丝所产生的初始正畸力是不同的，且四种正畸弓丝在不同时刻的正畸力合力的变化趋势都是逐渐下降，而后趋于平稳。

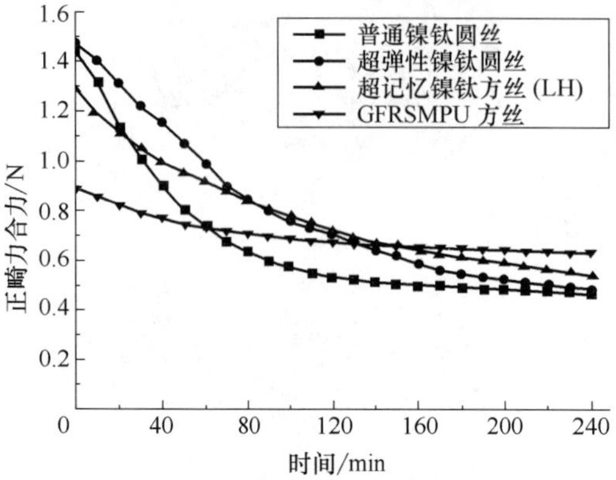

图 6-17　四种弓丝的正畸力合力

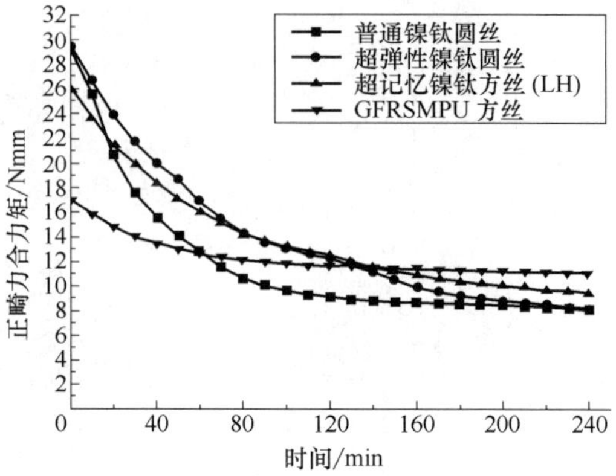

图 6-18　四种弓丝的正畸力合力矩

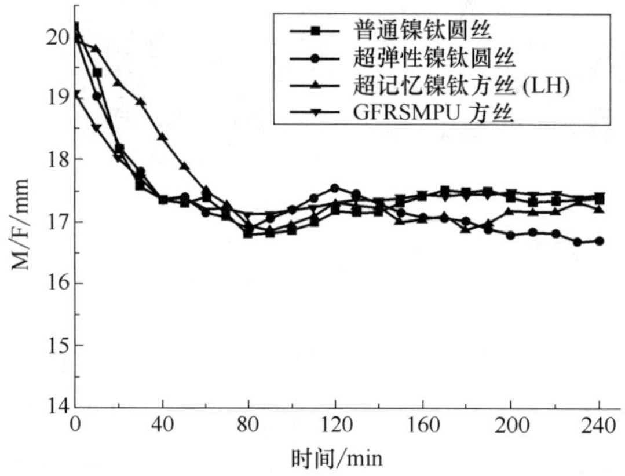

图 6-19　四种弓丝 M/F 与时间的关系

另外，分别计算出四种弓丝不同时刻的正畸力矩/力的值并绘制出 M/F 与时间（t）的曲线图（图 6-19），可以看出不同弓丝的 M/F 值在正畸弓丝加载后前一段时间都是迅速减小的，而后呈上下波动状态。

以上测量效果显示了通过正畸力动态测量可以获得正畸矫治器施加在牙齿上正畸力的变化过程，而不仅只是获得初始正畸力。不同的弓丝，其初始正畸力不同，正畸力衰减速度也不一样，可以为医生制订精准的正畸方案提供理论数据。

6.5　基于形状记忆材料的精确正畸技术

目前，临床口腔正畸矫治器主要包括固定式矫治器和无托槽隐形矫治器，固定矫治器施加力的部分是矫治弓丝，矫治弓丝广泛采用金属材料如不锈钢弓丝、镍钛合金弓丝等[32-34]。然而大量的临床使用表明，不锈钢弓丝的材料强度过高、刚度过大，在牙齿矫治过程中提供的矫治力偏大，会增加患者的疼痛感[35]，且不锈钢弓丝不具备形状记忆效应，矫治效果不够理想。另外镍钛合金弓丝在口腔适宜的环境温度下和唾液中各种化学物质的作用下会失去合金表面光泽，发生腐蚀反应。腐蚀不仅降低合金的强度，腐蚀产物（合金中析出的有害金属离子）还会对机体产生不良反应，如过敏、牙齿着色及毒性作用[36-39]。此外，镍钛合金的制作和处理工艺非常复杂，其预成型的相变温度约为 500℃，镍含量的微量变化就会引起合金相变温度的巨大改变，使其性能不稳定，难以实现个性化的弯制[40]。固定式矫治器的金属托槽美观性较差，在患者处于开口状态时很容易被人观察到，使人产生“铁齿钢牙”的尴尬，即便是陶瓷托槽也无法完全达到完全隐形的效果。

无托槽隐形矫治器一般由透明高分子膜片经热压成型制得[41]，材料一般为常规弹性材料，依靠矫治器的弹性回复压迫牙齿移动，但是矫治器的变形量会随着牙齿移动而逐渐降低，致使其弹性回复力也随之降低，不能为牙齿移动提供持续的大小适中的矫治力，所以无托槽隐形矫治器的设计一般需要事先规划牙齿的移动路径，然后制作出一系列（约40~50副）的隐形矫治器，患者需要定期更换新的矫治器以获得持续稳定的矫治力。另外，隐形矫治器材料一般不具有形状记忆效应，牙齿牵引不够精确，经常出现牙齿移动路径与规划不一致的情况[42]，这时需要针对患者的临床病症重新规划设计矫治方案，制作隐形矫治器，这就大大增加了治疗成本。此外，隐形矫治器的矫治能力有限，适用症较窄，主要用于错㪇状况不太严重的病例[43]，对于复杂疑难病例难以实现无托槽隐形矫治。

针对传统矫治器材料的不足，有学者提出将形状记忆聚合物材料 SMP（Shape memory ploymer），比如形状记忆聚氨酯 SMPU（Shape memory polyurethane）应用于口腔正畸领域[44]。形状记忆聚合物是指具有初始形状的 SMP 制品在一定条件下改变其初始形状并固定后，通过外界条件（如温度、机械、化学等）的刺激又可恢复其初始形状的一种新型智能高分子材料。根据 SMP 的形状回复原理可以分为：热致型 SMP、电致型 SMP、光致型 SMP 和化学感应型 SMP 等。新型智能 SMP 材料已经在航空航天领域、商业领域和生物医药领域得到了广泛应用，比如用 SMP 制作的航空用自动部署太阳帆、Smart 织物或未来智能衣服和 SMP 人体植入支架等[45-47]。

图 6-20 是热致型 SMP 材料的形状记忆功能工作原理，在环境温度高于其玻璃化转变温度 T_g（Glass-transition temperature）以上时对 SMP 材料制品施加外界载荷改变其初始形状，在保持外界载荷不变的情况下降低材料环境温度至玻璃化转变温度以下，在低温环境下保持一段时间后去除外界载荷，SMP 材料制品将不会回复到其初始形状，只有当环境温度提高到玻璃化转变温度或者以上时，SMP 材料制品才会逐渐恢复到其初始形状。这主要是因为 SMP 是由保持初始形状的固定硬质相和随温度进行可逆变化的逆变软质相两部分组成的，分别对应具有桥接结构的晶体部分和非晶体部分，当温度达到软质相的逆变相变温度范围时，会导致其分子重新排列到原来的位置，使形状得到恢复[48,49]。

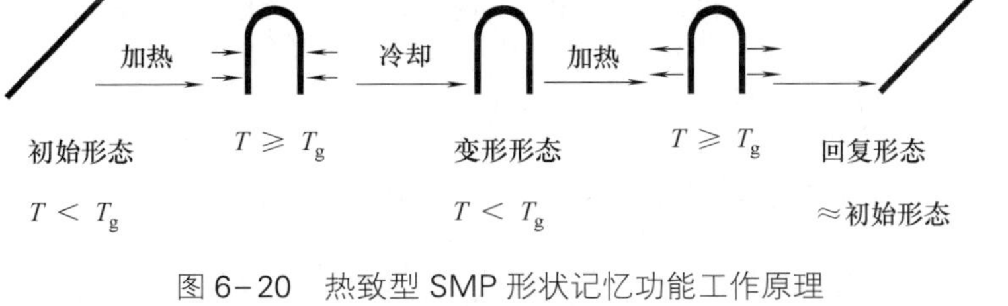

图 6-20　热致型 SMP 形状记忆功能工作原理

形状记忆聚氨酯 SMPU 属于热致型 SMP，在人体口腔环境温度下可以激发其形状回复功能，实现矫正牙齿的目的，激发 SMP 材料产生形状回复效应时的温度叫材料的玻璃化转变温度 T_g。关于 SMP 的生物相容性，英国、德国等国家学者通过大量实验表明 SMP

具有良好的生物相容性，且已经在正畸器械、缓释药物、心血管泵阀、功能修复体等方面实现了广泛的应用[49,50]。另外SMP材料与金属弓丝材料相比，成本低廉，易成型，成形温度基本在100℃左右，很容易通过注塑模、挤压等成型方法得到想要的特殊形状[51]，可恢复应变大，形状回复温度可调，并且材料大多数为透明的，是潜在的理想弓丝材料。

6.5.1 SMPU热力学本构模型及参数

理想弹性体的应力应变关系符合胡克定律，应力与材料应变线性相关且材料的力学响应是瞬时的；理想流体的应力应变关系满足牛顿流体力学，材料的应力与应变速率呈线性关系。而在实际应用中许多材料并不仅仅表现出弹性或黏性特质，而是两者兼具[52,53]，聚合物材料如SMPU就属于此类材料。

为了描述SMPU材料的黏弹性热力学行为，1997年Tobushi等人[54,55] 基于经典黏弹性理论，将弹簧、黏壶和滑移单元结合在一起，同时考虑了热膨胀效应，构建了形状记忆高分子材料的热力学本构模型，其数学表达式为式6-4。其中滑移单元用于控制SMPU材料形状记忆过程中能量的存储和释放，是该模型的关键。

$$\dot{\varepsilon}=\frac{\dot{\sigma}}{E}+\frac{\sigma}{\mu}-\frac{\varepsilon-\varepsilon_s}{\lambda}+\alpha\dot{T} \tag{6-4}$$

式中参数顶部的圆点表示其对时间的导数，材料参数E、μ、λ、和α分别表示材料的弹性模量、黏性系数、松弛时间、和热膨胀系数，σ和ε分别表示总应力和总应变，ε_s表示残余蠕变应变，T为环境温度。该一维SMPU热力学本构模型是基于单轴拉伸实验建立起来的，仅局限于表达SMPU简单应力条件下的热力学行为，而不能用于复杂受力状态下热力学行为的描述[56,57]。

为了能够描述SMPU在复杂受力状态下的热力学行为，浙江工业大学数字化正畸课题组林文武和张鹏园对Tobushi等人一维热力学本构模型进行推导[58,59]，经过拓展获得了三维热力学本构模型，其数学表达式如6-5所示，其中，式（6-5a）表示正应力的本构关系，式（6-5b）表示剪应力部分的本构关系，ε_v是体积应变，ε_1是临界应变，C是与温度相关的材料系数，K是体积模量，υ是泊松比，i，$j=1$，2，3。该SMPU三维黏弹性热力学本构模型经有限元模拟验证，能够很好地表达材料在复杂应力状态下的热力学行为[56]。

$$\frac{\lambda}{E}\dot{\sigma}_{ii}+\left(\frac{\lambda}{\mu}-\frac{C}{E}\right)\sigma_{ii}=(1-C)\varepsilon_{ii}+\lambda\dot{\varepsilon}_{ii}+\left[\left(\frac{\lambda}{\mu}-\frac{C}{E}\right)K+\frac{1}{3}(1-C)\right]\varepsilon_v+\left(\frac{\lambda}{E}K-\frac{1}{3}\lambda\right)\dot{\varepsilon}_v+C\varepsilon_{lii}-\lambda\alpha\dot{T}(i=j) \tag{6-5a}$$

$$\frac{\lambda}{E}\dot{\sigma}_{ij}+\left(\frac{\lambda}{\mu}-\frac{C}{E}\right)\sigma_{ij}=(1-C)\varepsilon_{ij}+\lambda\dot{\varepsilon}_{ij}+C\varepsilon_{lij}(i\neq j) \tag{6-5b}$$

$$K=\frac{E}{3(1-2\upsilon)} \tag{6-5c}$$

热致型SMPU的材料参数，如弹性模量E、黏性系数μ和松弛时间λ，均会随着温度的改变而改变，它们都是温度的函数。对于SMPU材料参数模型，Tobushi提出了如式6-6的材料模型[54,55]，X可以表示材料参数E、μ、λ中任何一个，X_g是材料参数X在

SMPU 玻璃化转变温度 T_g 下的值，k 是在玻璃化转变区间内参数的变化率。

$$X = X_g \exp\left[k\left(\frac{T_g}{T}-1\right)\right] \tag{6-6}$$

为了获得 SMPU 在玻璃化转变温度 T_g 下的材料参数值，Tobushi 又提出了另外一个材料方程[54]，如式 6-7 所示，其中 e 表示指数函数，t 表示时间。当材料测试实验以恒定的拉伸速率下进行时 SMP 材料参数满足此方程式[55]，因此可以通过此方程进行实验数据的拟合以获得 SMPU 的材料参数值。

$$\sigma(t) = E_2(T)\varepsilon(t) + \varepsilon(t)(E(t) - E_2(T))\frac{1-e^{-\frac{E(T)}{\mu(T)}t}}{E(T)t/\mu(T)} \tag{6-7}$$

通过对一种典型 SMP 材料 SMPU（MM3520，玻璃化转变温度 T_g35℃，DIAPLEX Co. Ltd，日本）的热力学实验测量，并参照式 6-7 对实验曲线进行拟合配准，获得了该材料三维热力学本构模型的参数[55,58]，如表 6-8 所示，其中 T_g 表示材料的玻璃化转变温度，E_g 表示材料在玻璃化转变温度下的弹性模量，μ_g 表示黏度系数，C_g 表示比例系数，L_g 表示延迟时间，F_g 表示残余应变，K_e、K_u、K_c、K_l 和 K_f 均为材料参数关于温度方程中的指数函数幂系数，α_p 表示热膨胀系数，V_p 表示泊松比。

表 6-8　　SMPU 三维热力学本构模型相关参数值

T_g/°F	E_g/MPa	μ_g/GPa · s	C_g	L_g/s	F_g/%	K_e
309. 95	15. 47	2341. 7	0. 112	265. 15	0. 3	38. 1
K_u	K_c	K_l	K_f	α_p/K^{-1}	V_p	—
44. 2	38. 7	35. 4	58. 2	0. 000116	0. 2	—

6. 5. 2　SMPU 弓丝正畸过程有限元仿真

SMPU 弓丝有限元分析重点研究弓丝由于形变产生的初始正畸力，并不考虑由于弓丝长期作用引起牙槽骨吸收重建的牙齿矫治过程，故本模型中不包含牙槽骨与牙周膜等组织。为了简化分析，假设上颌左右两边对称，取上颌牙列模型的一半作为研究对象，弓丝的近中端设置为对称约束。同时为使 SMPU 弓丝在模型装配过程中不产生预应力，参照标准形态弓丝对上颌牙列进行修正排齐，且所有托槽的中心位于同一平面上，如图 6-21 所示。

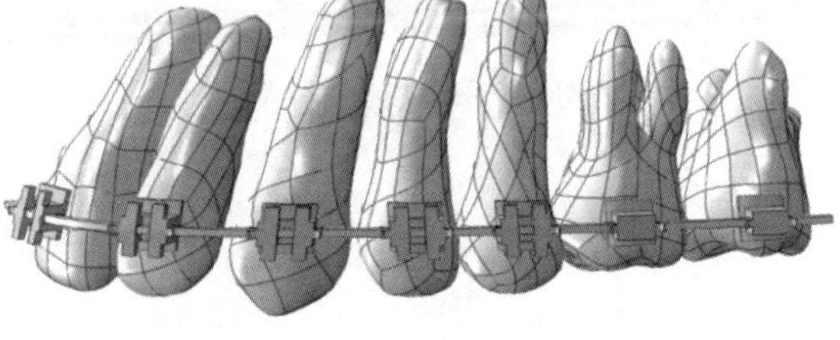

图 6-21　正畸有限元几何模型

在有限元分析过程中弓丝与托槽的接触状态会不断地发生变化，为简化有限元分析，增加模型的收敛性和可计算度，简化了弓丝与托槽之间的接触设置，对需要移动的托槽与弓丝之间设置为绑定接触，其余托槽与弓丝之间的接触形式为有限滑动接触。另外，考虑到弓丝与托槽之间的摩擦力主要影响正畸治疗过程中由于牙齿移动而引起的托槽与弓丝的相对滑动，而对弓丝变形所产生的初始正畸力影响很小，故在仿真时设置弓丝与托槽之间为光滑无摩擦接触。

正畸治疗中，弓丝的形变主要是由于标准形态弓丝与错位牙列形态不一致引起的，变形的弓丝能够产生正畸力，从而促使错位牙齿发生移动，达到矫治的目的。主要方法是通过控制托槽使对象牙齿产生一定位移，从而模拟临床治疗中的牙齿错位。在临床治疗过程中，3mm 的牙位偏差量被认为是一个较大的错位量，故以 3mm 牙齿错位量（交叉移动方式下牙齿错位量为 2.82mm）为例，选择典型的侧切牙、尖牙为研究对象，研究不同牙齿不同错位形式下，SMPU 弓丝的初始正畸力。为方便操作，在托槽与弓丝接触面上建立了局部坐标系，如图 6-22 所示，*X* 轴代表唇舌向，*X* 轴正方向为弓丝与托槽底部接触面外法线法向；*Y* 轴为根冠向，*Y* 轴正方向为牙冠方向；*Z* 轴为近远中方向，*Z* 轴正方向为远中方向，通过对 22 牙位的切牙和 23 牙位的尖牙施加不同形式的位移，来模拟不同错𬌗情况下的 SMPU 弓丝变形产生的初始正畸力。

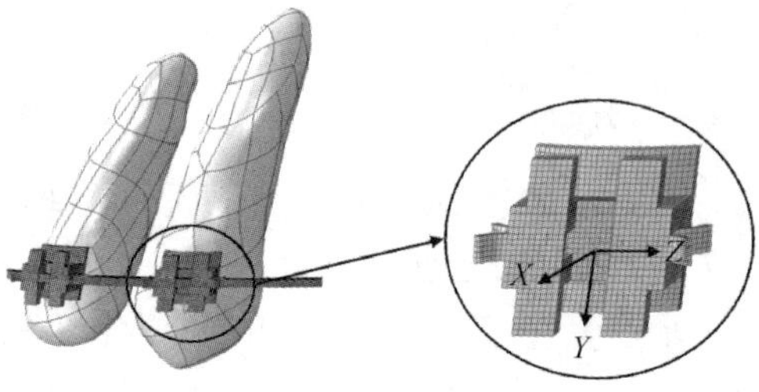

图 6-22　托槽的局部坐标系

正畸有限元分析过程中，分别对 22 牙位侧切牙和 23 牙位尖牙沿 *X* 轴正方向和负方向施加 3mm 的位移量，得到有限元模型的应力云图如图 6-23 所示。通过后处理可以获得牙齿位移与 SMPU 弓丝产生的初始正畸力的关系曲线，如图 6-24 所示。

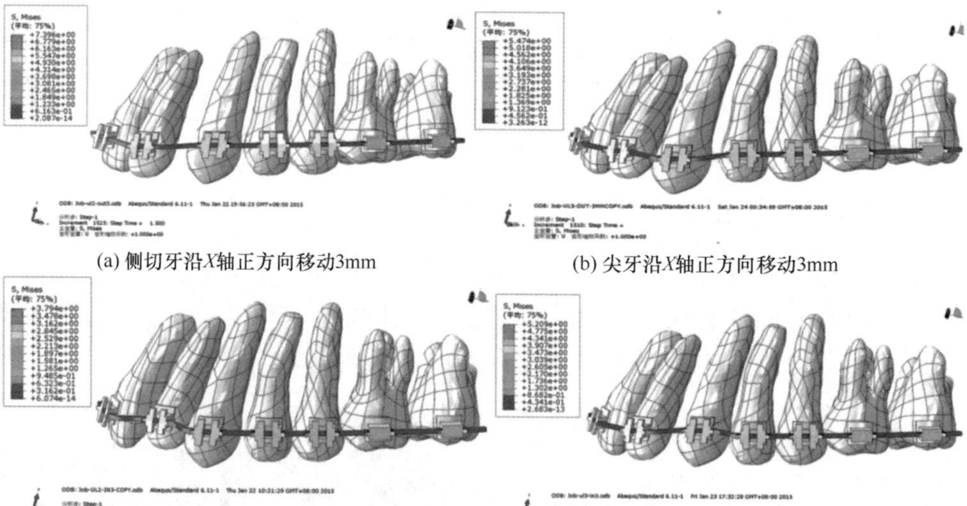
(a) 侧切牙沿*X*轴正方向移动3mm　(b) 尖牙沿*X*轴正方向移动3mm

(c) 侧切牙沿*X*轴负方向移动3mm　(d) 尖牙沿*X*轴负方向移动3mm

图 6-23　唇舌向牙齿错位有限元应力云图

从图 6-24 中的四条牙齿位移与初始正畸力的关系曲线，可以看出 SMPU 弓丝的正畸力与牙齿位移量整体成正相关。22 牙位切牙沿 *X* 轴正向（唇侧）位移量由 0 逐步增加到 3mm 期间，正畸力随着牙齿位移量基本成线性增加，在位移量为 3mm 时达到最大值，约为 0.55N；23 牙位尖牙沿 *X* 轴正向（唇侧）移动时位移与正畸力曲线基本与 22 牙位切牙相似，相比于 22 牙位其斜率较小，位移量由 0 增加到 3mm 过程中的最大正畸力为

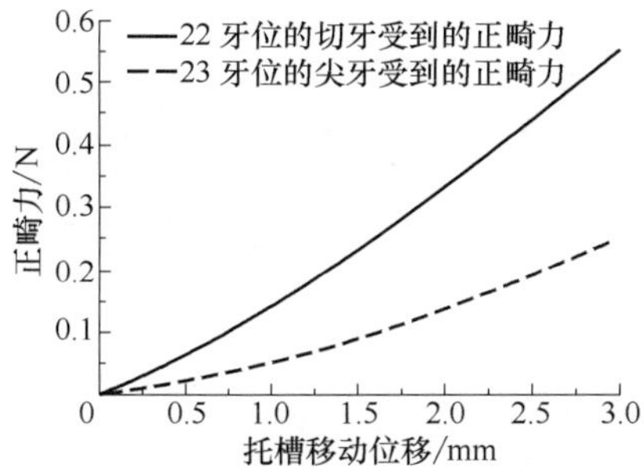

(a) 牙齿沿 X 轴正方向（唇侧）移动时系曲线

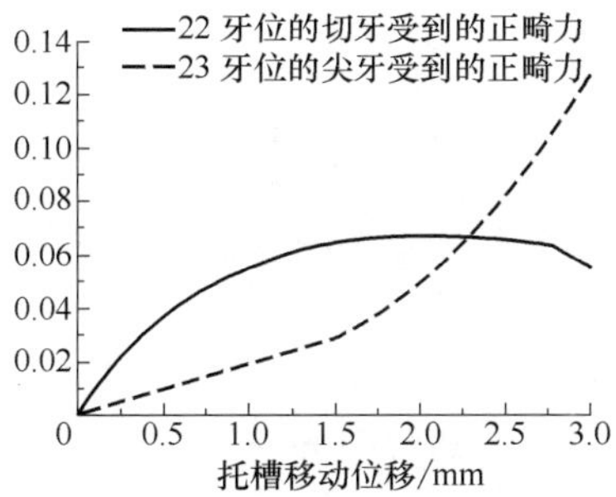

(b) 牙齿沿 X 轴负方向（舌侧）移动时位移与初始正畸力关位移与初始正畸力关系曲线

图 6-24　牙齿沿唇舌向移动时位移与初始正畸力关系曲线

0.25N；22 牙位切牙沿 X 轴负向（舌侧）移动时，位移量与正畸力关系曲线与沿 X 轴正向（唇侧）移动时不同，在 0~1.5mm 初级阶段正畸力基本随位移量的增加而增加，当位移量达到 1.5mm 之后，正畸力则不再随其继续增加，在位移量达到 2.5mm 时反而有下降的趋势，在位移量由 0 变化到 3mm 时，正畸力在 1.5~2.5mm 处达到最大值，为 0.06N；23 牙位尖牙沿 X 轴负向（舌侧）移动时的位移量与正畸力曲线仍基本符合线性关系，正畸力随着位移量的增加而逐步增大，在位移量为 1.7mm 时，关系曲线发生转折，斜率变大，牙齿移动过程中最大正畸力出现在位移 3mm 处，大小为 0.18N。由以上分析可以得知，牙齿沿唇舌向由 0 逐渐移动 3mm 时，SMPU 弓丝所能提供的最大正畸力大小为 0.06~0.55N。

临床正畸中，牙齿的错位不仅仅发生在唇舌向，往往伴随着牙根冠方向的错位。在有限元仿真过程中，同样选取侧切牙和尖牙为研究对象，分别对 22 牙位侧切牙和 23 牙位尖牙沿 X 轴正向与 Y 轴负向呈 45°角方向移动 2.82mm 以及沿 X 轴正向与 Y 轴正向呈 45°角方向移动 2.82mm，得到牙齿沿交叉方向移动时的有限元模型的应力云图，如图 6-25 所示。经后处理得到牙齿沿交叉方向移动时位移与初始正畸力关系曲线，如图 6-26 所示。

由其位移与正畸力关系曲线可以看出，22 牙位切牙和 23 牙位尖牙沿交叉方向移动时其位移量与正畸力关系曲线仍基本符合线性关系，如图 6-26（a）所示，牙齿沿 X 轴正向与 Y 轴负向夹角 45°方向移动时，其正畸力随位移量呈线性增加，22 牙位切牙的关系曲线斜率要大于 23 牙位尖牙的曲线斜率，在位移量为 2.82mm 时正畸力达到最大值，其中 22 牙位切牙为 0.5N，23 牙位尖牙为 0.26N；如图 6-26（b）所示，22 牙位切牙沿 X 轴正向与 Y 轴正向夹角 45°方向移动时，正畸力在位移量为 0.7~1.5mm 处出现一个平台，随后正畸力又随着位移量的增加而线性增加，在 2.82mm 处达到最大值 0.11N；23 牙位尖牙沿 X 轴正向与 Y 轴正向夹角 45°方向移动的位移量与正畸力关系曲线同样呈线性关系，在位移量为 2.82mm 时，正畸力大小为 0.18N。可以看出，牙齿沿交叉方向移动 3mm 时，SMPU 弓丝所能提供的最大正畸力范围在 0.11~0.5N。

由牙齿唇舌向错位时有限元分析结果图 6-24 可知，牙齿沿唇侧向移动时相比于沿舌侧向移动时产生的初始正畸力更大，主要是由于为了简化分析，假设上颌左右两边牙齿对称的前提条件下，取上颌一半的模型作为研究对象，并且对该边界施加对称约束，因此弓丝不存在沿对称面的法向移动，而在托槽移动过程中，会引起弓丝长度变化，弓丝产生弯

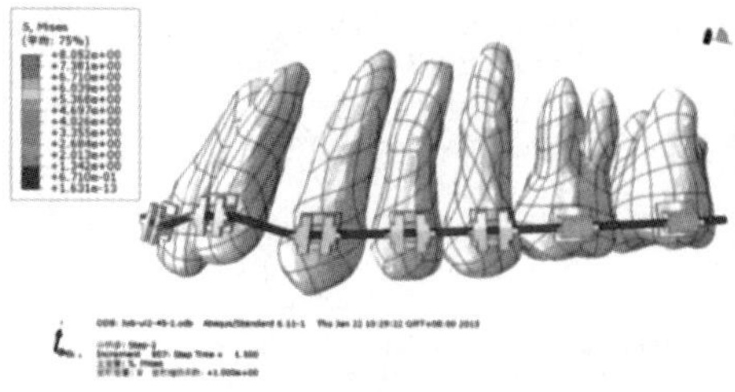

(a) 侧切牙沿*X*轴正向与*Y*轴负向夹角45°方向移动2.82mm

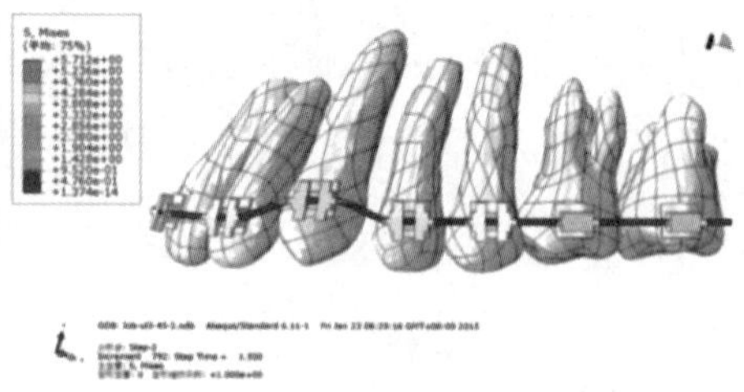

(b) 尖牙沿*X*轴正向与*Y*轴负向夹角45°方向移动2.82mm

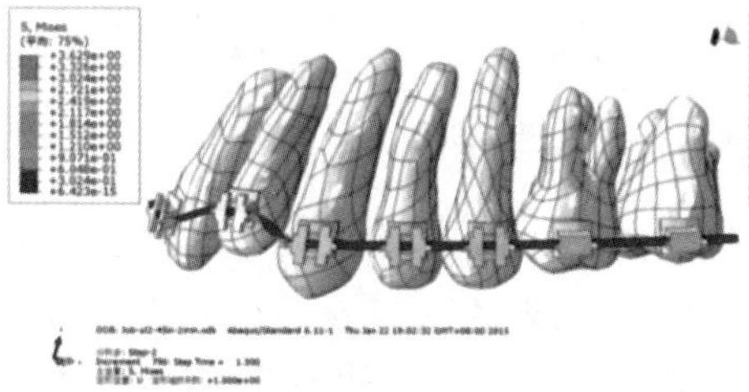

(c) 侧切牙沿*X*轴正向与*Y*轴正向夹角45°方向移动2.82mm

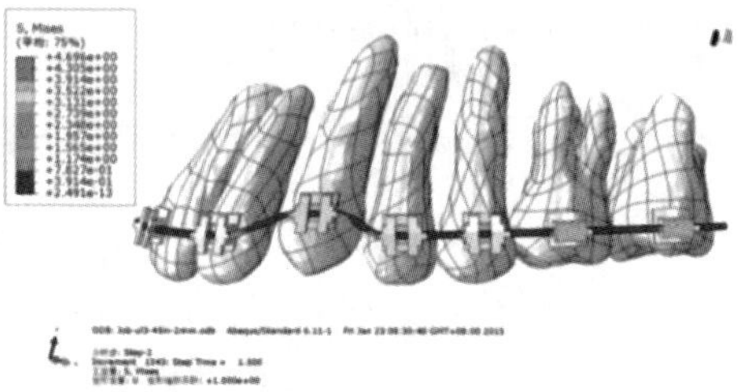

(d) 尖牙沿*X*轴正向与*Y*轴正向夹角45°方向移动2.82mm

图 6-25　交叉方向牙齿错位时的应力云图

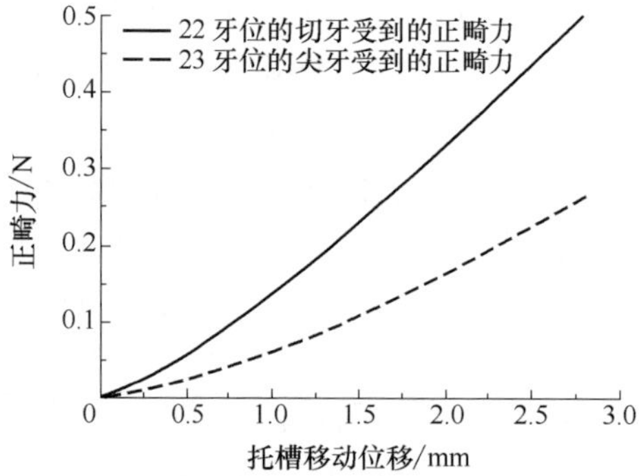

(a) 牙齿沿 *X* 轴正向与 *Y* 轴负向夹角 45°方向移动时位移与初始正畸力关系曲线

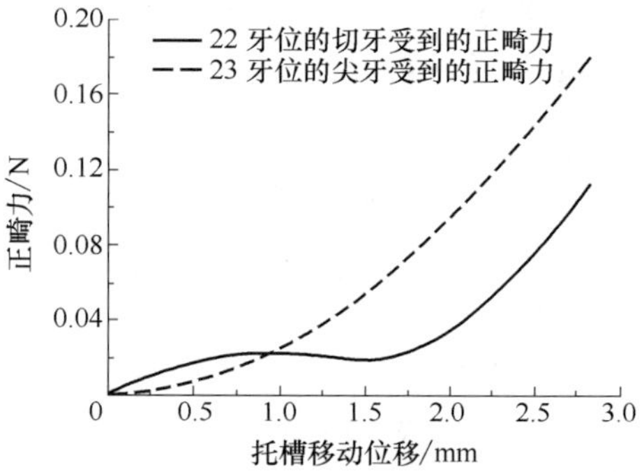

(b) 牙齿沿 *X* 轴正向与 *Y* 轴正向夹角 45°方向移动时位移与初始正畸力关系曲线

图 6-26　牙齿沿交叉方向移动时位移与初始正畸力关系曲线

曲变形的同时，伴随着一定的轴向变形，因此托槽向唇侧移动时的正畸力比向舌侧的大，这也说明施加一定的轴向拉伸变形会增加弓丝的正畸力。另外，侧切牙沿舌侧方向移动时，所产生的正畸力并没有一直随着牙齿位移的增加而增加，这主要是由于侧切牙处的曲率半径较大，侧切牙向舌侧移动时伴随着弓丝在托槽内的滑动引起的，从结果中可以看出，对弓丝末端施加相应的固位约束，也可以提高弓丝的正畸力。牙齿沿唇舌向移动时产生的最小初始正畸力为 0. 06N，最大初始正畸力为 0. 55N。

与牙齿沿唇舌向移动时的位移与初始正畸力的关系曲线相似，牙齿沿交叉向移动时得到的位移与正畸力关系曲线仍整体呈线性关系。另外，可以看出牙齿沿唇侧偏牙根 45°方向移动时，正畸力相比于牙齿沿舌侧偏牙冠 45°方向更大，这主要是因为牙齿沿唇侧偏牙根 45°方向移动时引起了弓丝更大的轴向拉伸。牙齿沿交叉方向移动时得到的最小初始正畸力为 0.11N，最大初始正畸力为 0.53N。

由以上讨论分析，在定义托槽与弓丝的接触形式为光滑无摩擦前提下，得出 SMPU 弓丝在变形量为 3mm（交叉移动方式下为 2.82mm）时初始正畸力大小范围为：0.06~0.55N。临床治疗过程中认为最佳正畸力的范围在 0.98~1.47N 之间[10]，所以 SMPU 弓丝相比于金属弓丝所能提供的正畸力是偏小的，在实际临床应用中可以对 SMPU 弓丝实施一定的预紧力，从而提高其正畸治疗过程中的正畸力。另外，有研究表明在牙齿矫治的第一阶段（排齐牙列）正畸治疗效果不依赖弓丝产生的正畸力大小，较柔和的正畸力同样可以达到很好的治疗效果，因此 SMPU 弓丝可以应用在正畸治疗中的第一阶段。

6.5.3 SMPU 弓丝在蜡形牙模上的验证实验

为了验证 SMPU（聚氨酯形状记忆聚合物）弓丝的正畸效果，决定在 typodont（蜡形牙模）模型上进行试验。选用挤出成型的方法加工直径为 0.5mm 的聚合弓丝，如图 6-27 所示，并选用杭州新亚齿科材料有限公司的托槽，大小为 0.4064mm×0.5588mm（0.016in×0.022in）。在牙模的牙齿上贴上托槽后，将弓丝放在 50℃的热水中，一段时间后，将 SMPU 弓丝拉伸为初始长度的 1.5 倍，在室温下冷却，将控温箱中温度设置到 35℃，然后将弓丝卡在牙模上的托槽中。

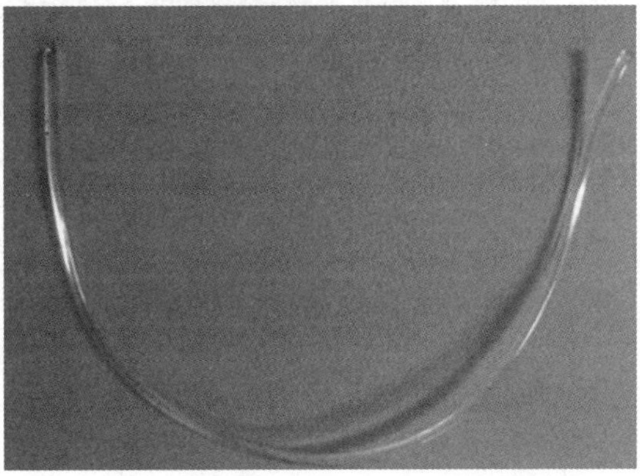

图 6-27　挤塑 SMPU 弓丝实物图

模拟效果如图 6-28 所示，在控温箱中可以观察到，之前排列混乱的牙齿开始移动，逐渐排列整齐，大概两个小时后，牙齿基本上排列到了理想的位置上。可以发现弓丝的形状回复速度比较快，但是可以通过调节弓丝的拉伸长度和初始弯曲形状来控制和调节正畸力的大小，且可以发现托槽上的 SMPU 弓丝是无色透明的，相对于金属弓丝来说更加的美观。

6.5.4 基于 SMPU 的一体式个性化矫治器

目前，对于新型智能材料 SMP 的使用主要局限于正畸弓丝的制作，而未涉及一体式个性化矫治器的设计制作。为此提出综合考虑固定式矫治器和无托槽隐形矫治器的优势，结合形状记忆高分子材料将托槽与弓丝作为整体进行一体化设计，开发一种介于两者之间的、能变形、透明的一体式、新型个性化矫治器，利用 SMP 材料的变形加力替代原有的弓丝滑动加力方法，利用 3D 打印技术实现一体式矫治器的制作。

一体式个性化矫治器主要包括固持结构和施力结构两部分，固持结构粘贴在牙冠上用于固位矫治器，其作用类似于固定式矫治装置中的托槽，不同的是托槽一般为标准件，托槽底板不能与齿面完全贴合，而固持结构是提取牙冠齿面后经过抽壳获得的，底面与齿面

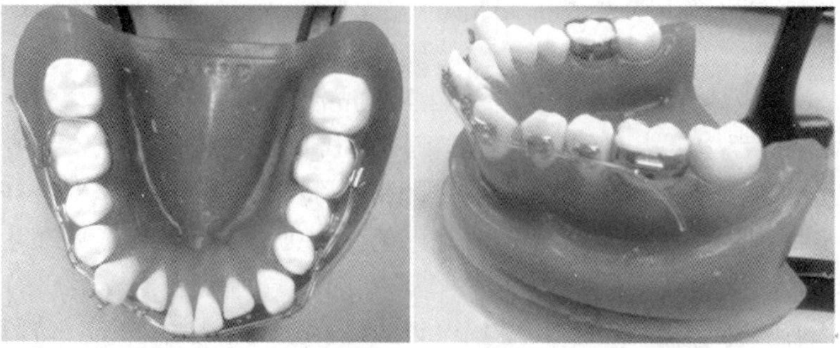

(a) 实验前typodont模型

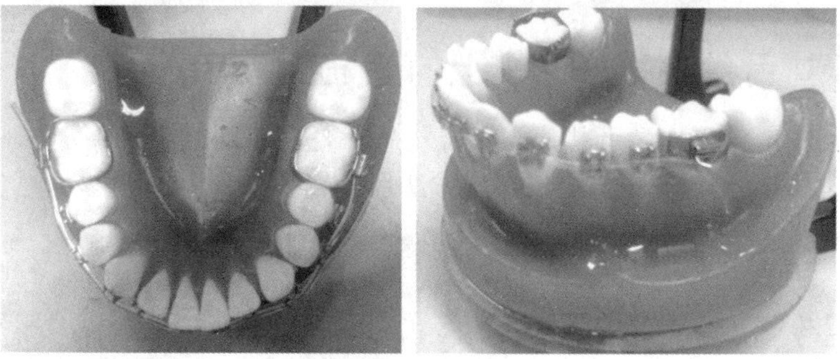

(b) 实验后typodont模型

图 6-28　SMPU 弓丝正畸效果在蜡模上的模拟

完全贴合，具有更好的粘贴固位效果。另外，固持结构的轮廓形状也可以根据医生或患者要求进行个性化的设计，其轮廓可以设计成三角形、矩形、圆形或五角星形，也可以是与齿面轮廓相吻合的轮廓形状。不过，在我们现阶段的研究工作中固持结构的轮廓形状并不会对有限元模拟和实验测量产生过大的影响，为了方便操作将所有牙齿上的固持结构均设计成半径 2mm、厚度约 1.2mm 的圆形轮廓，固持结构的中心为齿冠的位置中心，如图 6-29 所示为上颌侧切牙 12、尖牙 13 和第一磨牙 14 牙位的圆形轮廓固持结构。

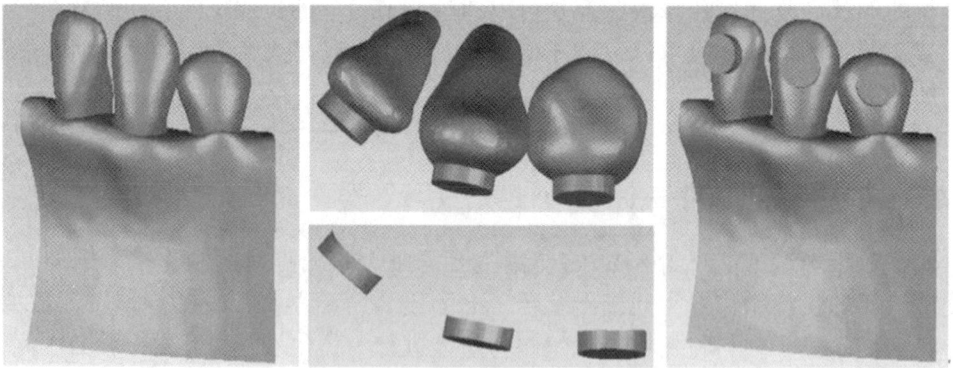

图 6-29　个性化矫治器的圆形轮廓固持结构

在这里只针对上颌侧切牙 12、尖牙 13 和第一磨牙 14 牙位三颗牙齿展开矫治器的设计和研究工作，并没有考虑全牙列，主要是因为：a. 全牙列的矫治器模型设计更为复杂，矫治器的设计弓形需与理想牙列弓形相一致；b. 受限于全牙列个性化矫治器更长的长度、较小的横截面积，其加工制作更加困难，很难一体成型；c. 通过对覆盖三颗牙齿的简易矫治器的研究同样可以探究 SMPU 矫治器在形状回复过程中的力学响应。

个性化矫治器施力结构的功能与固定式矫治器中的弓丝相类似，主要作用是施加牙齿矫治力，牵引牙齿向理想位置移动，在设计了固持结构之后，固持结构之间用施力结构连接，分别设计了截面形状为矩形、圆形和三角形的施力结构，矩形截面为 1mm×1mm 的正方形，圆形截面半径为 0. 56mm，三角形截面为边长 1. 52mm 的等边三角形，它们的横截面面积均为 $1mm^2$，如图 6-30 所示，整个矫治器的弓形与理想牙列形态相一致。

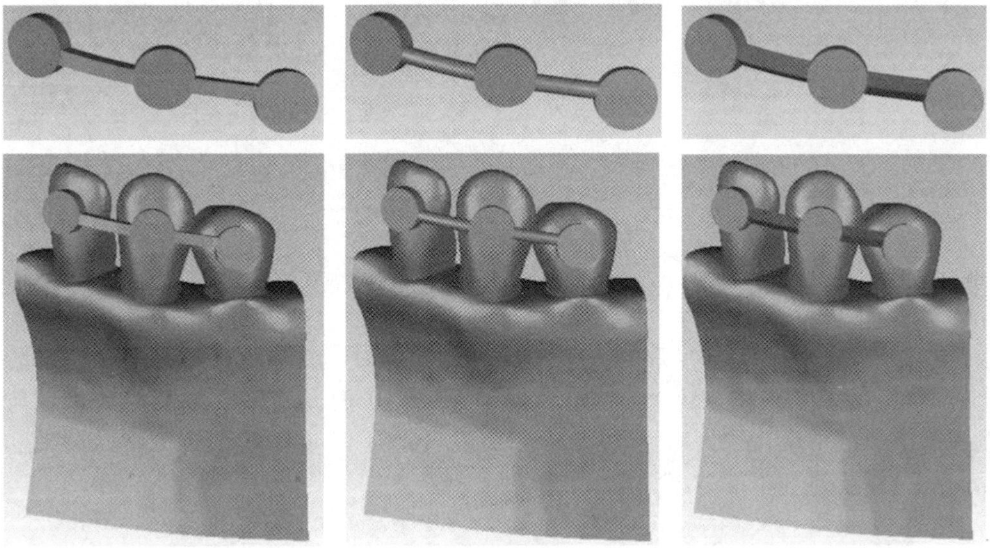

(a) 矩形截面　　(b) 圆形截面　　(c) 三角形截面

图 6-30　不同截面施力结构的一体式个性化矫治器

在设计了一体式个性化矫治器之后，为了探究其在不同偏移方向下的力学响应，需要针对矫治器进行有限元模拟。为此，构建了包括个性化矫治器、上颌牙齿（侧切牙、尖牙和第一磨牙）及其牙周组织在内的有限元模型，在利用四面体进行网格划分之后，如图 6-31 所示。

个性化矫治器在临床使用时主要包括以下几个步骤：a. 对矫治器进行加热至高温 T_g+20℃使其软化，然后改变矫治器的原始第一形态将其佩戴在患者的石膏模型上；b. 降低佩戴在石膏模型上矫治器的环境温度至低温 T_g-20℃，并保持一段时间以固化矫治器的临时第二形态；c. 将矫治器从患者的石膏模型上取下并转移到患者的口腔中，矫治器的临时第二形态与患者口腔牙列完全契合，可以很大程度的降低粘贴操作难度；d. 在口腔环境温度下会激发矫治器的形状回复效应，使其逐渐由临时第二形态向原始第一形态变形回复，进而牵引牙齿向理想位置移动，实现正畸治疗的目的。

为了模拟上述矫治器的临床使用过程，有限元分析主要包括高温加载、保持降温和升温回复三个分析步，另外为了观察每个主要分析步结束之后矫治器随时间的力学响应，在每一个主要分析步之后分别添加了一个辅助分析步，共六个分析步。在有限元模拟时侧切牙和第一磨牙固定约束，对尖牙分别施加沿唇向、舌向、冠向和根向的最大值为 2mm 的位移载荷，对矫治器整体模型施加温度载荷，位移和温度载荷曲线，如图 6-32 所示，在

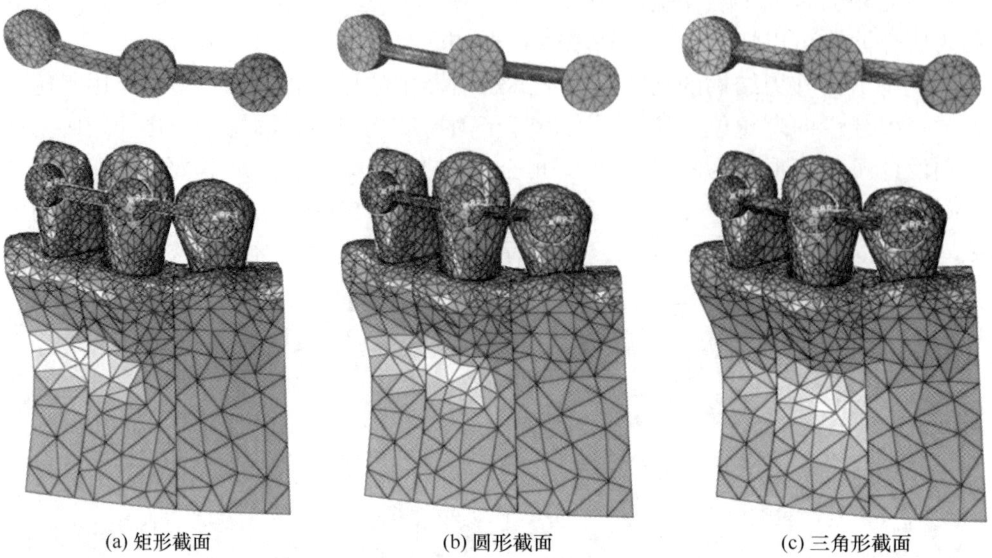

图 6-31 不同截面施力结构个性化矫治器及上颌牙齿组织有限元模型

高温环境 56.8℃下对尖牙施加 2mm 的位移，经过一段时间之后保持位移约束降低矫治器所处的环境温度至低温 16.8℃，在低温环境下保持一段时间之后逐渐提高矫治器所处的环境温度至矫治器的玻璃化转变温度 36.8℃，在 36.8℃环境中矫治器的形状回复功能会被激活，从而产生形状回复力牵引牙齿移动。

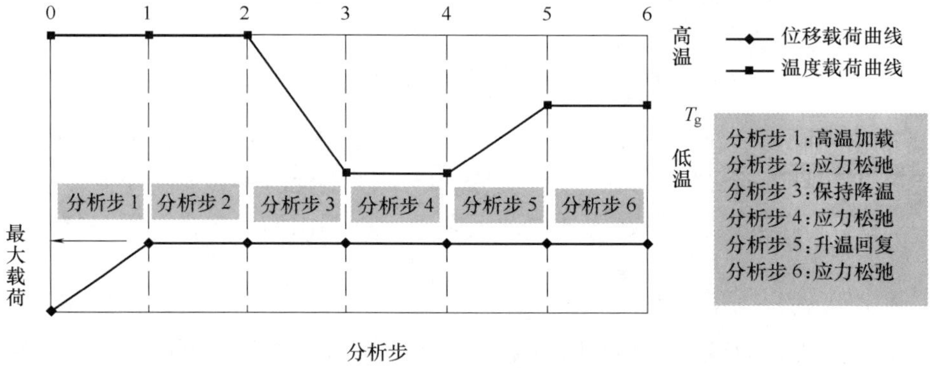

图 6-32 个性化矫治器力学响应模拟位移和温度加载曲线

通过有限元模拟获得了不同施力结构截面的个性化矫治器沿唇向、舌向、冠向和根向偏移 2mm 时矫治器的不同力学响应，如图 6-33（a），图 6-34（a）和图 6-35（a），可以看出不同截面不同偏移方向下矫治器的力学响应虽不尽相同，但整体趋势基本保持一致。在升温回复阶段，矫治器在其材料玻璃化转变温度环境中保持一段时间之后，所能提供的稳定的形状回复力，如图 6-33（b），图 6-34（b）和图 6-35（b）所示，可以发现不同偏移方向下矫治器所能提供的形状回复力并不相同。

无论施力结构的截面是矩形、圆形还是三角形，矫治器沿唇向偏移 2mm 时获得的形状回复力最大，沿冠向偏移所获得的形状回复力次之，沿舌向和根向偏移时矫治器所提供

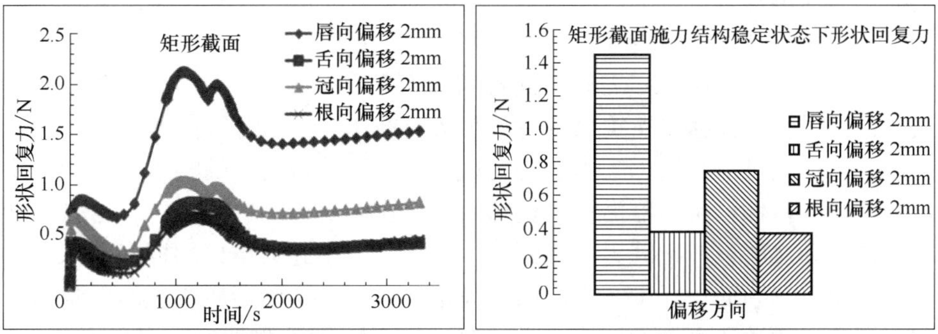

(a) 模拟过程力学响应　　(b) 稳定状态形状回复力

图 6-33　矩形截面施力结构矫治器在不同偏移方向下的力学响应

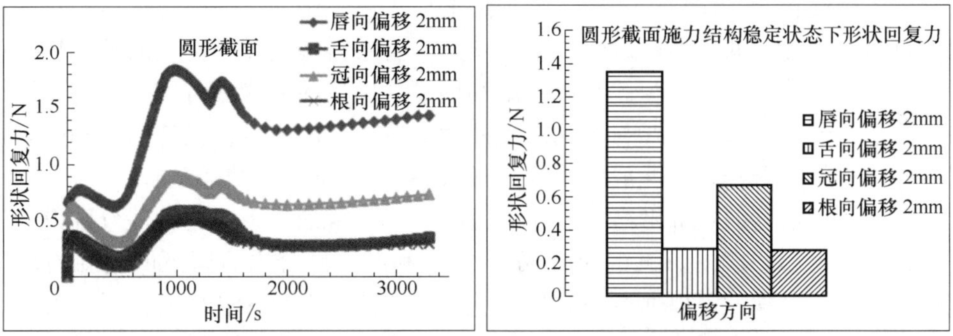

(a) 模拟过程力学响应　　(b) 稳定状态形状回复力

图 6-34　圆形截面施力结构矫治器在不同偏移方向下的力学响应

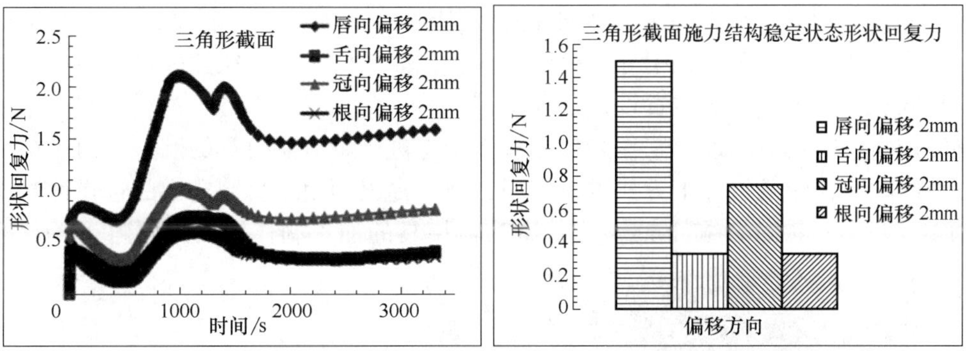

(a) 模拟过程力学响应　　(b) 稳定状态形状回复力

图 6-35　三角形截面施力结构矫治器在不同偏移方向下的力学响应

的形状回复力最小。矫治器发生唇向偏移时所产生的形状回复力较大主要是受牙列弓形的影响，矫治器偏唇向有一定的弧度，当矫治器沿唇向变形时会受到一定程度的拉伸，进而导致产生更大矫治力，而当矫治器沿舌侧变形时矫治器会受到一定的压缩，而 SMPU 作为一种高分子材料，受压缩时的抵抗变形能力相比于受拉伸时较差，所以矫治器所能产生的回复力有限。矫治器沿冠向偏移时产生的回复力较根向偏移时更大也主要是受同样因素的影响，从中我们也可以发现预拉伸在一定程度上可以提高矫治器的回复力。

矫治器沿唇向偏移时所能提供的稳定状态回复力在134~150g之间，满足牙齿沿唇向整体移动时的临床最佳正畸力要求，能够很好地起到正畸治疗的作用；当矫治器沿根向偏移时所提供的矫治力在26~36g之间，同样符合牙齿沿根向压入移动时的最佳正畸力范围；而当矫治器沿舌向偏移时所提供的矫治力大小在28~37g之间，相比于临床最佳正畸力要求偏小，可以通过适当增加施力结构的截面面积以获得更大的矫治力或者在矫治器佩戴之前进行适当的拉伸；矫治器沿冠向偏移时所提供的矫治力在66~75g之间，略大于牙齿沿冠向整体移动时的最佳正畸力范围，可以适当地减小施力结构的横截面积。不难发现即便是牙齿错位量相同的状况下，不同的牙齿偏移方向下矫治器所产生的形状回复力也不尽相同，当牙齿偏矫治器弓形的外法线方向错位时，矫治器会受到一定程度的拉伸作用，所能提供的形状回复力较大，当牙齿偏矫治器弓形的内法线方向错位时，矫治器所提供的回复力较小。

在设计了个性化SMPU矫治器的三维模型之后，进一步需要进行矫治器实物的加工制作，对于材料为SMPU的个性化矫治器受限于其本身材料特性和个性化的轮廓形态，若采用传统的加工方式较难实现，为此我们提出利用模具压注的方式进行加工，首先根据个性化SMPU矫治器的轮廓形态设计与之相匹配的矫治器压注用模具，包括凸模和凹模，然后采用热压片机将长方形样条压注成所需要的具有特殊轮廓形状的矫治器。

依据个性化矫治器的轮廓形态，利用Geomagic和3-matic等通用软件分别设计了矫治器压注模具的凸模和凹模，如图6-36所示，凸模和凹模闭合之后留下的空腔与矫治器的轮廓形态相一致，这样就可以通过模具压注获得想要的个性化SMPU矫治器。另外为了提高每次矫治器压注的效率，将单个压注模具进行阵列组合获得了多工位矫治器压注模具，大大提高了工作效率。此外，为了方便压注完成之后矫治器的取出，压注模具的凹模被一分为二，在压注完成之后将两个半边的凹模分开后即可将矫治器取出。但是在压注过程中两个半边凹模必须紧紧贴在一起，为此我们设计了约束边框以限制半边凹模的移动。另外，在压注过程中为了更好地引导凸模的压入，在多工位矫治器压注模具凸模的两边角处设计了导向孔，凹模的对应位置设计了导向销。

在完成矫治器模具的设计工作之后，接下来将进行矫治器模具的制造。由于矫治器模具的复杂结构，传统的机加工方式难以实现，我们提出利用增材制造中的选择性激光熔融技术SLM（Selective Laser Melting）进行矫治器模具的加工制作，加工原料为316不锈钢

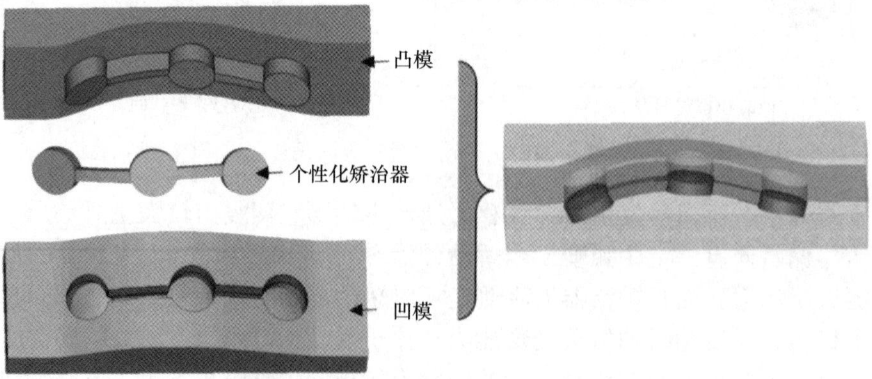

图6-36　个性化矫治器压注模具

粉末。经过粉末激光打印、去除支撑、去毛刺和打磨等步骤之后便获得了矫治器压注模具的实物模型，如图 6-37 所示。

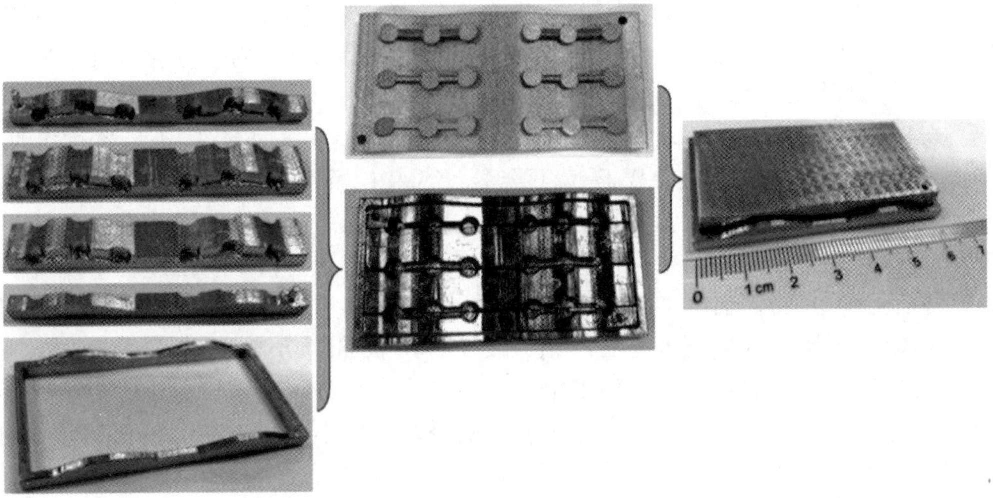

图 6-37　多工位矫治器压注模具实物

在获得矫治器压注模具之后，即可利用压注模具配合热压片机进行矫治器的制作，将规格为：长 20mm×宽 4mm×厚 1.5mm 的长方形样条放置于模具凹模预留的空腔内，利用热压片机对模具凸模施加载荷以实现矫治器的挤压成型。在矫治器压注过程中，首先对压注模具预热 2min 至温度达到 207℃，然后利用热压片机对凸模加载 1.5min 至载荷达到 15t，并在满载状态下保持 3min，随后对模具进行 2.5min 的水冷降温，待模具温度降至室温时将个性化矫治器取出，再经过去边料、裁剪之后便获得了矫治器实物。

在完成了个性化 SMPU 矫治器的制作之后，通过实验的方法研究其在形状回复过程中的力学响应，以 13 牙位尖牙颊侧偏移量为 2mm 时为例对施力结构为矩形截面的 SMPU 矫治器的形状回复响应进行实验测量。牙齿矫治力的动态测量平台如图 6-38 所示[60]，目的是测量个性化 SMPU 矫治器在形状回复过程中在目标牙齿 13 牙位尖牙处产生的矫治力。

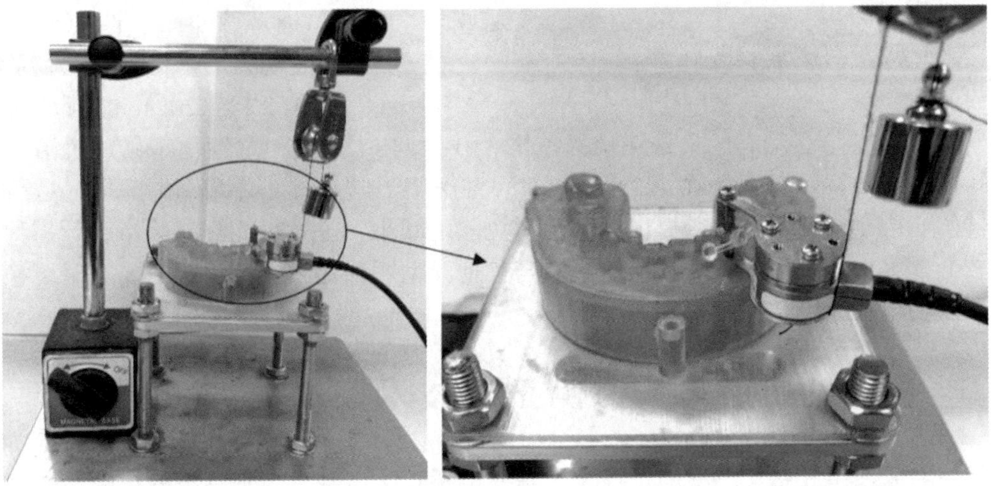

图 6-38　牙齿矫治力的动态测量平台

实验测量时将3D打印的金属尖牙牙冠和牙根分别与力学传感器的测量端和固定端连接在一起；对模拟牙颌模型进行加热使石蜡软化，将与传感器装配在一起的尖牙和其他牙列依靠定位辅助导板按照牙列的实际分布埋在石蜡中，并预制尖牙2mm的唇向偏移量以模拟测量牙齿的错位，接着降低模拟牙颌模型温度使石蜡固化；对个性化SMPU矫治器加热至56.8℃使其软化，然后用胶水将其粘贴在相应的错位牙列之上，接着降低矫治器的温度至16.8℃使其硬化；打开力学传感器数据记录软件，并对SMPU矫治器逐渐加热至人体口腔环境温度36.8℃，在高温环境下会激发SMPU矫治器的形状回复功能，这时通过力学传感器就可以测得牙齿上的矫治力大小。同时，在高温环境下石蜡会逐渐软化，尖牙在矫治力的作用下会在石蜡中发生移动，从而可以测得牙齿整个矫治过程中的矫治力。

从个性化SMPU矫治器施加在尖牙上的矫治力与时间关系曲线（图6-39）可以看出，在提高SMPU矫治器的环境温度之后即刻激发了其形状回复功能，矫治力在2min内迅速从0N升至1.2N，紧接着矫治力开始下滑，这是因为在高温状态下SMPU矫治器软化，导致其弹性模量降低，使得在同样变形量下获得的矫治力更小。在高温状态下保持一段时间之后石蜡开始软化，尖牙在矫治力的作用下逐渐发生移动，致使矫治器的变形量变小，矫治器所提供的的矫治力也随之降低，在实验测量持续240min之后，矫治器所提供的矫治力约为0.2N，且牙齿几乎不再发生移动，这是因为矫治器所提供的矫治力过小不足以牵引牙齿在石蜡内移动。

当测量牙齿在石蜡中的唇向错位量为2mm时，经过实验测量个性化SMPU矫治器所能提供的最大矫治力约为1.2N，与有限元模拟结果图6-33（b）对比，矫治器施力结构为矩形截面时个性化SMPU矫治器在唇向偏移量为2mm时稳定状态下可提供约1.4N的形状回复力，实验测量结果与仿真结果较为相近。另外，个性化SMPU矫治器所提供的最大矫治力1.2N（120g）也满足尖牙沿唇向（颊向）整体移动时的最佳正畸力范围110~124g。不过，个性化SMPU矫治器所提供的矫治力并没有一直维持在1.2N，在矫治力作用下随着牙齿不断地向理想位置移动，矫治器的变形量逐渐减小，所提供的矫治力也随之减小，虽然仍能够继续牵引牙齿移动但效率较低，可以看出个性化SMPU矫治器与其他类型矫治器相类似，也需要适时更换新的矫治器以获得持续稳定的矫治力[61,62]。

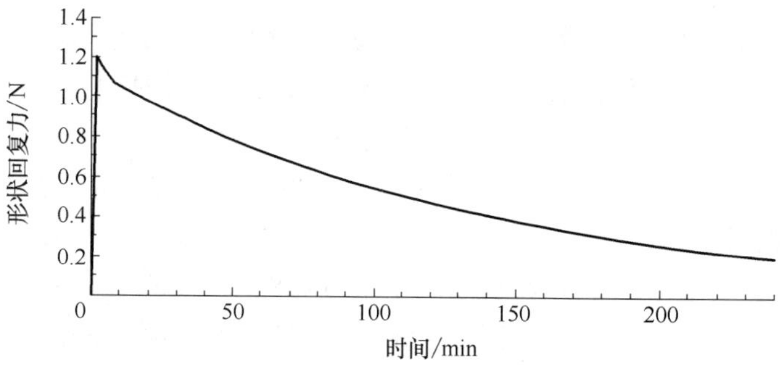

图6-39　个性化SMPU矫治器施加在尖牙上的矫治力与时间关系曲线

6.6　基于3D打印的舌侧正畸技术

目前临床使用成熟又广泛的正畸技术是唇侧矫正，但基于美观诉求的正畸治疗越来越多，尤其对于成人患者而言，其社会和心理需求的复杂性，使他们对美观的要求不仅仅停留在正畸治疗后，还包括正畸治疗过程中。为了满足正畸治疗的美观性要求，现有的主要矫正方式有使用透明的陶瓷托槽、隐形牙套、舌侧托槽。但陶瓷托槽矫治器不能达到完全隐形，还能看到一条弓丝；而隐形牙套很难做到对牙齿的整体移动，其适应症较窄[43]。相比于上述两种方法，舌侧托槽则不仅能做到完全隐形，而且适应症较广，可用于各类错颌的正畸治疗。

早在20世纪70年代，Kurz[63]与Fujita[64]等人就提出了舌侧矫治器，即将托槽粘接于牙齿舌侧进行正畸治疗，但通用舌侧托槽脱落率较唇侧高，精细调整阶段耗费时间，价格昂贵，矫治结果不如唇侧矫治令人满意。另外，舌侧矫治器会造成患者严重的不适感，主要原因是牙体舌侧形态复杂而且个体差异大，传统标准舌侧托槽底板与齿面吻合度小，需要大量的黏结剂填充，这样使得托槽变高侵占了舌头的空间。为此，贴合患者牙面的个性化舌侧矫治器应运而生。

传统个性化舌侧托槽常用熔模铸造进行加工制作，主要工艺流程包括：压型制造、蜡模压制、蜡模组装、浸涂料、撒砂、硬化及干燥、脱蜡、焙烧、浇注、落砂及清理等。由于其工艺环节较多，过程较复杂，因而最终铸件的质量受诸多因素的影响很大，不易进行控制，效率低，对生产小批量的个性化零件成本很高。因而寻求一种更好的个性化舌侧托槽制造方法具有十分重要的意义。增材制造技术摆脱了模具的约束和人员的干预，真正意义上实现了个性化零件的数字化制造，效率成倍地增加[65,66]。其中SLM作为一种典型3D打印技术，主要是针对金属零件的制造，通过层层堆积成型实体，加工精度能达到0.1mm，不仅提高加工效率，而且降低了加工成本。

为此我们提出一种基于SLM的个性化舌侧托槽设计制造方法，首先通过石膏取模，接着利用光学扫描技术从石膏模型获得患者口腔表面数据，通过医用软件Magics和Geomagic针对患者数字模型进行矫治方案设计和数字排牙，并基于排牙结束后的理想牙列进行个性化舌侧托槽的三维设计，最终利用SLM技术制得个性化舌侧托槽。另外，临床试用在浙江大学医学院附属第二医院正畸科进行，以一例安氏I类患者作为研究对象，按照上述流程为患者设计制造了一组上颌牙齿的个性化舌侧托槽，并将其应用于患者口腔，以观察其治疗效果。

个性化舌侧托槽的数字化设计制造流程如图6-40所示，主要包括：a. 制取印模，采用硅橡胶对患者进行口腔取模以获得橡胶印模，接着利用石膏进行印模灌注，进而获得与患者口腔模型相匹配的高精度石膏模型；b. 数字模型获取，患者口腔的数字模型通过对石膏模型的光学扫描获得，对扫描数据经过Geomagic软件去噪点、封装、修补漏洞等处理后获得精度可靠的数字模型；c. 矫治方案设计及数字排牙，基于患者口腔的数字模型，通过Magics软件对牙齿进行逐个分离，在正畸医生的指导下参照ANDREWS理想牙𬌗六标准进行矫治方案设计和数字排牙设计；d. 个性化舌侧托槽底板设计，以患者牙齿的舌侧牙冠面为基础，利用Geomagic软件提取特征面，并通过抽壳加厚获得与牙冠舌侧面完全匹配的个性化舌侧底板，底板厚度设计为0.3mm；e. 托槽的定位与装配，将牙列和个性化托槽底板导入到UG软件中，完成个性化舌侧托槽和底板的定位装配。接着将托槽和个性化底板再次导入到Magics软件中，进行布尔运算最终设计出个性化舌侧托槽；f. 抛光，医用抛光机对SLM加工完成的托槽进行抛光；g. 间接粘接，使用光固化树脂制作覆盖整个牙齿切缘的个性化转移托盘；h. 临床佩戴，制作好的个性化舌侧托槽和托盘，由

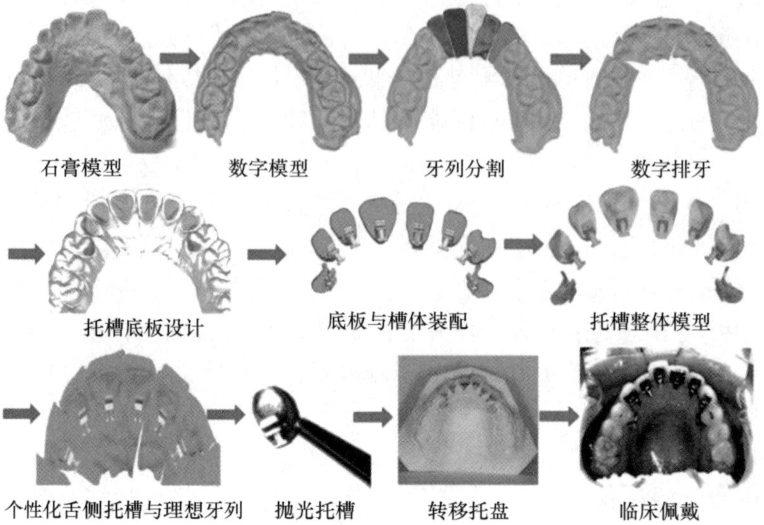

图 6-40　个性化舌侧托槽的数字化设计制造及佩戴流程图

正畸医师进行间接粘接。

依据患者临床病症，在正畸医生指导下完成 14-24 号牙对应的个性化托槽的数字化设计，用 SLM 技术制造这组个性化舌侧托槽。其佩戴效果，在闭口的情况下从各个角度均不能看到位于舌侧的托槽及弓丝，可以看出个性化舌侧托槽达到了很好的隐形效果。对临床病例跟踪 4 个月，结果显示上颌中切牙已初步完成了内收过程，牙列已比较整齐。从正面观，上下颌之间的缝隙已经基本闭合。病人口内观，可以明显看到牙列的排齐情况，如图 6-41 所示，弓丝也由原先的错位情形慢慢回到了最初的理想弓形。

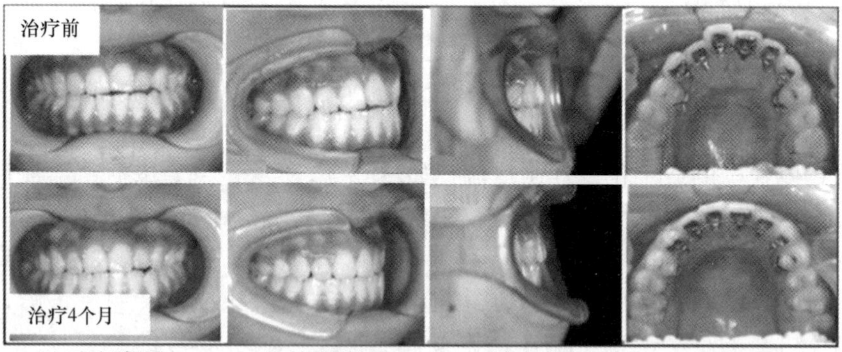

(a) 正面观视图　(b) 斜面观视图　(c) 侧面观视图　(d) 口内观视图

图 6-41　个性化舌侧托槽治疗前后对比，上列为治疗之初患者牙列分布图，下列为治疗 4 个月之后牙列分布图

基于 SLM 的个性化舌侧托槽的数字化设计制造，利用更加高效简单的数字化排牙进行矫治方案设计，降低了矫治器的制作成本，为患者提供了一种更加经济、高效、可供选择的矫治方式。利用数字化技术和 SLM 技术实现了个性化舌侧托槽的数字化设计与制造，通过该方法制造的个性化舌侧托槽，应用于安氏 I 类排齐阶段的矫正。患者佩戴初期不适感较轻，并较快适应，牙齿移动达到了预期效果。因此，基于 SLM 的数字化设计制造个

性化舌侧矫治器，具有广阔的现实意义和临床价值。

参考文献

[1] Natali A N. Dental Biomechanics [M]. London and New York: Taylor & Francis, 2003.

[2] 张晓玲. 口腔正畸患者的心理特点及心理治疗 [J]. 饮食保健, 2017, 4 (10): 290-291.

[3] 蔡岫颖, 邵玶, 安钢辉, 等. 承认正畸治疗后满意度评估及相关心理因素分析 [J]. 口腔医学, 2015, 35 (8): 649-653.

[4] 叶铭, 姜献峰, 孟祥陈. 舌侧正畸牙齿移动的数值模拟 [J]. 轻工机械, 2015, 33 (6): 68-74.

[5] Lombardo L, Stefanoni F, Mollica F, et al. Three dimensional finite-element analysis of a central lower incisor under labial and lingual loads [J]. Progress in Orthodontics, 2012, 13 (2): 154-163.

[6] Kim T, Suh J, Kim N, et al. Optimum conditions for parallel translation of maxillary anterior teeth under retraction force determined with the finite element method [J]. American Journal of Orthodontics and Dentofacial Orthopedics, 2010, 137 (5): 639-647.

[7] Liao Z P, Chen J N, Li W, et al. Biomechanical investigation into the role of the periodontal ligament in optimizing orthodontic force: A finite element case study [J]. Archives of Oral Biology, 2016, 66: 98-107.

[8] 李再金. 口腔正畸力模拟及牙齿移动调制研究 [D]. 哈尔滨: 哈尔滨工业大学, 2014.

[9] 陆苇. 牙齿正畸, 欲速则不达 [J]. 江苏卫生保健 (今日保健), 2013, 2: 29-29.

[10] Qian Y L, Fan Y B, Liu Z, et al. Numerical simulation of tooth movement in a therapy period [J]. Clinical Biomechanics, 2008, 23 (1): S48-S52.

[11] Chen J N, Li W, Swain M V, et al. A periodontal ligament driven remodeling algorithm for orthodontic tooth movement [J]. Journal of Biomechanics, 2014, 47 (7): 1689-1695.

[12] Field C, Ichim I, Swain M V, et al. Mechanical responses to orthodontic loading: A 3-dimensional finite element multi-tooth model [J]. American Journal of Orthodontics and Dentofacial Orthopedics, 2009, 135 (2): 174-181.

[13] Dorow C, Sander F G. Development of a model for the simulation of orthodontic load on lower first premolars using the finite element method [J]. Journal of Orofacial Orthopedics, 2005, 66 (3): 208-218.

[14] Rygh P. Ultrastructural changes in pressure zones of human periodontium incident to orthodontic tooth movement [J]. Acta Odontologica Scandinavica, 1973, 31 (2): 109-122.

[15] Hohmann A, Wolfram U, Geiger M, et al. Correspondences of hydrostatic pressure in periodontal ligament with regions of root resorption: a clinical and a finite element study of the same human teeth [J]. Computer Methods and Programs in Biomedicine, 2009, 93 (2): 155-161.

[16] Choy K, Pae E K, Park Y, et al. Effect of root and bone morphology on the stress distribution in the periodontal ligament [J]. American Journal of Orthodontics and Dentofacial Orthopedics, 2000, 117 (1): 98-105.

[17] Iwasaki L R, Freytag L E, Schumacher CA, et al. Validation of a modified McGill Pain Questionnaire for orthodontic patients [J]. Angle Orthodontist, 2013, 83 (5): 906-912.

[18] Toms S R, Eberhardt A W. A nonlinear finite element analysis of the periodontal ligament under orthodontic tooth loading [J]. American Journal of Orthodontics and Dentofacial Orthopedics, 2003, 123 (6): 657-665.

[19] Storey E, Smith R. Force in orthodontics and its relation to tooth movement [J]. Australian Dental Jour-

nal, 1952, 41: 11-19.
[20] Wahab R M A, Dasor M M, Senafi S, et al. Crevicular tartrate resistant acid phosphatase activity and rate of tooth movement under different continuous force applications [J]. African Journal of Pharmacy and Pharmacology, 2011, 5: 2213-2219.
[21] Hemanth M, Raghuveer H P, Rani M S, et al. An analysis of the stress induced in the periodontal ligament during extrusion and rotation movements-Part II: A comparison of vs nonlinear FEM linear study [J]. The Journal of Contemporary Dental Practice, 2015, 16 (10): 819-823.
[22] Huang H X, Tang W C, Yan B, et al. Mechanical responses of the periodontal ligament based on an exponential hyperelastic model: a combined experimental and finite element method [J]. Computer Methods in Biomechanics and Biomedical Engineering, 2016, 19 (2): 188-198.
[23] Anneke N, John D C, Tom L, et al. Importance of the variable periodontal ligament geometry for whole tooth mechanical function: A validated numerical study [J]. Journal of the Mechanical Behavior of Biomedical Materials, 2017, 67: 61-73.
[24] 刘俊. 在牙齿上诠释美 [J]. 家庭保健, 2010, 18.
[25] 徐庚池, 牟兰, 葛振林. 拔牙位点保存技术在口腔正畸领域的应用 [J]. 口腔医学研究, 2015, 31 (3): 310-312.
[26] 刘云峰, 仵健磊, 周东, 等. 能模拟牙齿移动的三维正畸力动态测量方法及其装置 [P], 中国专利: 201510543608. 3, 2017-01-25.
[27] Chen J, Bulucea I, Katona T R, et al. Complete orthodontic load systems on teeth in a continuous full arch wire: the role of triangular loop position [J]. American Journal of Orthodontics and Dentofacial Orthopedics, 2007, 132 (2): 143. e1-143. e8.
[28] Chen J, Isikbay S C, Brizendine E J. Quantification of three-dimensional orthodontic force systems of T-loop arch wires [J]. Angle orthodontist, 2010, 80 (4): 566-571.
[29] Mittal N, Xia Z Y, Chen J, et al. Three-dimensional quantification of pretorqued nickel-titanium wires in edgewise and prescription brackets [J]. Angle orthodontist, 2013, 83 (3): 484-490.
[30] Lim S H, Kim M K, Kang S H. Genioplasty using a simple CAD/CAM (computer-aided design and computer-aided manufacturing) surgical guide [J]. Maxillofacial Plastic and Reconstructive Surgery, 2015, 37: 44-49.
[31] Hisham M B, Roger W T, Jason P R C, et al. Three-dimensional orthodontic force measurements [J]. American Journal of Orthodontics and Dentofacial Orthopedics, 2009, 136 (4): 518-528.
[32] Zhang H, Guo S, Wang D, et al. Effects of nanostructured, diamondlike, carbon coating and nitrocarburizing on the frictional properties and biocompatibility of orthodontic stainless steel wires [J]. Angle Orthodontist, 2016, 86 (5): 782-788.
[33] Čolić M, Tomić S, Rudolf R, et al. Differences in cytocompatibility, dynamics of the oxide layers' formation, and nickel release between superelastic and thermo-activated nickel-titanium archwires [J]. Journal of Materials Science: Materials in Medicine, 2016, 27 (8): 1-12.
[34] Obaisi N A, Galang-Boquiren M T S, Evans C A, et al. Comparison of the transformation temperatures of heat-activated Nickel-Titanium orthodontic archwires by two different techniques [J]. Dental Materials, 2016, 32 (7): 879-888.
[35] Long H, Gao M, Zhu Y, et al. The effects of menstrual phase on orthodontic pain following initial archwire engagement [J]. Oral Diseases, 2017, 23 (3): 331-336.
[36] Liu J K, Lee T M, Liu I H. Effect of loading force on the dissolution behavior and surface properties of nickel-titanium orthodontic archwires in artificial saliva [J]. American Journal of Orthodontics and Dent-

ofacial Orthopedics，2011，140（2）：166-176.
[37] Ghosh P，Srinivasa A R. A two-network thermomechanical model of a shape memory polymer [J]. International Journal of Engineering Science，2011，49（9）：823-838.
[38] Freitas M P，Oshima H M，Menezes L M. Release of toxic ions from silver solder used in orthodontics：an in-situ evaluation [J]. American Journal of Orthodontics and Dentofacial Orthopedics，2011，140（2）：177-181.
[39] Huma D H，Sreedevi D A，Prachi G. Nickel release from stainless steel and nickel titanium archwires-An in vitro study [J]. Journal of Oral Biology and Craniofacial Research，2016，6（3）：213-218.
[40] Mohammad H E，Mahdi H，Majid T，et al. Manufacturing and processing of NiTi implants：A review [J]. Progress in Materials Sicence，20112，57（5）：911-946.
[41] 张宁，白玉兴. 热压膜材料的研究及临床应用进展 [J]. 北京口腔医学杂志，2009，17（6）：354-356.
[42] 刘云峰，仵健磊，张鹏园. 基于形状记忆材料的隐形矫治器制作方法及其隐形矫治器 [P]，中国专利：ZL201410379555. 1，2017-01-04.
[43] Tuncay O C，白玉兴. 口腔正畸无托槽隐形矫治临床指南 [M]. 北京：人民军医出版社，2010.
[44] Maria C S，Guillermo A A. Recent insights into the biomedical applications of shape-memory polymers [J]. Macromolecular Bioscience，2012，12（9）：1156-1171.
[45] 张旭，孙广平，李晶辉. 形状记忆高分子材料的研究及应用 [J]. 引文版：工程技术，2015，28：53-53.
[46] 李娜，李进，王娟，等. 多功能SMPs在生物医学领域的研究进展 [J]. 江汉大学学报（自然科学版），2014，5：19-24.
[47] 刘云峰，宋山岭，仵健磊，等. 一种正畸用复合材料的制备及其力学性能评价 [J]. 浙江工业大学学报，2017，4：361-365.
[48] Ohki T，Ni Q Q，Ohsako N，et al. Mechanical and shape memory behavior of composites with shape memory polymer [J]. Composites Part A：Applied Science and Manufacturing，2004，35（9）：1065-1073.
[49] Lendlein A，Behl M，Hiebl B，et al. Shape-memory polymers as a technology platform for biomedical applications [J]. Expert Review of Medical Devices，2010，7（3）：357-379.
[50] Mccabe J F，Yan Z，Alnaimi O T，et al. Smart materials in dentistry-future prospects [J]. Dental Materials Journal，2009，28（1）：37-43.
[51] Sun L，Huang W M，Ding Z，et al. Stimulus-responsive shape memory materials：A review [J]. Materials and Design，2012，33：577-640.
[52] 王岚，王子豪，李超. 基于黏弹性理论的多聚磷酸改性沥青低温性能 [J]. 复合材料学报，2017，34（2）：322-328.
[53] 于海富，李凡珠，杨海波，等. 橡胶材料非线性高弹-黏弹性本构模型的研究 [J]. 橡胶工业，2017，64（12）：719-723.
[54] Tobushi H，Hashimoto T，Hayashi S，et al. Thermomechanical constitutive modeling in shape memory polymer of polyurethane series [J]. Intelligent Material Systems and Structures，1997，8（8）：711-718.
[55] Bhattacharyya A，Tobushi H. Analysis of the isothermal mechanical response of a shape memory polymer rheological model [J]. Polymer Engineering and Science，2000，40（12）：2498-2510.
[56] 章巧芳，林文武，张钦，等. 热驱动形状记忆聚合物三维力学本构模型 [J]. 浙江工业大学学报，2015，1：43-46.

[57] Shi G H, Yang Q S, He X Q, et al. A three-dimensional constitutive equation and finite element method Implementation for shape memory polymers [J]. Computer Modeling in Engineering & Sciences, 2013, 90 (5): 339-358.
[58] 林文武. 基于黏弹性的形状记忆聚氨酯正畸弓丝研究 [D]. 杭州: 浙江工业大学, 2015.
[59] 张鹏园. 黏弹性对 SMP 正畸弓丝弹性回复力的影响研究 [D]. 杭州: 浙江工业大学, 2014.
[60] 黄森达. 基于石蜡牙颌模型的正畸力动态测量技术及系统研究 [D]. 杭州: 浙江工业大学, 2017.
[61] Drevenek M, Volk J, Sprogar Š, et al. Orthodontic force decreases the eruption rate of rat incisors [J]. The European Journal of Orthodontics, 2009, 31 (1): 46-50.
[62] Phillipp B, Katharina K, Florian B, et al. Removable thermoplastic appliances modified by incisal cuts show altered biomechanical properties during tipping of a maxillary central incisor [J]. Progress in Orthodontics, 2017, 18 (1): 1-7.
[63] Kurz C, Swarts M L, Andreiko C. Lingual orthodontics: A status Report. Part 2: Research and development [J]. Journal of Clinical Orthodontics Jco, 1982, 16 (11): 735.
[64] Fujita K. Development of lingual bracket technique. (Esthetic and hygienic approach to orthodontic treatment) (Part1) Background and design [J]. Shika Rikōgaku Zasshi Journal of the Japan Society for Dental Apparatus & Materials. 1978, 19 (46): 81-86.
[65] Van N R. The future of digital devices is digital [J]. Dental Materials, 2012, 28 (1): 3-12.
[66] Lindner M, Hoeges S, Meiners W, et al. Manufacturing of individual biodegradable bone substitute implants using selective laser melting technique [J]. Journal of Biomedical Materials Research Part A, 2011, 97 (4): 466-471.

第 7 章　上颌缺损的赝复体数字化修复技术

第 7 章插图

7.1　引言

颌面部缺损中，上颌骨缺损是口腔颌面缺损中最常见，发生率最高的缺损，在整个颌面缺损患者中所占比例高达 58.8%[1]。上颌骨位于面中部，不仅是整个颌面部外形的支撑结构，而且也是咀嚼器官、呼吸器官、语言器官的重要组成部分。如图 7-1 所示，上颌骨的缺损除了会造成患者咀嚼、吞咽、语言等生理功能的不便，也会引起患者颌面部畸形并产生心理障碍，甚至使一些患者丧失生活信心，导致个人和家庭悲剧[2,3]。因此，恢复患者生理功能及颌面部外形是治疗此类患者的重要目的。

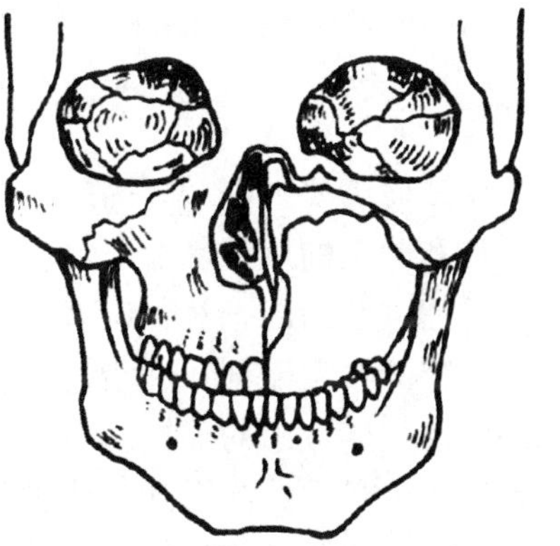

图 7-1　上颌骨缺损示意图

颌面缺损修复方法分为两大类，第一类是采用外科重建手术的方法，如：游离皮瓣移植、骨移植、牵张成骨、种植体等[4-6]，第二类则是使用赝复体修复[7]，如图 7-2 所示。颌面缺损修复方法的选择取决于缺损组织的大小、位置、病因、病情，同时也要征求患者的意愿。相比较而言，采用外科重建手术方式恢复的功能和舒适度相对较好，但是需要从患者身体其它部位获取骨、软骨及皮肤等组织进行移植和重建，具有手术难度大、风险及成本均比较高等缺点；而采用赝复体修复，不受供体组织限制，没有二次手术创伤，修复的成本和风险较低，并且可以随时取出以便于观察术后伤口愈合状况及肿瘤是否复发等。此外，赝复体修复具有快速、简便易行、可清洁、易修理、形态与颜色易匹配、修复过程受

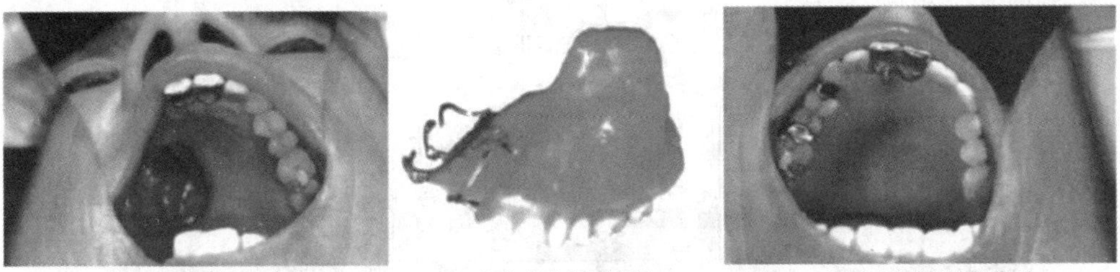

(a) 右侧上颌骨缺损患者　(b) 中空式上颌赝复体　(c) 上颌赝复体就位后

图 7-2　赝复体修复[1]

放疗影响较小以及有利于观察创面等优点，所以是目前颌面缺损修复的主要方法。对于由于自身原因不适合手术治疗或者由于手术治疗的漫长过程、高风险而不愿接受手术的患者均可进行赝复体修复，能有效地为患者解决生理及容貌问题[8,9]。因此，赝复体的修复质量对于重建患者口腔功能、重拾患者心理健康具有重要作用和深远意义。

7.2 可摘局部义齿上颌赝复体的传统制作流程

上颌赝复体的形态结构复杂，主要有支架、义齿、基托和阻塞器组成，如图 7-3 所示。而其中赝复体支架根据其功能作用又可以分为固位体（卡环）、连接体、支托等部分。上颌赝复体的支架形态复杂，多为异形薄壁曲面结构，并且往往需要根据患者的具体情况设计制造成不同的结构，以适应患者的需求。

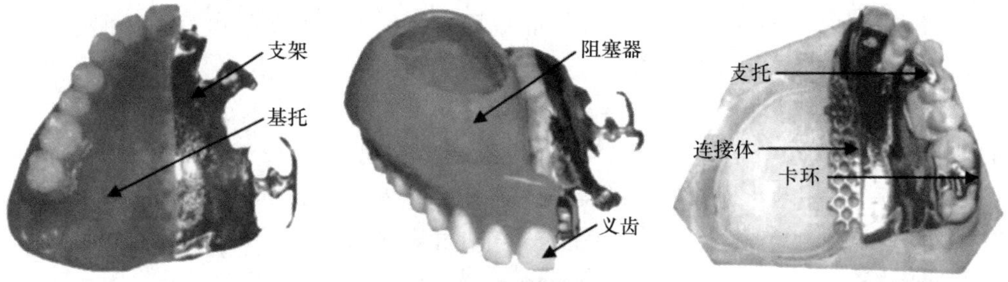

(a) 中空式上颌赝复体(腭面观)　(b) 中空式上颌赝复体(组织面观)　(c) 上颌赝复体支架

图 7-3　上颌赝复体结构组成[1]

赝复体需要根据个人的牙列余留情况和创伤缺损的部分进行个性化的设计和制造，这给设计和制造的过程增加了难度。另外赝复体修复需要恢复患者的咀嚼功能、语言功能、吞咽功能、颌面形态等，这就对赝复体的修复质量提出了一定要求。赝复体设计制造需要经过支架的蜡型雕刻、失蜡铸造、排牙、阻塞器和基托的蜡型制作、最后充胶成型，虽然能够满足临床应用的要求，但是过程烦琐，需要临床经验丰富的技师和较长的制作周期，并且无法定量的控制设计制作过程，无法在术前与患者形象地交流修复方案。

传统上颌赝复体支架多采用失蜡铸造技术，能够制造出形状复杂的三维曲面结构，应用较为普遍[10-11]。上颌赝复体支架传统设计制造流程如图 7-4 所示，在设计蜡模时需要

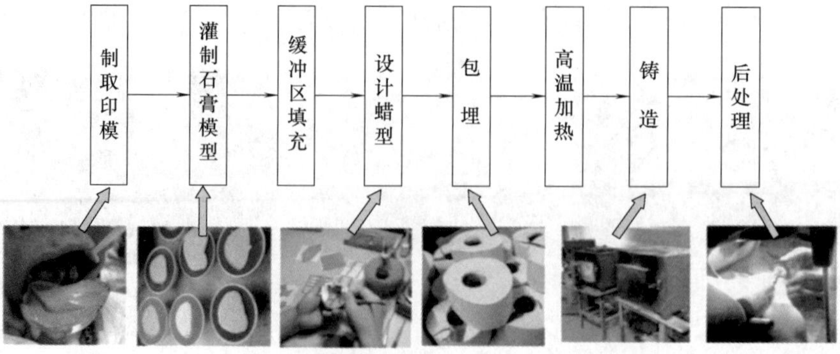

图 7-4　上颌赝复体支架传统设计制造流程图

先将合适的标准蜡片贴在石膏模型上，技师利用修刻刀去除多余的标准蜡，修复出支架的形状，获得蜡模模型，该过程较为复杂，而且对操作工人的技术要求高。蜡模制造过程依赖技师手工完成，需对蜡片施加挤压力使蜡片粘贴在模型上，蜡片受压迫力而变形产生小位移会影响制造精度。

赝复体支架多采用钛及钛合金或钴铬合金进行铸造，受铸造工艺及支架结构特点的限制，传统铸造环境一般较为简陋，无法形成封闭的空间，对于不需要气体保护的钴铬合金的铸造，能够达到铸造要求，但是对于化学活性强的钛及钛合金，在高温铸造环境下极易发生强氧化反应，使铸件表面形成较厚的氧化层，并且易引起铸件内部的氧固溶量大。钛液也易与包埋材料发生化学反应，会对支架的机械性能造成一定影响。钛液在铸道中流动过程容易形成凝壳，会严重缩小铸道的直径，造成铸件含有气孔以及型腔充盈不足的现象，铸造制造的废品率较高。

此外，上颌赝复体支架结构复杂，支架主体为薄壁曲面结构，其中的卡环为长径比较大的细长结构，这也给铸造制造带来了较高难度。卡环部分经常会出现铸造不全及内部气泡现象，导致卡环在使用的过程中出现断裂（图 7-5）。虽然卡环可以通过焊接的方式进行修复，但这会严重影响支架的美观性及使用效果。因此寻找一种新的上颌赝复体支架设计制造技术对赝复体支架的临床应用具有重要意义[12]。

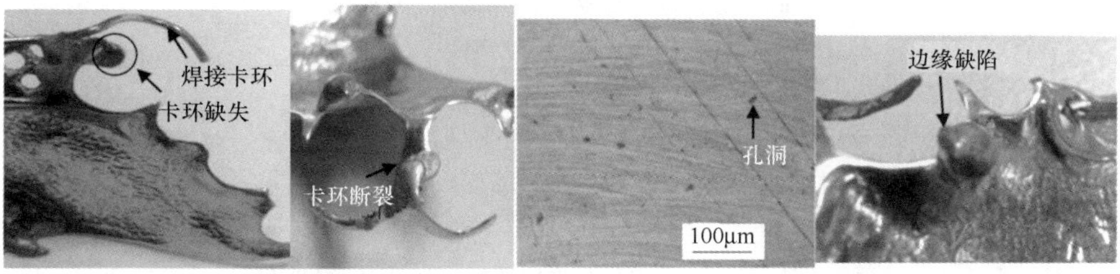

图 7-5　上颌赝复体铸造支架的常见缺陷

如图 7-6 所示为赝复体的义齿、基托和阻塞器的制造流程图。制造好的支架往往还需要经过排牙、装盒、充胶等过程来完成赝复体的义齿、基托和阻塞器部分。该过程完全由技工手工操作，对于技工的水平要求很高，并且过程复杂。制作出来的赝复体的功能性

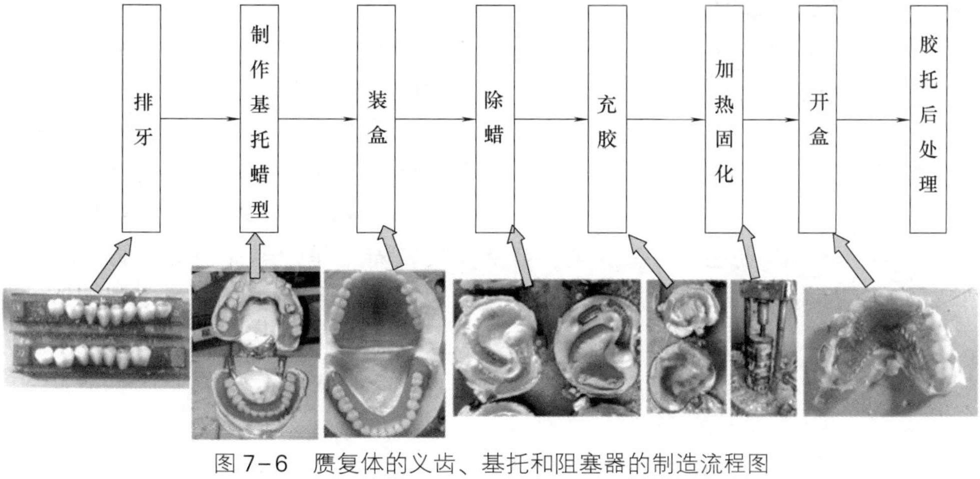

图 7-6　赝复体的义齿、基托和阻塞器的制造流程图

及美观程度也会因技工的水平而异。

7.3 可摘局部义齿上颌赝复体的数字化设计与制造流程

上颌赝复体的数字化设计与制造技术路线如图 7-7 所示，主要分为三个部分：上颌赝复体支架的数字化设计及制造、数字化排牙及义齿 CAD/CAM 加工以及通过翻模制造的方式间接地实现赝复体阻塞器和基托的数字化设计及制造。具体如下：首先通过口外扫描和 CBCT 重建的方式分别获取患者口内模型的三维数据并重建出上颌缺损的骨组织三维模型。之后使用牙科 CAD 软件 Dental System（3Shape 公司，丹麦）进行赝复体支架的数字化设计，使用雷尼绍（Renishaw 公司，英国）AM250 金属 3D 打印机进行赝复体支架的制造；使用 Dental CAD（Exocad 公司，德国）进行数字化排牙，并通过 CAD/CAM 进行义齿的切削加工；最后通过打印设计好的数字化型盒翻模制造出基托、阻塞器模型，即可得到完整的上颌赝复体模型。

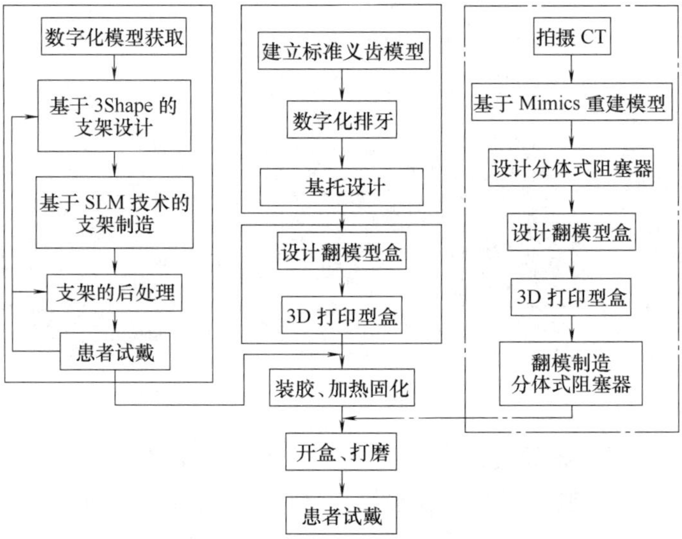

图 7-7　上颌赝复体的数字化设计与制造技术路线

以一例上颌骨硬腭部缺损患者为例，选用患者的石膏模型如图 7-8（a）所示，其缺损修复既要考虑到患者的口鼻腔封闭，以恢复患者的语言和吞咽功能，同时由于该患者双侧后牙缺损，需要设计义齿以恢复其咀嚼功能。该患者上颌中部缺损，根据赵铱民教授提出的“八类分类法”，该患者属于 I 类，即上颌骨硬腭部缺损，如图 7-8（b）所示。该患者 15、16、17、23、26、27 牙位牙缺失，根据 Kennedy 牙列缺损分类法为 Kennedy 第一类第二亚类，牙弓双侧远中游离缺失，且除主要缺隙以外，还有一个缺隙。根据临床和患者需求，采用可摘局部义齿支架式赝复体进行修复，如图 7-9 所示。

7.3.1 口腔数字模型的获取

（1）石膏模型口外扫描或扫描仪口内直接扫描

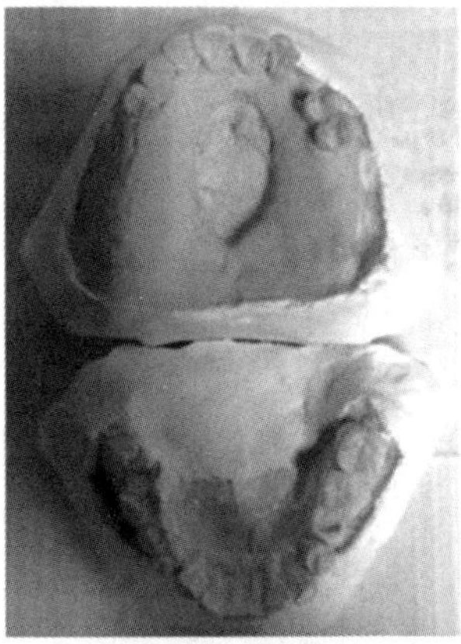

(a) 患者的石膏模型

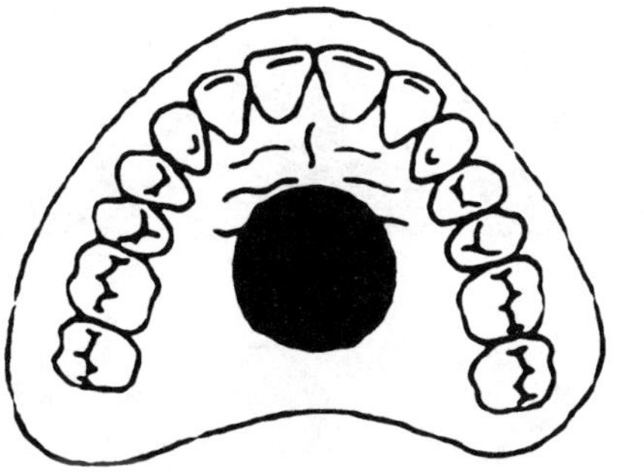

(b) 上颌骨硬腭部缺损示意图

图 7-8　上颌骨缺损的模型

医生制备好托盘后将托盘放入患者口内就位，在印模材料凝固前完成印模边缘修整。待印模完全凝固后，轻轻翘动托盘，使印模脱位，然后旋转托盘从口内取出，并检查印模质量。牙列印模应取得牙列及周围组织的完整形态，印模表面光滑、清晰、完整，边缘伸展适度，无缺损和气泡，无变形或脱模现象。清理好印模后，应尽快灌制石膏模型，以免印模变形。待石膏完全硬化后，从印模上取下，检查模型有无破损、断牙和气泡。在制得患者石膏模型后，可利用三维数字扫描仪扫描获得患者石膏的三维数字模型。

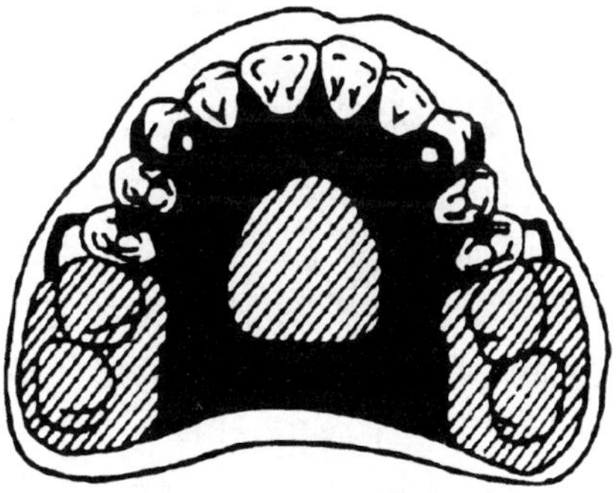

图 7-9　义齿支架式赝复体修复Ⅰ类缺损的示意图

口腔数字模型也可以通过口内扫描仪直接对患者口腔进行三维扫描获得，节省临床耗材，节约成本、有益环保，并有效避免传统制取印模过程中咽反射敏感患者的不适，避免了患者误吸印模材的风险，有效提高患者舒适度和诊疗安全性。口腔数字化模型主要用于设计上颌赝复体的支架部分。

（2）颌骨 CT 扫描

石膏口外扫描与扫描仪口内扫描可以在一定精度要求范围内获取到口内表面的数字模型，但是对于上颌赝复体的患者来说，不仅要求要获取到准确的口内表面数字模型，还需要考虑到缺损腔部分的颌骨缺损情况。CT 扫描作为放射测量方式之一可以采集任何复杂的解剖结构特别是骨组织的形态数据，主要用于设计上颌赝复体的阻塞器部分。

该病例口内数据采用石膏印模-口外扫描的方式获取，通过术后的开口度训练，患者的开口度能够到达 20mm，直接进行传统的托盘印模法取出口内阴模并灌制成石膏模型，同时采用咬蜡的方式记录口内的咬合关系，之后进行口外扫描获取石膏模型的三维数字模型。

采用 AutoScan-DS200 超快速齿科三维扫描仪（杭州先临三维公司，中国）分别对上下颌石膏模型及咬合模型进行扫描，获得上下颌模型的三维数字模型数据，并以其上下颌咬合关系的位置确定其空间位置，以 STL 格式分别保存上下颌模型数据，如图 7-10 所示。

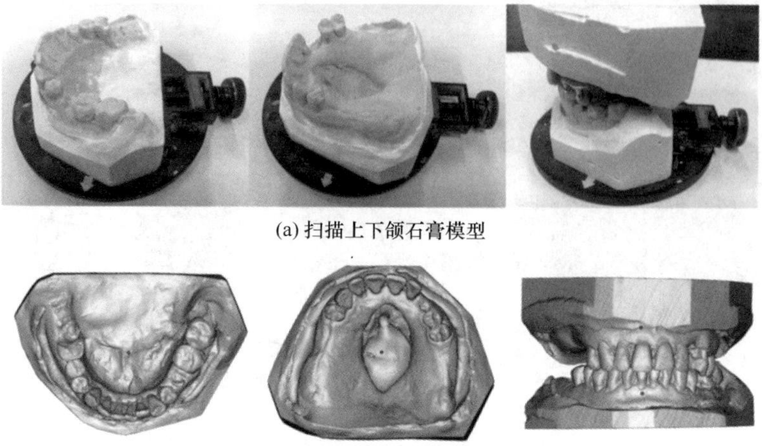

(a) 扫描上下颌石膏模型

(b) 上下颌三维数字模型及咬合

图 7-10　扫描上下颌石膏模型、获取咬合关系

上颌缺损腔的数据通过 CT 扫描重建的方式获取。为了在重建模型时能将上下颌模型分开，以避免缺损腔区域被舌头覆盖，从而获取到完整的缺损腔数据，常采用在口内填充非显影的棉花，或者在尖牙处咬棉花团的方式以分离上下颌。采用 CBCT 拍摄时的层厚是影响模型重建效果的重要因素之一，为了获取精度较高的三维模型，通常选择小于 0. 75mm 的层厚。当然层厚过低，数据会过多，也会影响到数据处理的速度。拍摄好的 CT 数据以 DICOM 的格式保存。

患者在拍摄 CBCT 后，采用 Mimics 软件对数据进行三维重建，将拍摄二维断层信息转化为三维的实体信息。拍摄时选用层厚 0. 75mm，共 274 层。新建掩模（Masks），通过阈值（Thresholding）的选择，根据灰度值的差异，以区分不同密度的组织，应用 3D 计算（Calculate 3D）功能，选择轮廓内插法（Contour Interpolation），在不进行平滑的条件下，对面部整体的掩膜进行三维重建，并将重建的三维模型导出成 STL 格式保存。

将三维模型导入到 Geomagic 软件中，通过反选，将上颌缺损腔无关的部分删除，得到上颌的缺损腔三维模型，再经降噪（Reduce Noise）和平滑（Relax）处理，得到最终的缺损腔三维模型，如图 7-11 所示，通过透视图的显示，我们可以清晰地看见缺损腔部分的

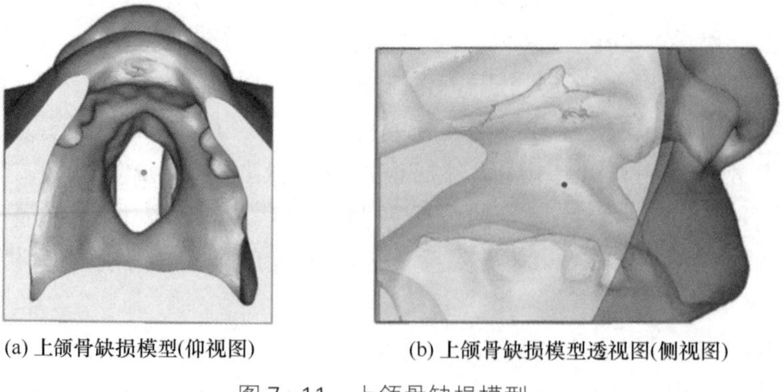

(a) 上颌骨缺损模型(仰视图)　　(b) 上颌骨缺损模型透视图(侧视图)

图 7-11　上颌骨缺损模型

形态及缺损腔处倒凹的大小、深度，该模型真实地反映出患者口内上颌骨硬腭部缺损情况。

7.3.2 上颌赝复体支架的设计

上颌赝复体支架是上颌赝复体的最主要部分，可以起到连接、固位等作用。上颌赝复体支架的设计是整个设计过程中的第一步，合理的上颌赝复体支架的结构不仅能为患者提供可靠的固位力，更决定了上颌赝复体的使用寿命。上颌赝复体支架的设计方式参照可摘局部义齿 RPD（Removable Partial Denture）支架的设计过程、设计原则进行设计。14 牙位远中颌支托，颊侧 I 卡，24/25 牙位舌板、邻面联合颌支托，颊侧联合 I 卡，25 牙位远中颌支托。

在上颌赝复体支架的数字化设计过程中，采用商业化的可摘局部义齿专用设计软件 Dental System 2015（3Shape 公司，丹麦）的可摘局部义齿设计模块。如图 7-12 所示，通过模型观测和填倒凹、蜡型修整、固位网设计、大连接体设计、卡环设计、雕刻刀及终止线实现。并且每个工具可以根据需要选用不同的型号，如固位网可以选择 $\phi 2.0$ 圆孔、$\phi 2.5$ 圆孔、2×2 方孔等模型。卡环中有 G-Clasp、E-Clasp、Uniform Clasp、Roach Clasp 等类型可供选择。

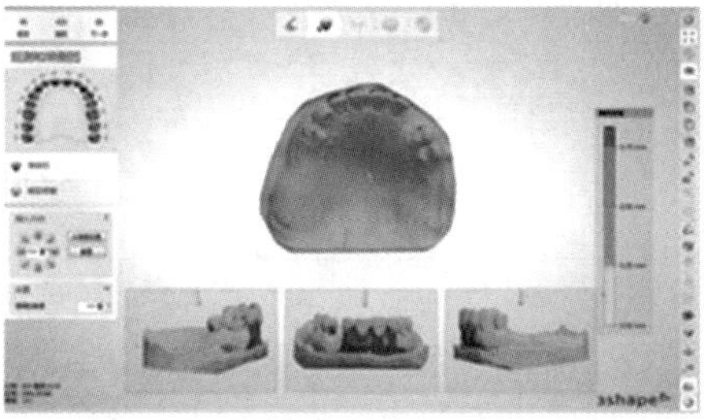

(a) 模型观测、填倒凹

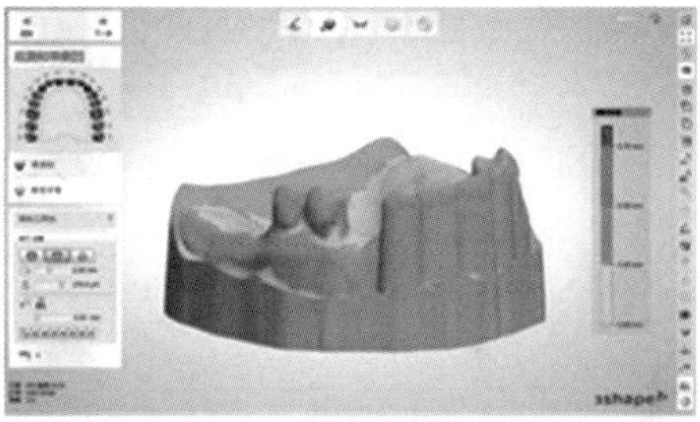

(b) 蜡型修整

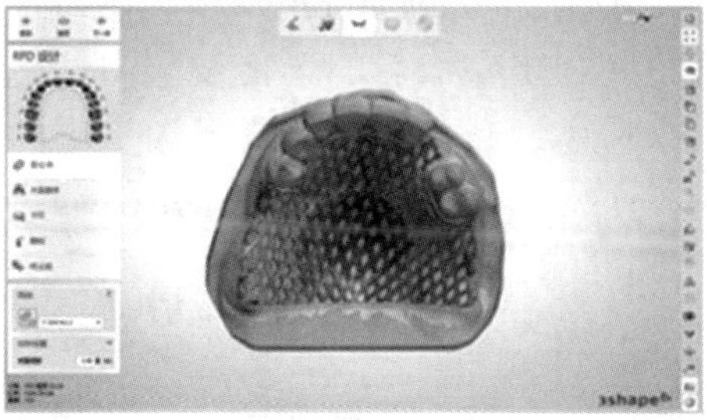

(c) 固位网设计

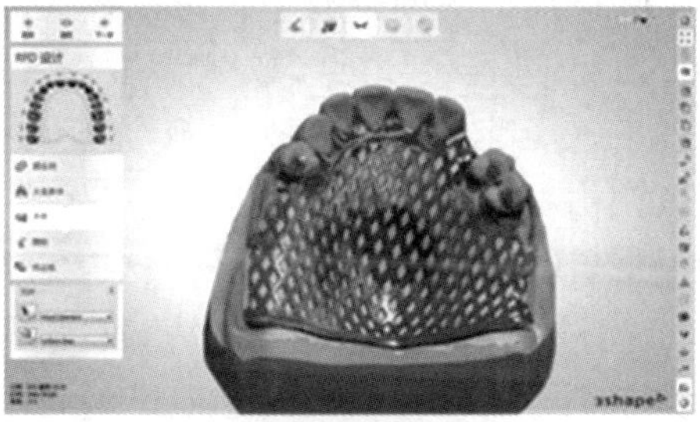

(d) 连接体设计

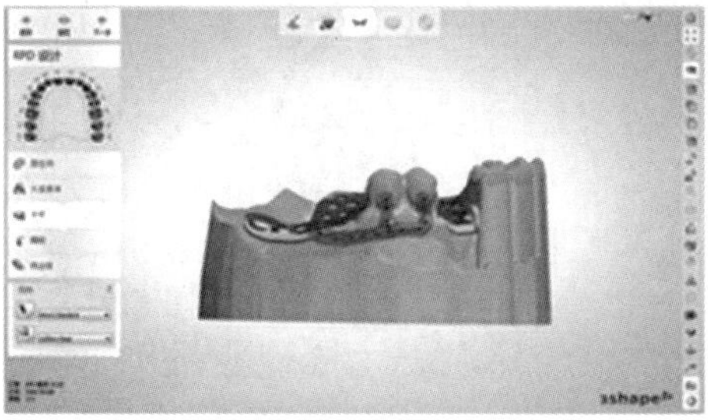

(e) 卡环、支托

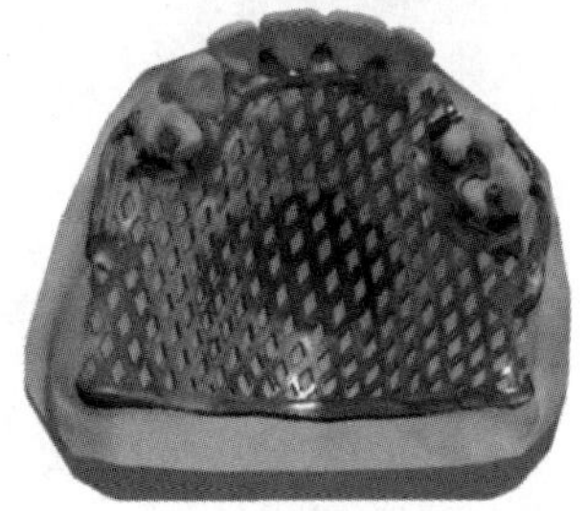

(f) 最终支架模型

图 7-12 上颌赝复体支架设计过程

7.3.3 上颌赝复体支架的3D打印及后处理

设计好的赝复体支架模型采用选择性激光熔融技术SLM进行加工。SLM加工前，需要在Magics软件中添加支撑，并对模型进行离散分层切片处理，选择合适的工艺参数和对应的扫描路径，生成相对应的切片文件导入设备中。如图7-13所示，对支架添加支撑，支撑类型选择Cone，其中上端的半径 $r_1 = 0.1\text{mm}$，下端的半径 $r_2 = 0.15\text{mm}$。利用英国Renishaw公司的AM 250金属3D打印机进行打印，粉末为亚通焊材有限公司提供的CoCr粉末，该材料的结构强度高、韧性强、力学性能好、并且有较强的抗腐蚀性能，是常用的医学材料，具有较好的生物相容性。打印工艺参数经过大量的实验研究，选用最合适的加工参数，具体如表7-1所示，主要参数包括激光功率150W、点间距80μm、曝光时间50μs、层厚30μm、激光光斑直径75μm，将加工参数赋予模型，之后进行切片处理，生成加工文件。

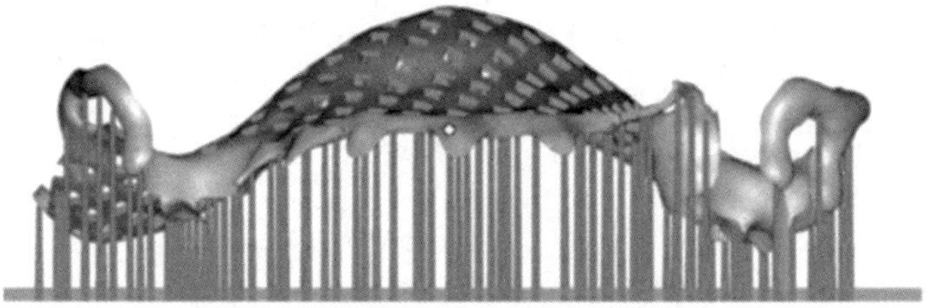

图7-13 SLM加工支撑设计

表7-1 SLM加工工艺参数

参数	激光功率 P/W	点间距 l/μm	曝光时间 t/μs	层厚 h/μm	激光光斑直径 d/μm
数值	150	80	50	30	75

为了降低加工时的失败率，可以在MSC仿真软件Simufact Additive中先进行仿真，模拟SLM的加工过程，分析参数赋予是否合理，以及加工完成后的形变及应力情况。合理的热处理工艺能够有效地释放SLM加工件的残余应力，减小赝复体支架加工时的形变情况。所以该仿真中设置加工阶段依次为：Build，Heat treatment，Support removal，即加工完成后先带着基板做热处理后再将支撑切除，取下支架。选择去应力退火处理，如图7-14所示，为该赝复体支架的MSC仿真结果，赝复体支架在经过加工及后处理之后，最大的应力为317.87MPa，最大的形变量为0.25mm。

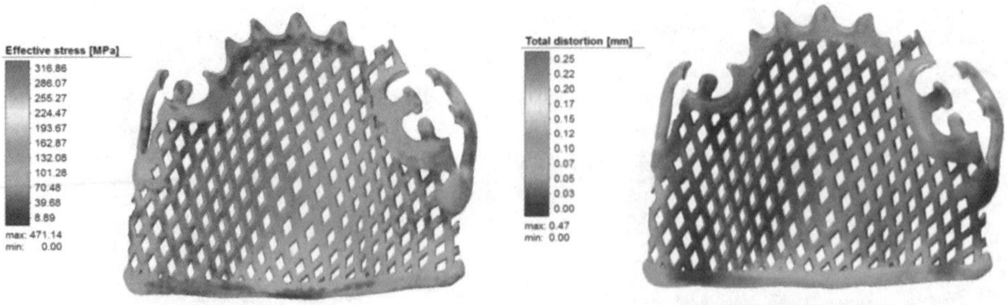

(a) MSC仿真应力云图　　(b) MSC仿真位移云图

图7-14 赝复体支架MSC仿真结果

合理的热处理工艺能够有效地释放SLM加工件的残余应力，赝复体支架选用去应力退火按照图7-15的温度曲线进行处理，即在870℃中保温3h后停止加热，待温度降到200℃，打开炉门，随炉冷却至室温。图7-16（a）为SLM打印的赝复体支架，图7-16（b）为热处理后的赝复体支架。

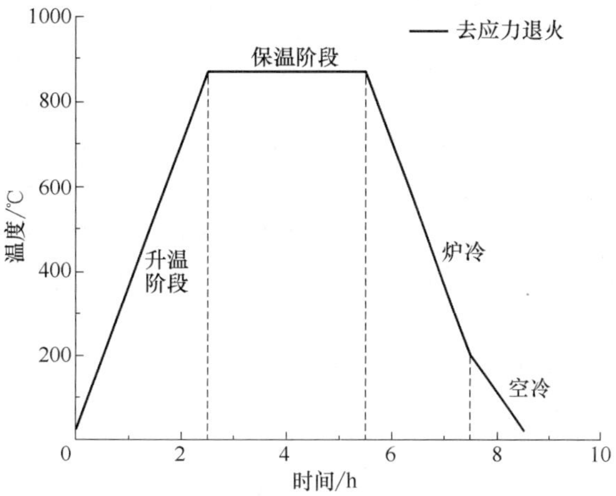

图7-15　钴铬合金（CoCr）去应力退火温度曲线

SLM打印的上颌赝复体支架后处理过程和传统铸造支架的后处理过程基本相同。虽然SLM加工过程没有包埋材料，但是由于SLM加工过程中，支架与基板之间需要支撑相连接，并且支架距离基板的距离过小，往往只有2~3mm，为了将支架从基板上取下来，需要通过线切割处理。线切割一般采用直径为0.02~0.2mm的钼丝，可以实现窄缝切割，避免损伤零件和基板，且加工时有水基工作液，不会大量放热，也避免了支架发生热变形。

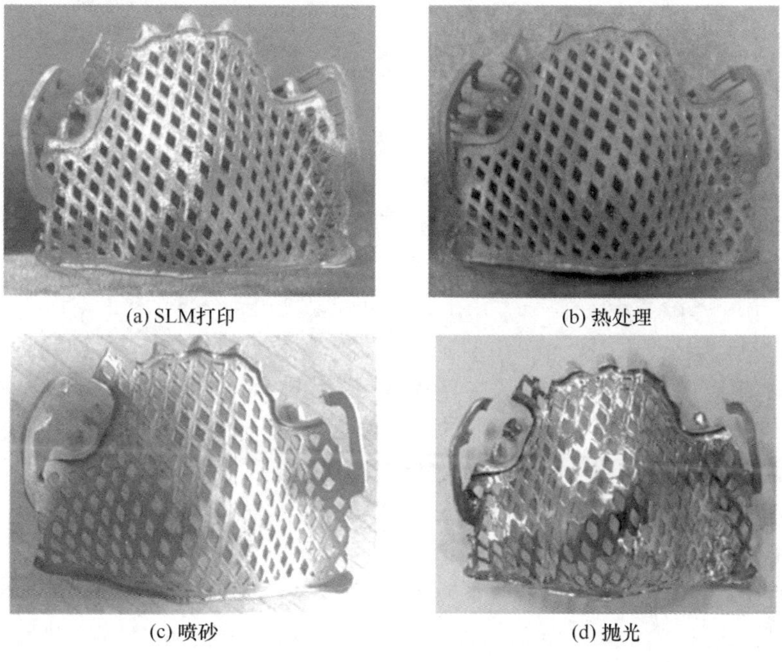

(a) SLM打印　(b) 热处理　(c) 喷砂　(d) 抛光

图7-16　赝复体支架的制造

上颌赝复体支架后处理还包括研磨、抛光过程，需要经过喷砂、硬磨石、电解抛光、硬橡皮轮、擦有抛光绿的绒轮依次进行。通过喷砂处理，去除零件表面的氧化膜和部分支撑材料，如图7-16（c）所示。然后进行粗磨，使用切盘或刃状石切除剩余的支撑结构，再用不易产热的粗磨石和双层切盘磨轮去除支撑与支架表面接触不佳的残余结构，应该注意不要用磨石去研磨金属支架的组织面，并且不要研磨卡环的侧方边缘，避免大量磨改卡环，防止使卡环折断破坏或强度降低。粗磨完成后，进行电解抛光并彻底清洗及干燥零件，电解抛光将金属表面熔去一薄层，使支架表面平滑光亮，电解抛光钴铬合金是唯一对腭皱组织面抛光的步骤。最后，对支架进行细磨，以消除研磨过程中遗留的磨痕，包括腭皱与组织面，采用细石头、橡皮轮、尖橡皮轮研磨卡环臂，腭皱与组织面。最后用擦有抛光绿的绒轮进行抛光，使支架表面高度光亮美观，图 7-16（d）为抛光后得到的最终支架。

制造完成的上颌赝复体支架需要在石膏模型上进行试戴，以检查其就位情况，并适当地进行进一步磨改调整使之与模型良好贴合，如图 7-17（a）所示。之后在颌架上，恢复垂直距离，使支架在模型上就位，模拟检查咬合关系，适当调整支架与对颌牙支架的颌关系。最后用超声清洗器清洗或刷洗干净，交给临床医师，进行患者的口内试戴，如图 7-17（b）所示。至此，上颌赝复体支架的数字化设计与制造工作全部完成。

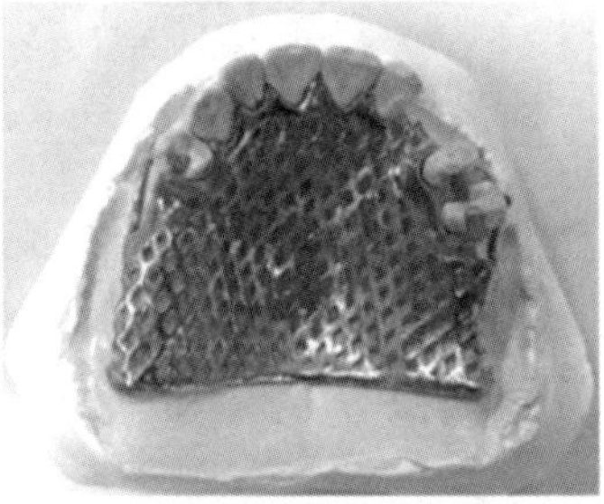
(a) 支架在石膏模型上试戴

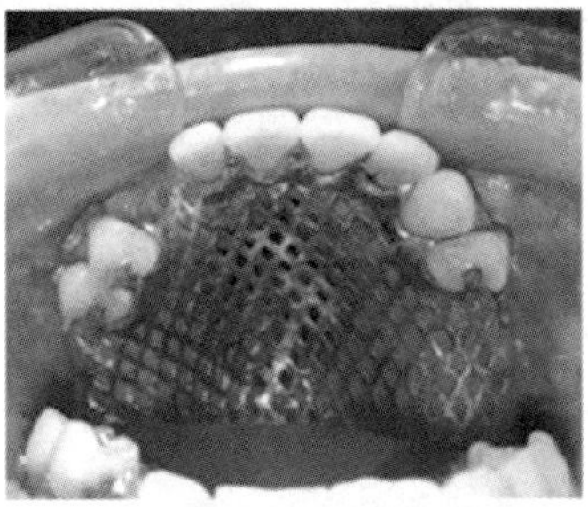
(b) 支架在患者口内试戴

图 7-17　赝复体支架试戴

7.3.4　数字化排牙设计

义齿的设计不仅要考虑到美观原则，更重要的是尽可能地恢复患者的咀嚼功能，提高咀嚼效率。传统的人工排牙是在颌架上，选用合适的成品义齿，经过打磨后，放在蜡堤上，根据颌学相关理论知识，确定牙齿的最终形态及位置。

数字化方法采用 exocad Dental CAD 设计软件，对患者的义齿进行设计，然后利用 CAM 技术切削加工，完成义齿的加工。在设计义齿排牙时，需要注意前牙的排列以恢复美学为主，中线不能偏斜，尽量达到前伸颌平衡；后牙的排列以恢复咀嚼功能为主，正中咬合要达到上下后牙两侧的广泛接触，应略升高 0.5mm，以利于调颌直至与对颌牙相适应。上下颌双侧后牙游离缺失，按全部义齿要求排牙，应注意减径、减数、降低牙尖斜度、减轻颌力，达到后牙功能性咬合平衡。如图 7-18 所示，首先根据患者的口内情况，定义缺失牙的位置及设计的类型，即 15、16、17、23、26、27 牙位为缺失牙，并根据 CAM 加工情况，选用 PMMA（甲基丙烯酸甲酯）材料，再设置扫描模型的定位方向并画出缺失牙位置的边缘线，设置缺失牙的位置，包括近中/远中位置、颊/舌侧位置及咬合面的位置，最后调整牙冠的解剖形态，根据邻牙、对颌牙的形态调整牙冠的牙尖、牙嵴、沟、窝等的解剖形态。

7.3.5　义齿的 CAD/CAM 加工

数控加工技术 NC（Numerical Control）在工业上是指用车、铣等方式从毛坯上去除部

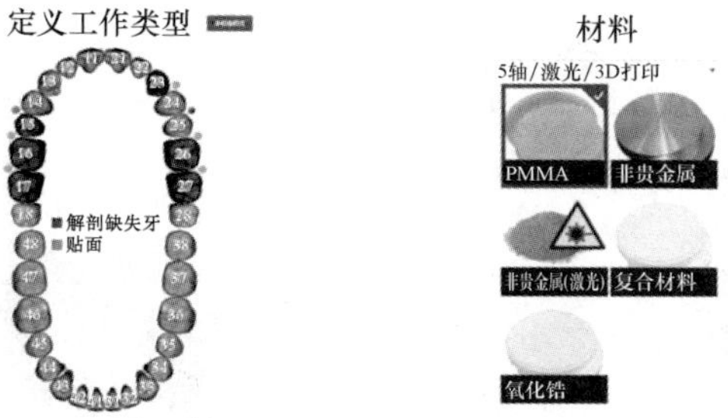

(a) 定义设计类型及材料

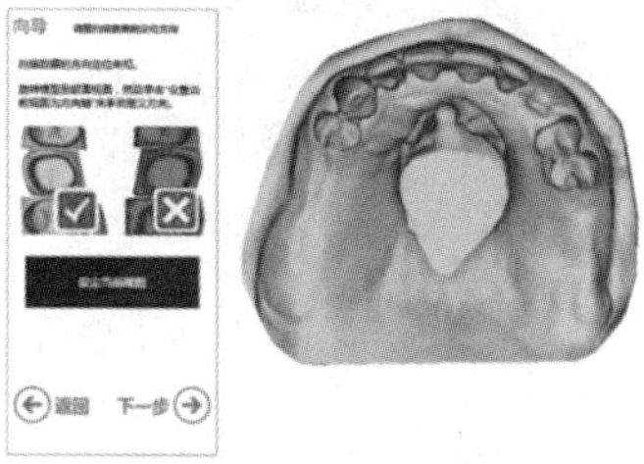

(b) 设置扫描数据的定位方向及边缘线

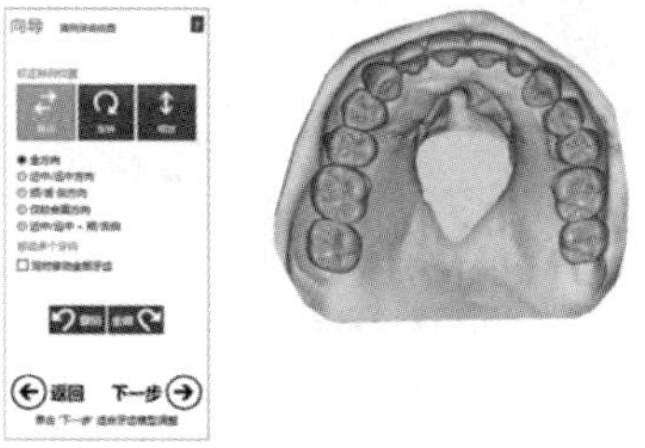

(c) 设置义齿位置

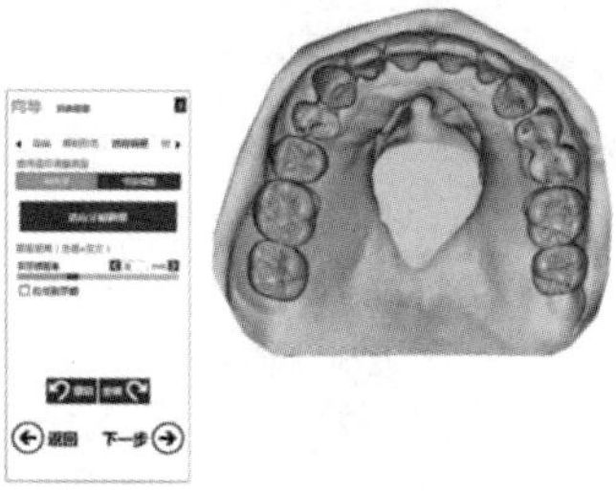

(d) 调整牙冠形态

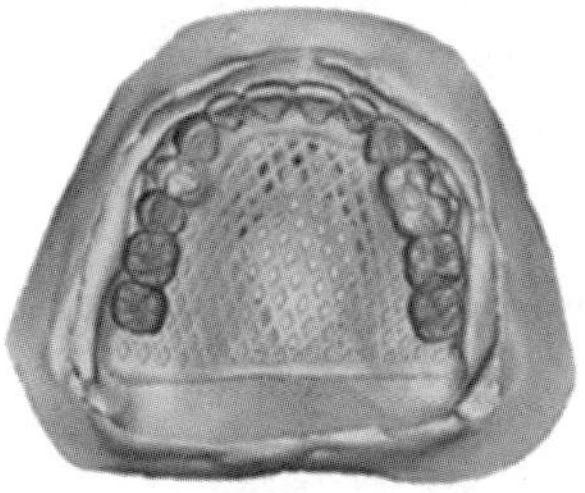

(e) 最终牙冠形态

图 7-18　利用 exocad Dental CAD 进行数字化排牙

分材料而形成所需零件形状的方法。口腔用 NC 加工设备加工对象为牙科专用材料，根据牙科材料特性和对制作精度的要求，常采用铣和磨的加工方式。

选用的德国 imes-icore 公司的 CORiTEC 350i 五轴联动数控铣床（图 7-19），其“轴”可以理解为机床切削组件（包括主轴与工件夹持装置）可实现的自由度数，自由度越多，可加工模型的复杂程度也就越高。三轴、四轴数控设备适合批量加工倒凹型，且面积小、形态相对规整的基底冠桥，五轴设备适合加工精度要求高、形态复杂的冠桥、种植基托等。如图 7-20 所示，为该五轴 NC 设备的自由度示意图，其中 A 轴可倾斜±30°，B 轴可倾斜±25°。

义齿 CAM 加工过程示意图如图 7-21 所示，先在 hyperDENT 软件中进行前处理，编写数控加工的程序。依次选用对应的机床（350i）、夹具（iCore 350i－Ronde、GEO Jig4imes Pos Law 5 等）、毛坯后，导入待加工的义齿模型。毛坯这里选用的是牙科专用 PMMA 树脂盘，根据夹具的尺寸及义齿的尺寸，选择尺寸为 D98mm×20mm，并且根据患者口内余留牙的色泽选择 A3 色毛坯。如图 7-21（a）所示，由于在设计时，已经包含了对应的标识文件，所以义齿导入后的模型类型、铣削方向、零件特征等均不需要再做设置，将义齿移动到合适的位置后手动设置连接柱，计算出机床加工时的刀具、夹具路径，

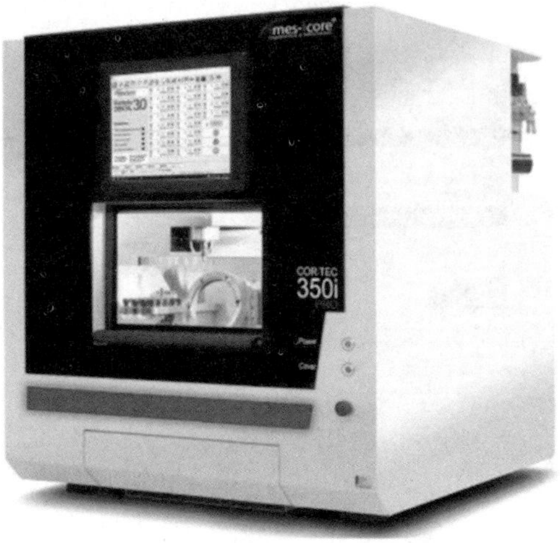

图 7-19　CORiTEC 350i 五轴联动数控车床

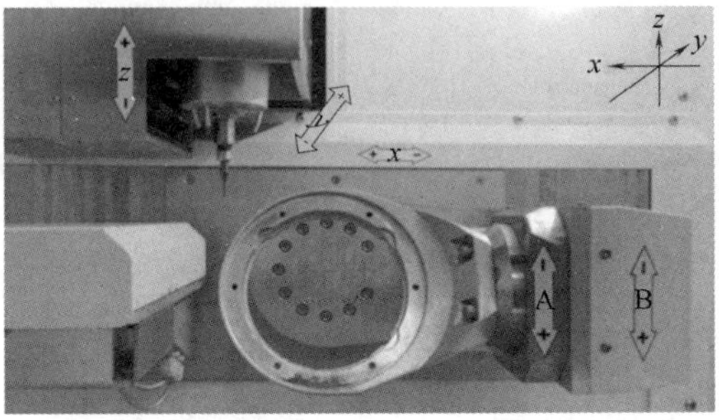

图 7-20　五轴 NC 设备的自由度

及选用的刀具类型并自动生成 ISO 格式的 NC 文件。软件中可以查看模拟的刀具加工轨迹及加工完成后零件的模型，如图 7-21（b）所示。前处理完成后，将软件生成的 ISO 格式的 NC 文件导入到加工设备中即可开始加工，如图 7-21（c）和图 7-21（d）所示，为其加工完成后的义齿模型。

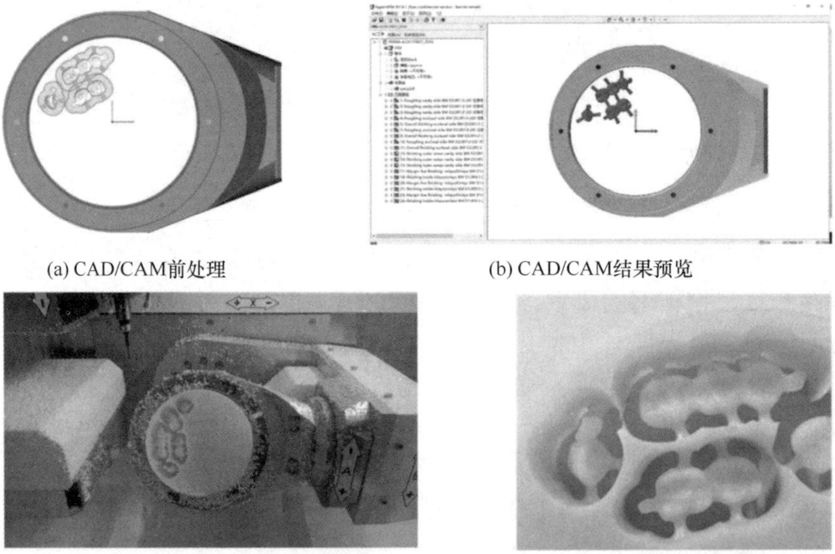

(a) CAD/CAM前处理　(b) CAD/CAM结果预览

(c) CAD/CAM加工完成后的义齿模型　(d) 最终的义齿模型

图 7-21　CAM 加工过程

7.3.6　上颌赝复体基托的数字化设计及制造

基托是义齿覆盖在无牙牙槽嵴与承托区黏膜直接接触的部分，位于缺隙部分的基托又称为鞍基基托，其主要作用是供人工牙排列附着，传导和分散颌力[13]。基托还将义齿、支架、阻塞器各部分连接在一起。设计时，塑料基托区的厚度约为 2mm，骨突区及边缘必须适当加厚，留出以后缓冲区的量。基托的唇颊侧口腔磨光面应为凹面，利于唇颊舌的功能活动和义齿固定稳定。唇颊面还应形成似现非现的牙根突度，使基托形态逼真。基托塑料与支架应在外终止线处相结合，并相互移行。缺牙区基托不应进入基牙邻面倒凹区，近龈缘区基托要做缓冲，以免压迫龈组织，并有利于摘戴。基托与黏膜应密合而无压痛，覆盖上颌结节颊侧、上颌硬区、内斜嵴及骨尖等部位的基托组织面应做缓冲处理，以免基托压迫软组织产生疼痛。基托的磨光面要保证外形光滑美观以便于自洁。

（1）基托的数字化设计

在 Geomagic 软件中导入上颌三维模型，选中缺损腔区域并删除，如图 7-22（a）所示，然后通过填充孔补全空洞，得到无缺损的完整上颌模型，如图 7-22（b）所示。根据基托模型所涉及的模型区域，加厚 2mm，如图 7-22（c）所示，再将加厚的模型与最初的模型做布尔减，即可得到原始的基托模型。之后再通过雕刻刀、创建流线等工具对模型进行修整，并使用减少噪声、快速平滑等命令使模型平滑，得到最终的基托模型，如图 7-22（d）所示。

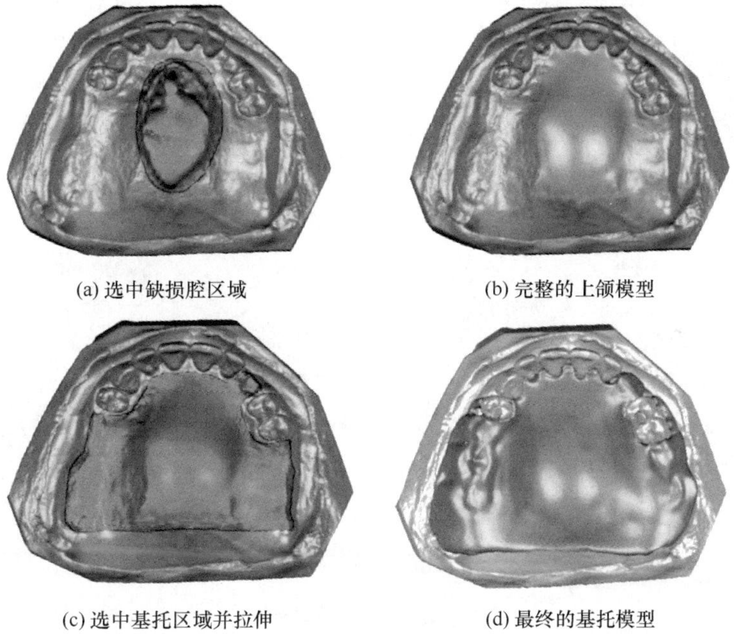

(a) 选中缺损腔区域　(b) 完整的上颌模型

(c) 选中基托区域并拉伸　(d) 最终的基托模型

图 7-22　基托的数字化设计

赝复体的最终三维模型如图 7-23 所示，为了实现基托模型的数字化制作，还需要设计翻模的数字化型盒。

（2）型盒的设计及 SLS 制造

由于 3D 打印材料的限制及基托模型需要与支架连接等问题，基托模型目前暂时无法直接通过 3D 打印的方式制作出来。通过数字化设计翻模的型盒，并利用选择性激光烧结 SLS 技术进行打印制作，从而实现基托的间接制造及赝复体的整体数字制造过程。

在 Magics 软件中进行型盒设计，如图 7-24 所示，根据装盒时的要求，将模型、支架放置于下型盒中，并暴露出基托的部分，义齿放置于上型盒中。并在下型盒的四周设计卡

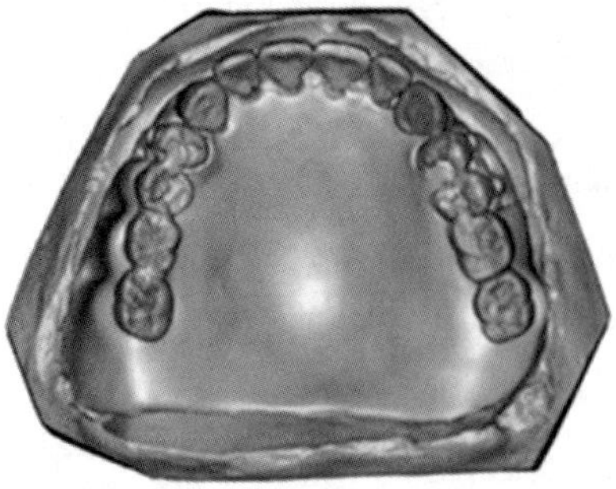

(a) 俯视

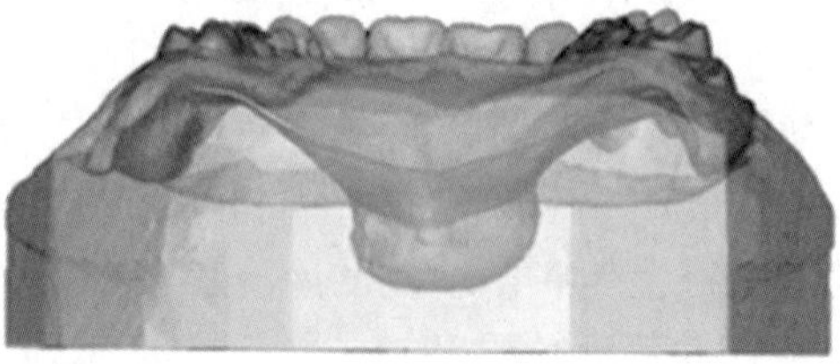

(b) 正视(透视)

图 7-23　赝复体三维模型

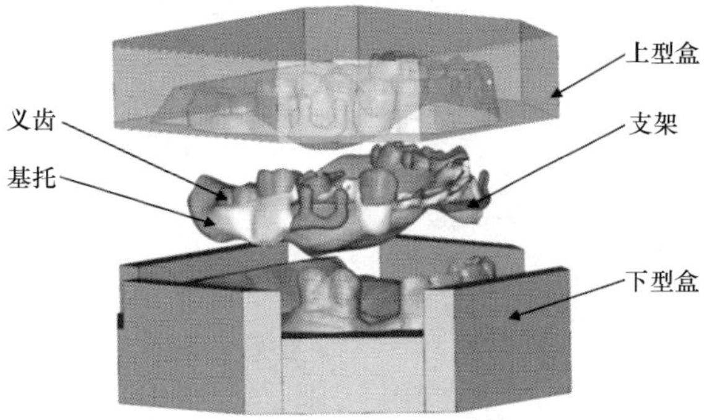

图 7-24　型盒模型

槽，便于合模时定位。为了能够顺利地进行合模、开模，需要填充模型中含有倒凹的部分，并形成拔模斜角，如图 7-25 中的前牙部分所示。

将设计好的型盒三维模型导出成 STL 格式，并使用 SLS 打印机 Sinterstation HiQ+HS 进行型盒的打印制作，材料为尼龙材料，图 7-26 为打印完成的型盒。

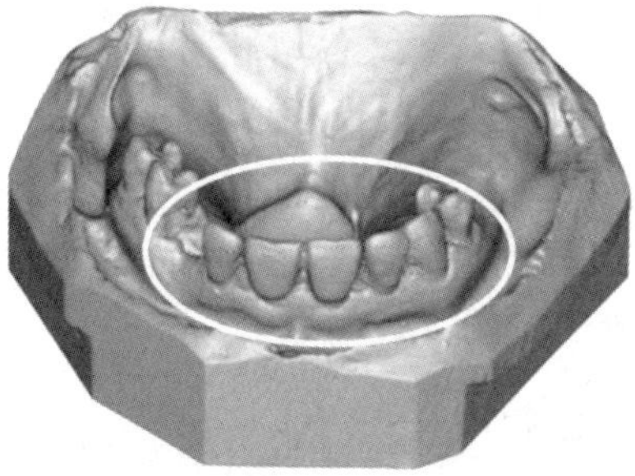

(a) 填倒凹前

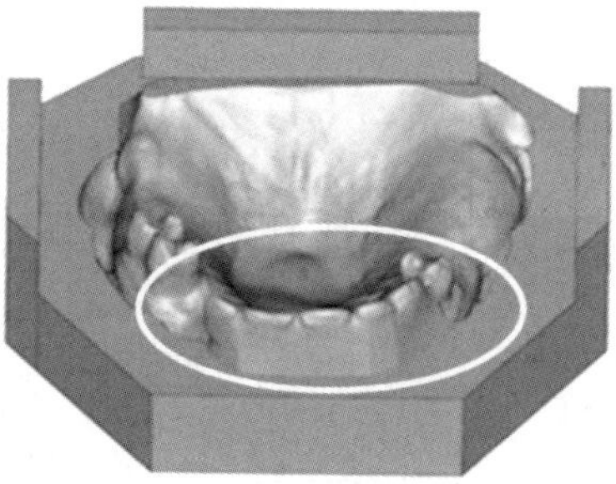

(b) 填倒凹后

图 7-25　前牙填补倒凹

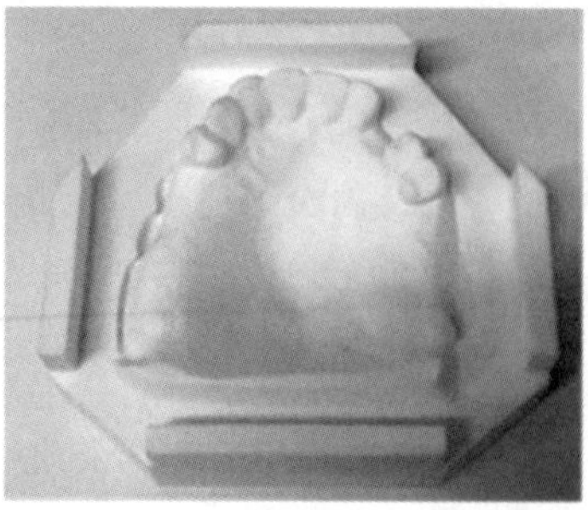

(a) 下型盒

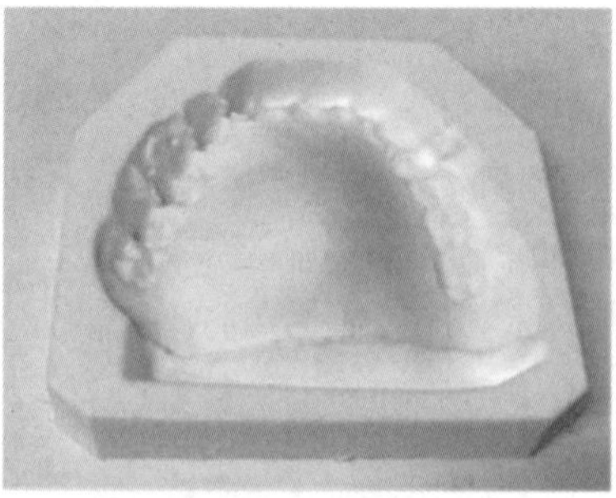

(b) 上型盒

图 7-26　SLS 打印的型盒

（3）上颌赝复体翻模成型

义齿基托聚合物材料由粉剂和液剂两部分组成，其中粉剂由聚甲基丙烯酸甲酯、氧化钛、氧化铁和乙酸纤维素组成，液剂由甲基丙烯酸甲酯、对苯二酚和双甲基丙烯酸乙二醇组成。每 4. 3mL 液体，加入 10g 粉末。操作时，在容器内加入适量的液体，然后缓缓地加入粉末，直到液体不渗透到粉末为止。

上颌赝复体翻模成型的过程与传统的过程类似，如图 7-27 所示，首先将赝复体支架置于下型盒中，义齿按照牙位置于上型盒中，并使用毛刷均匀涂布义齿分离剂，待分离剂自然风干后取出呈面团状的基托材料，捏拉 3 次，揉匀成饼状，填入型盒的型腔中。接着将上下型盒合拢，刮除飞边，压紧型盒并固定于型盒架上。充填完成后，使用加热聚合的方式固化：将型盒放在水中，使之从室温慢慢加热至沸腾，之后在沸水中加热 70min。停止加热后继续浸泡在热水中，待其自然冷却后从水中取出开盒，最后对赝复体模型进行修边打磨、抛光处理。最终赝复体，如图 7-28 所示。

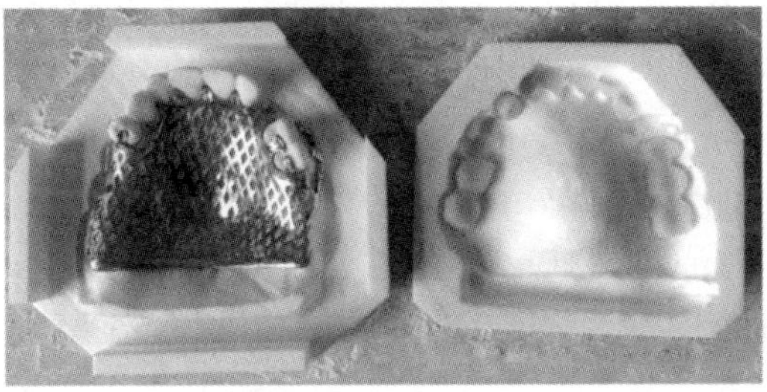

(a) 固定义齿与支架

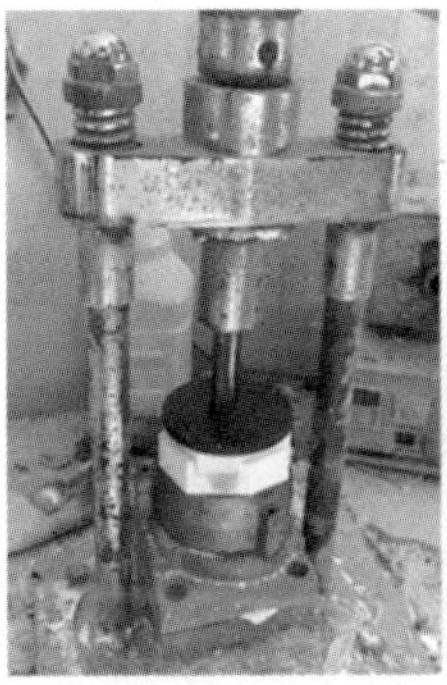

(b) 压模、去除飞边

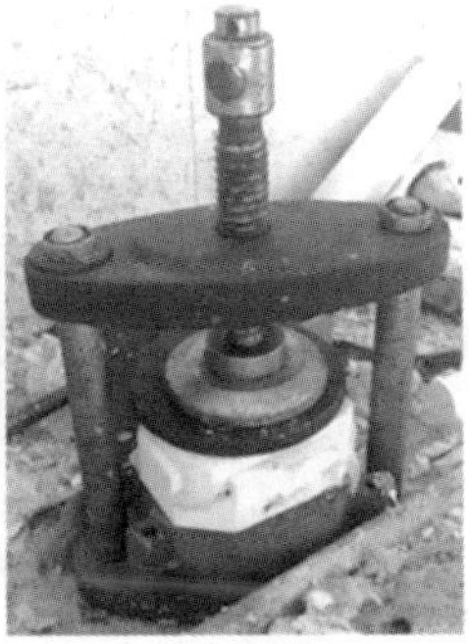

(c) 上型盒架

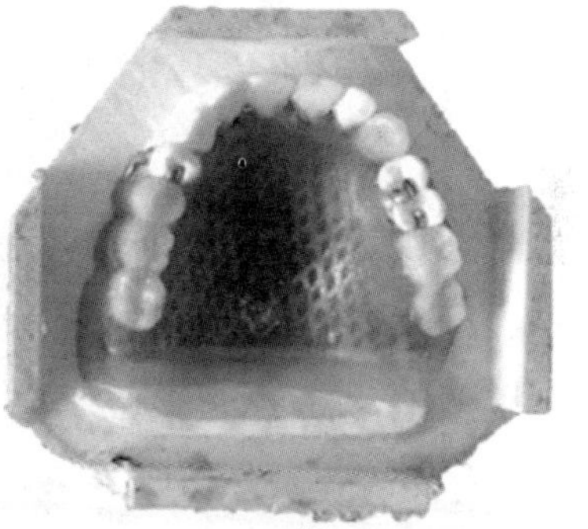

(d) 开模

图 7-27　上颌赝复体翻模成型过程

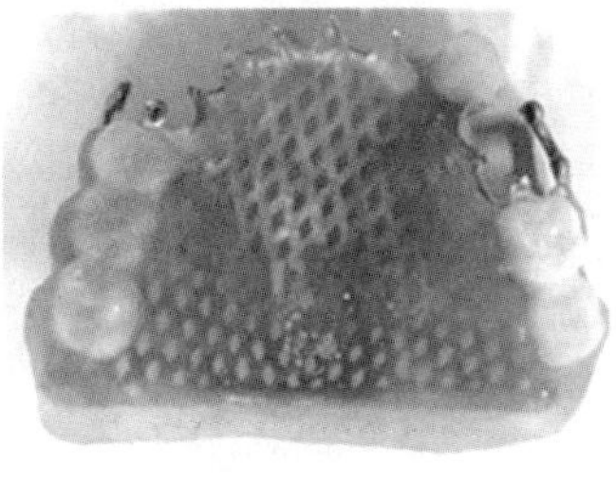

(a) 腭面观

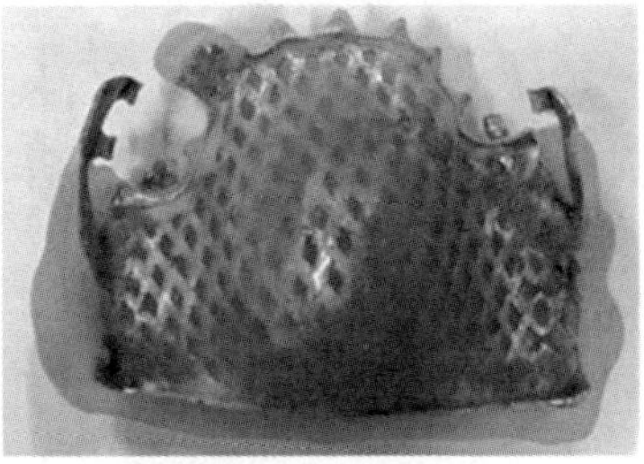

(b) 组织面观

图 7-28　上颌赝复体

7.4 上颌赝复体的精度检测与临床应用

上颌赝复体与口腔内表面的贴合程度影响患者佩戴后的感受，因此对其最终的精度进行分析，对误差较大的区域进行必要的处理，可以进一步改善患者临床使用的效果，但最终的效果需要患者佩戴后进行评价。

7.4.1 上颌赝复体的精度检测

为了检测数字化设计与制造的上颌赝复体精度，采用逆向重建的方式，获取数字化型盒和赝复体的三维重建模型，并与设计模型进行对比，做偏差分析。首先将上、下型盒和赝复体模型均匀喷涂显影剂，采用 AutoScan-DS200 齿科三维扫描仪进行扫描获得其三维重建模型，并与三维设计模型进行比较，如图 7-29 所示。上型盒的最大偏差为 0.557mm/-0.119mm，平均偏差为 0.005mm/-0.004mm，标准偏差为 0.012mm；下型盒的最大偏差为 2.00mm/-0.284mm，平均偏差 0.007mm/-0.005mm，标准偏差为 0.012mm；赝复体模型的最大偏差为 0.744mm/-0.394mm，平均偏差为 0.004mm/-0.005mm，标准偏差为 0.012mm。通过上、下型盒偏差云图可以发现，最大偏差均位于非翻模区域，不影响翻模制造赝复体，而赝复体的最大偏差位于组织面，不影响使用。

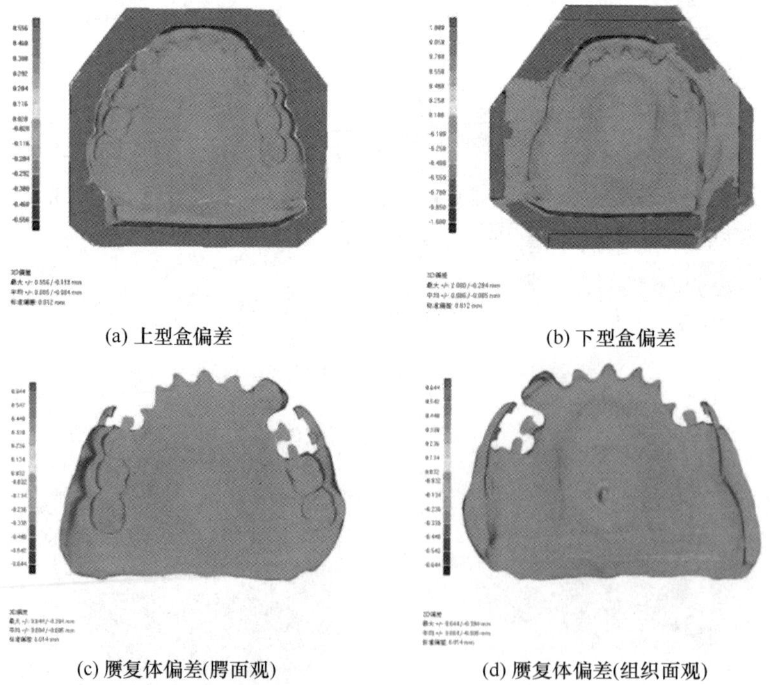

(a) 上型盒偏差　(b) 下型盒偏差

(c) 赝复体偏差(腭面观)　(d) 赝复体偏差(组织面观)

图 7-29　赝复体偏差分析

7.4.2 上颌赝复体的临床应用

为了检测数字化设计制造的上颌赝复体的临床可应用性，首先将上颌赝复体戴于石膏模型上，如图 7-30 所示，观测赝复体与石膏模型的贴合度，是否有突出的地方，以及支架在石膏模型上的固位情况，如有问题需要进行进一步打磨修整。

经专业技工检测赝复体状况良好后，交由口腔技师进行评估，赝复体的结构完整，并在患者口内进行试戴，如图 7-31 所示，佩戴后卡环固位良好，咀嚼、发音及颌面都得到了较大的改善。

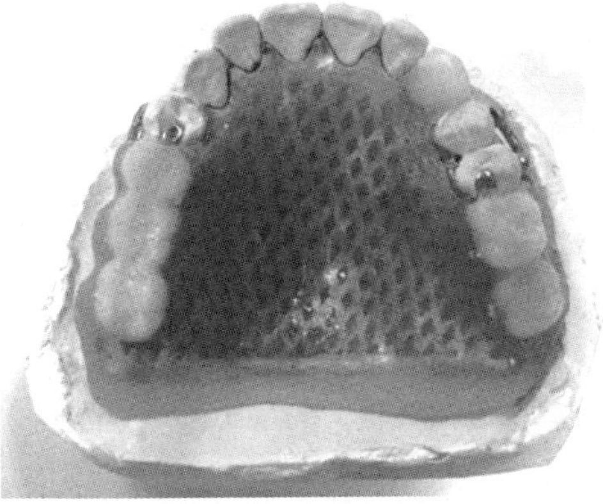

图 7-30 赝复体在石膏模型试戴

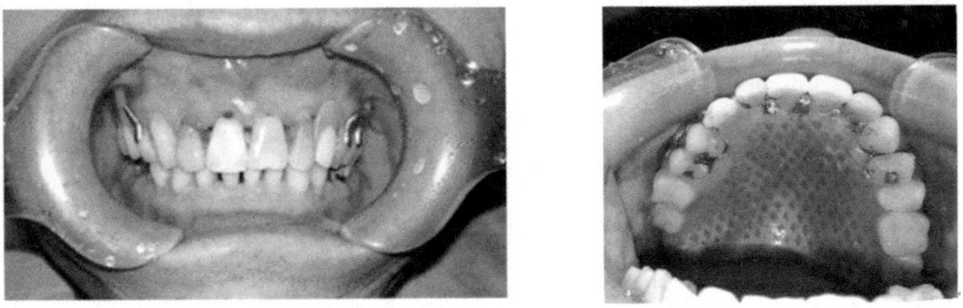

图 7-31 赝复体在患者口内试戴

参考文献

[1] 赵铱民. 颌面赝复学［M］. 西安：世界图书出版公司，2004.

[2] 冷勇. 上颌骨缺损赝复体固位形式初探［D］. 大连：大连医科大学，2012.

[3] 赵铱民，高元，米延玲. 上颌修复体的分类设计［J］. 实用口腔医学杂志，1996，12（1）：67-70.

[4] Fujioka M，Hayashida K，Murakami C. Vascularized bone graft is a better option for the reconstruction of maxillary defects［J］. European Archives of Oto-Rhino-Laryngology，2013，270（10）：2779-2781.

[5] Feng Z，Zhao J，Dong Y，et al. New osteotomy for transport of a disc of alveolar bone to close an oronasal fistula during distraction osteogenesis for reconstruction of a maxillary defect：in vitro assessment［J］. British Journal of Oral & Maxillofacial Surgery，2010，48（3）：187-188.

[6] Shirota T，Shimodaira O，Matsui Y，et al. Zygoma implant-supported prosthetic rehabilitation of a patient with a maxillary defect［J］. International Journal of Oral & Maxillofacial Surgery，2011，40（1）：113-117.

[7] 李敬敬，周秦，王洁，等. 上颌骨缺损的赝复体修复治疗［J］. 陕西医学杂志，2014（6）：675-677.

[8] Petteno, Schierano G, Bassi F, et al. Caomparison of marginal fit of 3 different metal-ceramic systems: an in vitro study [J]. International Journal of Prosthodontics, 2000, 13 (5): 405-408.
[9] Silver F H. Biomaterials, medical devices and tissue engineering: an integrated approach [M]. MA: Chapman Hall, 1994.
[10] 韩正学，季彤. 上颌骨缺损修复的研究进展 [J]. 国外医学口腔分册，2003，30 (3): 220-222.
[11] 吴渐华，孙天顺. 上颌骨切除术及赝复体修复的改进 [J]. Journal of Medical Forum, 2004, 25 (21): 65-65.
[12] 袁喜根. 基于选择性激光熔融技术的上颌赝复体支架的设计制造研究 [D]. 杭州：浙江工业大学，2016.
[13] 凌泽志. 临床常见几种可摘局部义齿基托材料的比较 [J]. 新医学导刊，2008，7 (3): 70-71.

第 8 章 总结与展望

第 8 章插图

随着医学影像技术、数字化设计与制造技术的发展和在口腔医学中的应用，数字化口腔医学技术已经经过了三十余年的发展历程，在临床中得到了广泛应用，有效提高了临床诊疗的精度和患者的治疗效果，并进一步推动了医工交叉领域的深入研究。

8.1 总结

本书总结了数字化口腔医学技术方面的研究和应用成果，主要内容如下。

① 对下颌骨三维模型重建及生物力学模型构建进行了深入研究，比较分析了基于 CT 图像灰度值的非均匀力学特性建模和均匀力学特性建模的下颌骨生物力学模型有限元分析方法，并通过力学性能实验，证实了非均匀力学特性赋值方法在模型的生物组织结构适应性、建模效率、结果的准确性方面具有优势。

② 数字化口腔种植技术通过口腔组织三维建模、种植方案设计与优化、种植导板的设计与 3D 打印、基于导板的手术实施，使种植手术降低了对医生临床经验的依赖，利用即刻负重修复减少手术创伤，手术过程更加精准和高效，提高了种植修复的成功率。

③ 自体腓骨瓣移植是下颌骨缺损修复的“金标准”，通过基于三维模型的截骨方案设计、腓骨取骨方案和塑型方案规划、截骨和取骨及塑型导板的设计及 3D 打印，实施基于导板的腓骨瓣植入手术，有效提高了手术效率和术后重建效果；利用有限元分析，明确了腓骨在下颌骨缺损区域的不同高度位置对重建下颌骨力学性能的影响，为制订兼顾外貌恢复和力学性能重建的临床方案提供依据。

④ 人工植入体是修复骨缺损最有前景的方法之一，个性化设计的人工植入体可以使下颌骨缺损得到外形匹配、力学性能最佳的修复。利用拓扑优化设计和生物力学分析，以及 3D 打印和表面处理，可以设计并制造出具有支撑、塑型、生长和固定单元的复合结构下颌骨植入体，动物实验证明了该人工植入体可以实现功能和外貌的理想修复。

⑤ 牙齿正畸矫治过程是牙齿受到正畸矫治力驱动的移动过程，因此精确设计并施加和控制牙齿移动过程所需的矫治力/力矩，能有效提高牙齿移动的效率和效果。利用牙周组织三维模型进行生物力学分析，以牙周膜应力应变水平为指标，可以获得不同牙齿移动类型所需的最佳矫治力；利用形状记忆聚合物材料，可以设计制作满足施力和释放要求的矫治器，实现对牙齿移动过程的精确控制。

⑥ 具有可摘局部义齿的赝复体是修复上颌骨缺损的重要方法，传统的赝复体设计和制作流程较长，误差较大，患者佩戴异物感强、固位不可靠，利用数字化设计与制造流程，可以获得与口腔表面匹配更精准、佩戴更舒服的赝复体。

8.2 展望

随着技术的进步和发展，新技术层出不穷，数字化口腔医学技术也是一个不断创新和发展的领域，展望未来，大数据、人工智能、机器人、动态导航、虚拟/增强现实等技术是目前技术发展的主要方向，这些技术与口腔医学相结合，将进一步促进口腔医学向数字化方向深入发展。

8.2.1 虚拟现实与增强现实技术

虚拟现实技术 VR（Virtual Reality）是计算仿真技术的一个重要方向，是仿真技术与计算机图形学、人机接口技术、多媒体技术、传感技术、网络技术等多种技术的集合，是一门富有挑战性的交叉技术前沿学科和研究领域。虚拟现实技术主要包括模拟环境、感知、自然技能和传感设备等方面。模拟环境是由计算机生成的、实时动态的三维立体逼真图像。感知是指理想的 VR 应该具有一切人所具有的感知。除计算机图形技术所生成的视觉感知外，还有听觉、触觉、力觉、运动等感知，甚至还包括嗅觉和味觉等，也称为多维感知。自然技能是指人的头部转动，眼睛、手势或其他人体行为动作，由计算机来处理与参与者的动作相适应的数据，并对用户的输入做出实时响应，并分别反馈到用户的五官。传感设备是指三维交互设备。经过几十年的发展，VR 目前已经进入大规模应用阶段，逐步走入人们的日常生活。而 VR 技术在医学领域主要应用于医学诊断以及手术培训和教学作用，早在 20 世纪 90 年代，已经在脑外科手术中得到了临床应用[1]，在口腔医学包括种植牙、颌面外科手术等的诊断与手术训练中也得到了广泛研究和应用[2,3]

增强现实 AR（Augmented Reality）又称为混合现实，是在 VR 基础上将真实世界信息和虚拟世界信息“无缝”集成的技术，是把原本在现实世界的一定时间和空间范围内很难体验到的实体信息（视觉信息、声音、味道、触觉等），通过电脑等科学技术，模拟仿真后再叠加，将虚拟的信息应用到真实世界，被人类感官所感知，从而达到超越现实的感官体验，即将真实的环境和虚拟的物体实时地叠加到了同一个画面或空间而同时存在。AR 技术包含了多媒体、三维建模、实时视频显示及控制、多传感器融合、实时跟踪及注册、场景融合等新技术与新手段，提供了在一般情况下，不同于人类可以感知的信息。增强实现技术目前也主要用于医学培训和训练方面，比如美国微软公司开发的 HoloLens 系统可以将虚拟的人体结构呈现在真实的环境中，用于人体解剖培训[4]。由于利用 AR 技术医生可以透过佩戴的显示装置将电脑中的人体组织三维模型叠加在真实的手术部位，实现图像与真实场景的融合，可以直接将术前手术规划用于术区操作的精确导航，能够避免伤及周围血管、神经等重要组织结构，实现手术过程中的实时安全监控，为医生的精确诊断和精准手术提供更加直观的手段。目前 AR 技术已经在口腔颌面外科、牙种植等领域已经有初步应用[5-7]。

8.2.2 计算机辅助手术

计算机辅助手术 CAS（Computer Assisted Surgery）的概念在 20 世纪 90 年代初提出，

最早应用于神经外科手术中的精准定位，是随着医学图像获取及三维模型重建、虚拟手术方案规划、手术导板设计与3D打印等技术发展起来手术体系，区别于传统的基于二维医学影像和自由手FH（Free Hand）的手术操作，CAS能提供精确的手术规划和精准的临床操作引导，帮助医生实现精准的手术操作并得到预期可控的高质量的临床效果[8-10]，同时在医学教育和手术操作培训方面也可以发挥重要作用[11]。经过20多年的发展，计算机辅助手术逐渐发展为导板引导的手术（或称静态导航，Static Navigation）[12] 和视频引导的导航手术（或称动态导航，Dynamic Navigation）[13] 两类。

基于图像引导的动态导航手术系统通过定位定向装置帮助手术器具精确进入到病灶部位，并通过图像实时导航和监控工具进入的情况[14]。如用于神经外科介入手术的CT图像动态导航系统在20世纪90年代已经临床应用[15]，需要医生根据实时X光摄片、CT或超声图像，通过电脑屏幕观察，操作器械精确到达病灶位置[16]。基于图像的导航系统最大的特点是需要在术中实时获得术区的医学图像[17]，目前用于动态导航手术的医学图像实时获取方法主要包括C形臂X光机[18]、CT[19-21]、超声[22] 等。由于CT和X光图像采集使医生和病人长时间暴露在射线下，因此医生需要穿铅衣进行手术，但射线暴露难以完全避免。另一方面，医生需要通过观察电脑屏幕上的图像进行手术操作，直观性较差。而美国DePuy Orthopaedic公司开发的Ci™计算辅助系统直接基于计算机视觉定位和标准的植入体注册实施股骨头置换或膝关节置换，无需通过CT图像引导，即可实施精准手术[23,24]。目前，动态导航在骨科[25]、口腔颌面外科[26,27]、神经外科[28] 应用较多，特别是在口腔植牙领域，技术较为成熟[10]，商业化的口腔种植动态导航系统包括美国Image Navigation公司的IGI系统（图8-1）[29] 和美国X-NAV Technologies公司的X-Guide系统（图8-2）[30] 已经得到了广泛应用。

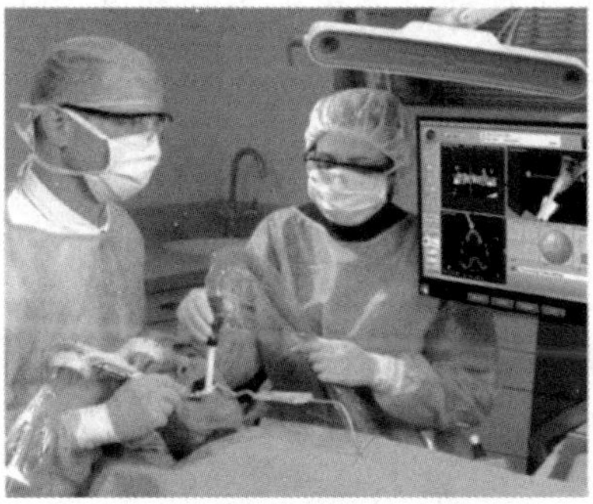
图8-1　IGI种牙导航系统

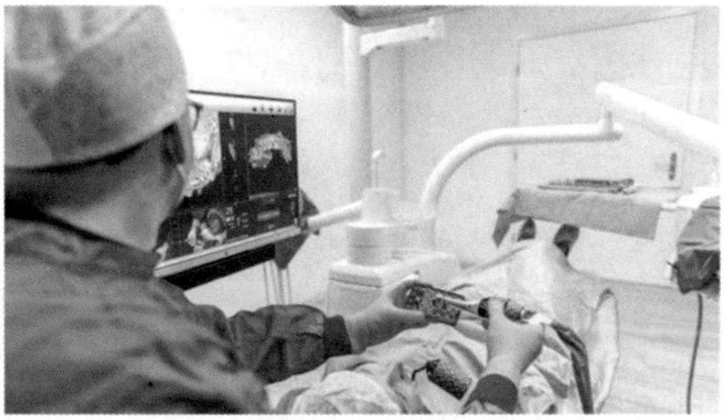
图8-2　X-Guide种牙导航系统

8.2.3　机器人手术系统

机器人手术系统是集多项现代高科技手段于一体的综合体，目前主要用于心脏外科、神经外科、前列腺手术等领域。机器人手术系统的应用可以使外科医生远离手术台，操纵机器进行手术，完全不同于传统的手术概念，在微创外科领域是当之无愧的革命性外科手术工具。21世纪初以来，随着机器人技术的发展以及机器人与医学技术的深入交叉融合[31]，医疗机器人特别是手术机器人得到了快速发展，在脑外科、脊柱、腹腔等的介入/植入，微创等手术中得到了临床应用[32-34]。近年来，机器人手术的研究和发展速度逐步加快，在虚拟手术规划、定位与导航、机器视觉、力反馈等核心关键技术方面不断取得突破[35,36]。机器人手术虽然增加了成本，但是可以减少劳动强度，提高手术的精度和效率，减少人为不利因素对手术的影响[37,38]，尤其是对于改善中国医生特别是口腔科医生短缺和高强度工作的现状具有潜在价值[39]。可以预见，随着未来大规模应用，机器人手术的成本必将显著降低[40]。

手术机器人主要分为三类：遥操作型（或称辅助型）、自主型（或称监控型）和人机协作型[41]。目前，世界上最著名、应用最广泛的外科手术机器人系统是美国的达·芬奇机器人系统（Intuitive Surgical 公司，美国），属于遥操作型机器人，即由外科医生操纵控制手柄来遥控机器人完成手术，主要应用于腹腔内器官如肝脏、胰腺、前列腺等的微创手术，全球已经累计完成了 300 余万例[42]。可以看到，遥操作型（辅助型）导航机器人手术系统延伸了医生的双手和视觉，使腹腔内的外科手术可以实现精准微创。

近年来，口腔种植手术机器人及相关技术受到了大量关注，国内外很多研究团队都开展了口腔种植机器人技术的研究，目前报道的已有两款机器人种植系统实现了临床应用，其一是空军军医大学（原第四军医大学）赵铱民院士团队开发的系统，他们针对口腔种植机器人技术进行了持续研究[43]，与北航团队合作开发的世界首台完全自主型牙种植手术机器人（图 8-3）在 2017 年已经成功应用于一例前牙缺失患者的临床手术中[44]，在世界上引起了较大的反响和好评。另一款临床应用的机器人种植系统是美国佛罗里达的 Neocis 公司开发的完全辅助式机器人-YOMI 种植手术机器人（图 8-4），已经于 2017 年通过了 FDA 的认证，需要通过医生手持机器人手臂末端执行器完成手术备孔操作[45]。虽然基于导板的种植技术应用更广泛，但正如 Neocis 公司负责人所说，“数字化导板最大的局限性在于其柔性不佳，当手术中医生遇到需要根据实际情况临时修改手术方案的时候，只能抛开导板，实施徒手手术”[46]。这类机器人手术系统相当于延伸了医生的手，帮助医生进行手术操作，医生具有完全自主权，但机器人所具有的智能化、自动化和高效率重复劳动等特点也需要有效发挥。

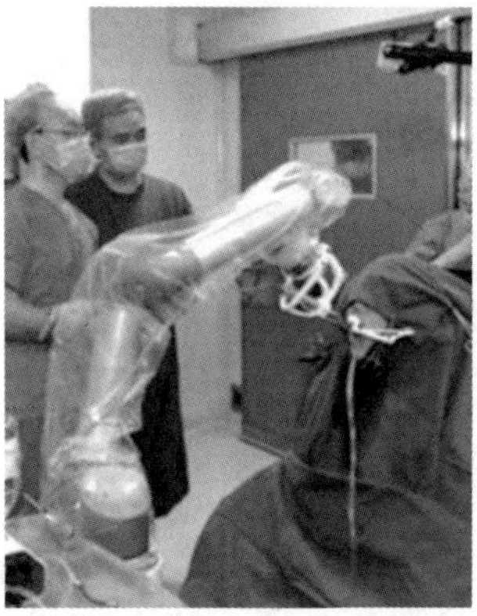

图 8-3　空军军医大学牙种植机器人系统

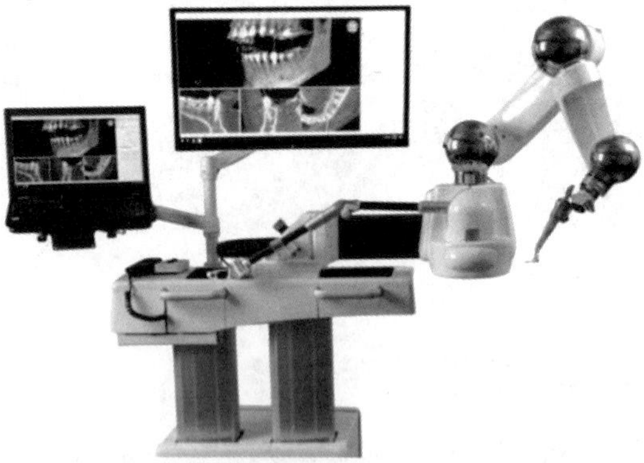

图 8-4　Yomi 机器人牙种植系统

手术机器人在应用中的主要问题来源于手术的控制权应该更多赋予医生还是机器人。一是因为机器人自主判断术中病人的情况以及临时应变能力与医生相比还相差甚远；二是以机器人为中心，使得医生规划的手术方案通过机器人执行，以目前的技术条件，在保证手术稳定的前提下，机器人能够执行的规划复杂度并不高，只能执行备孔等较为简单的手术动作。因此，手术的主导角色应当由医生担任。对能够保证医生在手术中的主导地位，又能保证不丢失机器人自主动作特性的人机协作技术进行研究，是手术机器人发展中极为重要的一环。浙江工业大学数字化医学团队开发的人机协作口腔种植机器人系统 HRCDIS（Human-robot collaborative dental implant system）如图 8-5 所示，旨在通过人机协作控制，使机器人能够按既定种植方案进行手术操作的流程中，医生根据临床需要可以随时介入，当医生退出手工操作后，机器人能继续进行中断的过程[47]；同时，人机协作控制提供低阻力的拖动定位，满足医生中临床中即刻制订手术方案并实施的需求[48]；机器人系统可以利用集成的温度和力反馈，实现满足种植稳定性需要的操作参数自适应控制[49]。

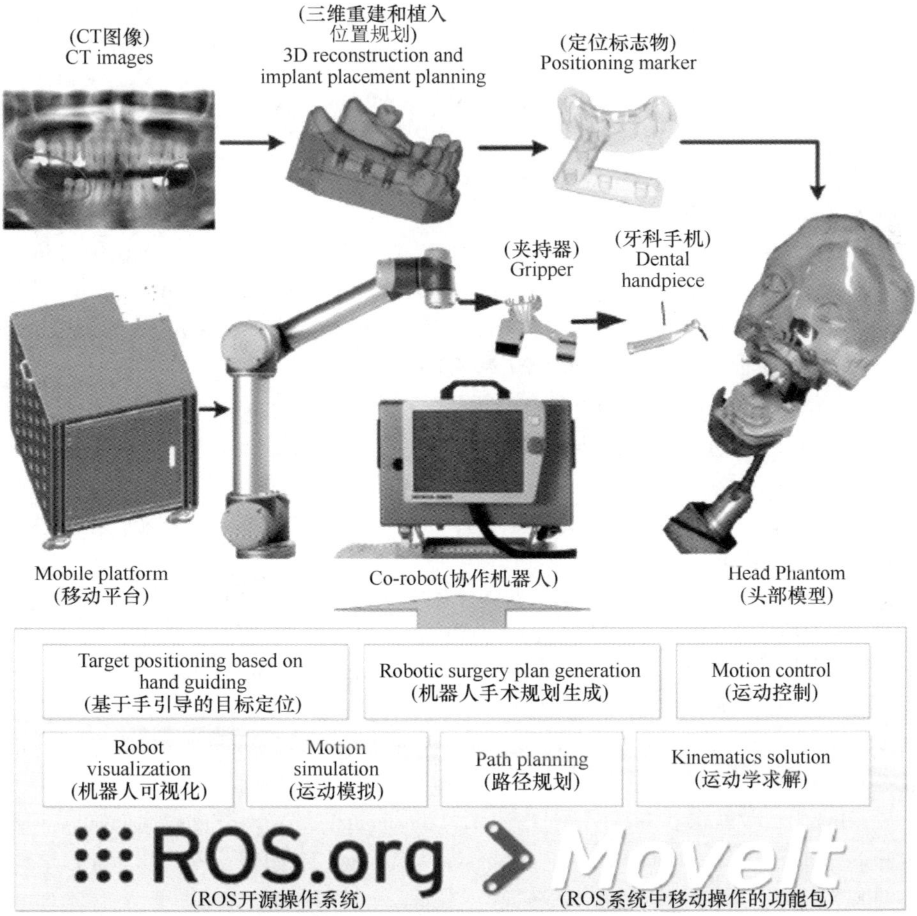

图 8-5　人机协作口腔种植机器人系统 HRCDIS

参考文献

[1]　王子罡，唐泽圣，王田苗，等. 基于虚拟现实的计算机辅助立体定向神经外科手术系统［J］. 计算机学报，2000，23（9）：931-937.

[2] 林俊生. 虚拟现实技术在口腔种植学领域的应用［J］. 当代医学，2011，17（28）：7-8.
[3] 高翔，王涛. 虚拟现实技术在口腔颌面外科学实验教学中的应用［J］. 实验室研究与探索，2001，30（7）：313-314+317.
[4] Mitsuno D，Udea K，Hirota Y，et al. Effective application of mixed reality device HoloLenns：simple manual alignment of surgical field and holograms［J］. Plastic and Reconstructive Surgery，2019，143（2）：647-651.
[5] 刘晓宏. 基于增强现实的手术导航图像融合方法研究［D］. 长春：吉林大学，2015.
[6] Lin Y K，Yau H T，Wang I C，et al. A novel dental implant guided surgery based on integration of surgical template and augmented reality［J］. Clinical Implant Dentistry and Related Research，2015，17（3）：543-553.
[7] Zhu M，Liu F，Chai G，et al. A novel augmented reality system for displaying inferior alveolar nerve bundles in maxillofacial surgery［J］. Scientific Reports，2017，7：42365-42375.
[8] Visarius H，Berlemann U，Nolte L P. Computer assisted condyle positioning during orthognathic surgery［J］. Journal of Cranio-Maxillofacial Surgery，1996，24（S1）：88-89.
[9] Vetter S Y，Beisemann N，Hogan A，et al. Computer assisted surgery in trauma and osteotomy［J］. Orthopaedics and Trauma，2014，28（5）：286-293.
[10] Gargallo-Albiol J，Barootchi S，Salomo-Coll O，et al. Advantages and disadvantages of implant navigation surgery-A systematic review［J］. Annals of Anatomy. 2019，225：1-10.
[11] Picard F，Moholkar K，Gregori A，et al. Role of computer assisted surgery（CAS）in training and outcomes［J］. Orthopaedics and Trauma，2014，28（5）：322-326.
[12] Liu Y F，Xu L W，Zhu H Y，et al. Technical procedures for template-guided surgery for mandibular reconstruction based on digital design and manufacturing［J］. Biomedical Engineering Online，2014，13：63-77.
[13] Wagner A，Ploder O，Enislidis G，et al. Image-guided surgery［J］. International Journal of Oral & Maxillofaical Surgery，1996，25（2）：147-151.
[14] Jedediah K W. Patient-Specific guides：Improved point-registration accuracy for surgical navigation and robotic-assisted surgery［D］. Dissertation for Master degree，University of Washington，2017.
[15] Westermann B，Hauser R. Non-invasive 3-D patient registration for image-guided skull base surgery［J］. Computers & Graphics，1996，20（6）：793-799.
[16] Suligoj F，Svaco M，Jerbic B. Automated marker localization in the planning phase of robotic neurosurgery［J］. IEEE Access，2017，5：12266-12274.
[17] He Y，Huang T，Zhang Y，et al. Application of a computer-assisted surgical navigation system in temporomandibular joint ankylosis surgery：A retrospective study［J］. International Journal of Oral and Maxillofacial Surgery，2017，46（2）：189-197.
[18] 曾田勇. 骨科机器人导航定位系统的应用方法［J］. 中国医疗器械信息，2017，44-47.
[19] 张肖. CT 微创介入实时机器人导航系统研究［D］. 北京：解放军医学院，2016.
[20] Chen X J，Xu L，Wang H X，et al. Development of a surgical navigation system based on 3D slicer for intraoperative implant placement surgery［J］. Medical Engineering & Physics，2017，41：81-89.
[21] Dangino G，Georgilas I，Morad S，et al. Image-guided surgical robotic system for percutaneous reduction of joint fractures［J］. Annals of Biomedical Engineering，2017，45（11）：2648-2662.
[22] 陈艳梅. 超声图像导航手术的关键技术研究［D］. 天津：天津大学，2014.
[23] https：//www. depuysynthes. com/.
[24] Brown M L，Reed J D，Drinkwarter C J. Imageless computer-assisted versus conventional total hip ar-

throplasty: One surgeon's initial experience [J]. The Journal of Arthoplasty, 2014, 29 (5): 1015-1020.
[25] Rambani R, Varghese M. Computer assisted navigation in orthopaedics and trauma surgery [J]. Orthopaedics and Trauma, 2014, 28 (1): 50-57.
[26] van Baar G J C, Liberton N P T J, Forouzanfar T, et al. Accuracy of computer-assisted surgery in mandibular reconstruction: A postoperative evaluation guideline [J]. Oral Oncology, 2019, 88: 1-8.
[27] Prevost R, Kimakhe J, Diep D, et al. The significance of computer-assisted surgery in avoiding double-barrel fibula grafts in reconstruction of the horizontal mandibular ramus. Journal of Stomatology [J]. Oral and Maxillofacial Surgery, 2019, 120 (2): 167-171.
[28] Miner R C. Image-Guided Neurosurgery [J]. Journal of Medical Imaging and Radiation Sciences, 2017, 48 (4): 328-335.
[29] https: //image-navigation. com/igi/.
[30] http: //www. x-navtech. com/x-guide/.
[31] 谭民，王硕. 机器人技术研究进展 [J]. 自动化学报，2013，39 (7)：963-972.
[32] Davies B. A review of robotics in surgery [J]. Proceedings of the Institution of Mechanical Engineerings, Part H: Journal of Engineering in Medicine, 2000, 214 (1): 129-140.
[33] Lanfranco A R, Castellanos A E, Desai J P, et al. Robotic surgery-A current perspective [J]. Annals of Surgery, 2004, 239 (1): 14-21.
[34] Joseph J R, Smith B W, Liu X L, et al. Current applications of robotics in spine surgery: A systematic review of the literature [J]. Neurosurgical Focus, 2017, 42 (5): E2-E9.
[35] 倪自强，王田苗，刘达. 医疗机器人技术发展综述 [J]. 机械工程学报，2015，51 (13)：45-52.
[36] 郭松，杨明杰，谭军. 手术机器人面临的一大挑战-力触觉反馈 [J]. 中国生物医学工程学报，2013，32 (4)：499-503.
[37] Barbash G I, Gied S A. New technology and health care costs -The case of robot-assisted surgery [J]. The New England Journal of Medicine, 2010, 363 (8): 701-704.
[38] Keistensen S E, Mosgaard B J, Rosendahl M, et al. Robot-assisted surgery in gynecological oncology: Currentstatus and controversies on patient benefits, cost andsurgeon conditions-A systematic review [J]. Acta Obstetricia et Gynecologica Scandinavica, 2017, 96 (3): 274-285.
[39] 韩晓光，刘亚军，范明星，等. 骨科手术机器人技术发展及临床应用 [J]. 科技导报，2017，35 (10)：19-25.
[40] 王田苗. "一带一路" 背景下的中国机器人发展机遇与挑战 [J]. 中国科技奖励，2017，219：18-20.
[41] 尹军，刘相花，唐海英，等. 手术机器人的研究进展及其在临床中的应用 [J]. 医疗卫生装备，2017，38 (11)：97-100.
[42] 枫尘落叶笑红尘. 全球最成功的 "达芬奇" 手术机器人，凭什么垄断整个医疗市场? 机器人网，2016 年 12 月 8 日，http: //robot. ofweek. com/2016-12/ART-8321203-8420-30077045. html.
[43] 吴秦. 口腔种植机器人空间映射装置的研发及其应用研究 [D]. 西安：第四军医大学，2016.
[44] 苏玉军，李西军. 口腔医院研发成功世界首台自主式种植牙手术机器人 [J]. 空军军医大学新闻网，2017 年 9 月 18 日，http: //https: //news. fmmu. edu. cn/info/1004/159459. html.
[45] Medgadget. Yomi, The first robotic dental surgery system now cleared by FDA. 2017 年 3 月 2 日，https: //www. medgadget. com/2017/03/yomi-first-robotic-dental-surgery-system -now-cleared-fda. html.

[46] World' s First robotic Dental Surgery System-Yomi cleared. 2017. 3, http: //www. juniordentist. com/yomi-robotic-dental-surgery-system. html.

[47] Kan T S, Cheng K J, Liu Y F, et al. Evaluation of a custom-designed human-robot collaboration control system for dental implant robot [J]. International Journal of Medical Robotics and Computer Assisted Surgery, 2021, 18 (1): e2346.

[48] Cheng K J, Kan T S, Liu Y F, et al. Accuracy of dental implant surgery with robotic position feedback and registration algorithm: An in-vitro study [J]. Computers in Biology and Medicine, 2021, 129: 104153.

[49] Cui Q, Wang R, Faller L M, et al. Temperature field in bone during robotic dental implant drilling: theoretical models and in vitro experiments [J]. Journal of Medical and Biological Engineering, 2022, 42: 253-262.

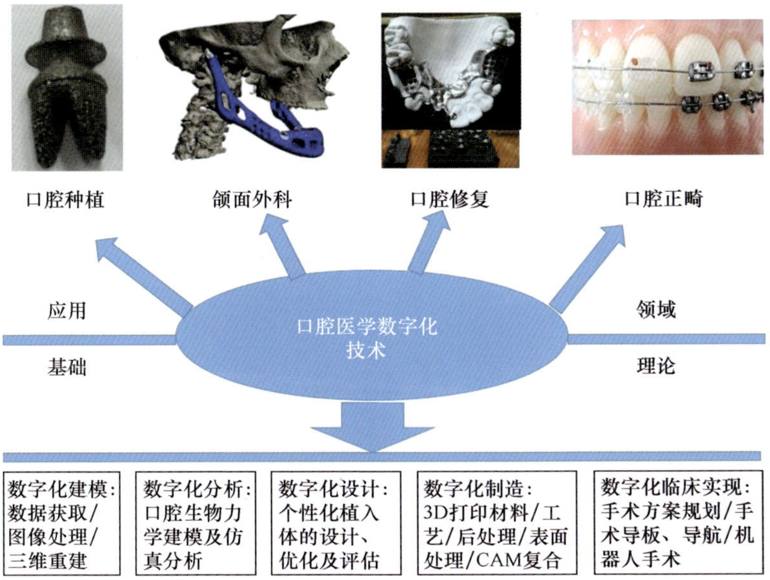

图 1–1　口腔医学数字化技术体系框架

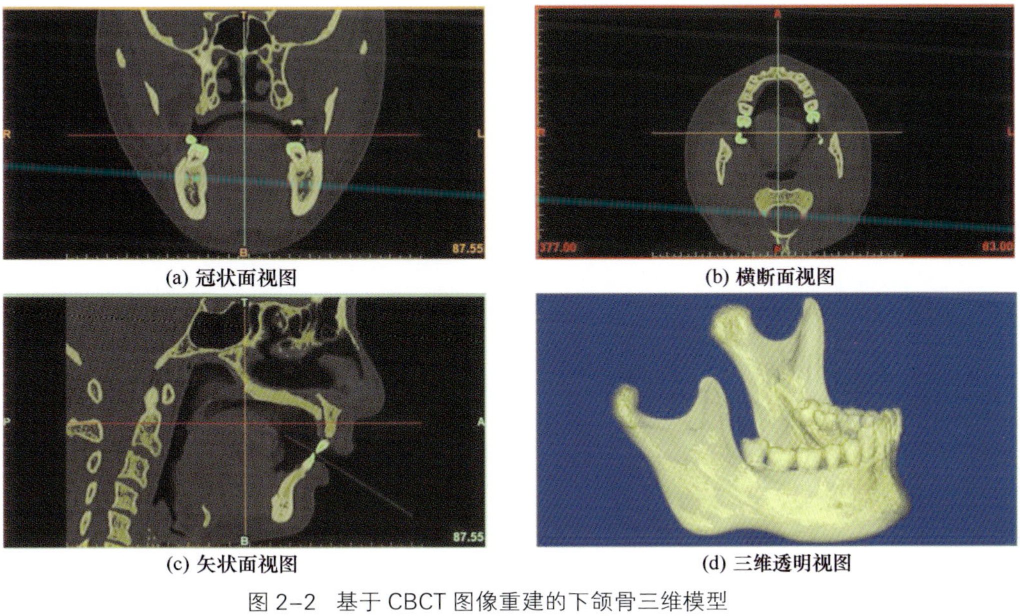

(a) 冠状面视图　(b) 横断面视图

(c) 矢状面视图　(d) 三维透明视图

图 2–2　基于 CBCT 图像重建的下颌骨三维模型

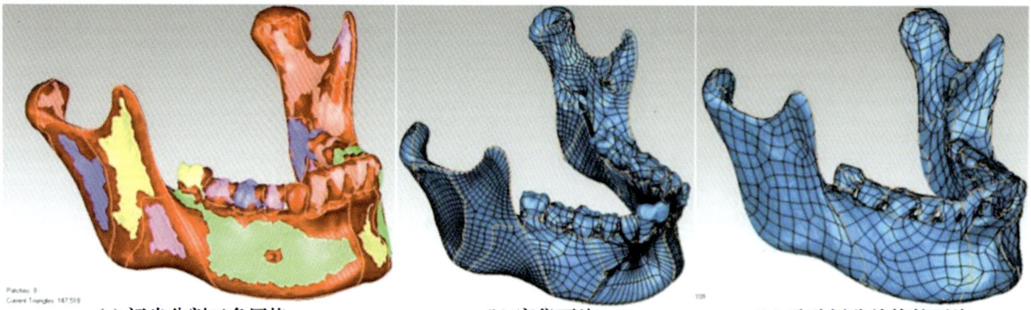

(a) 初步分割三角网格 (b) 密集面片 (c) 手动划分并修整面片

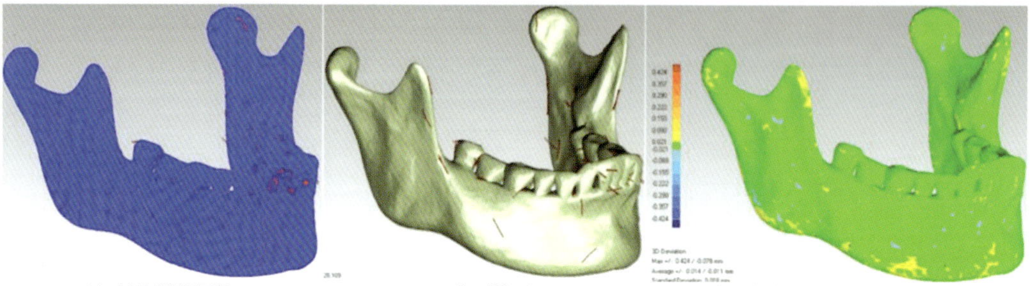

(d) 创建插值网格 (e) 曲面模型 (f) 对比参数曲面和原三角网格模型

图 2–8 构建参数曲面的三维模型

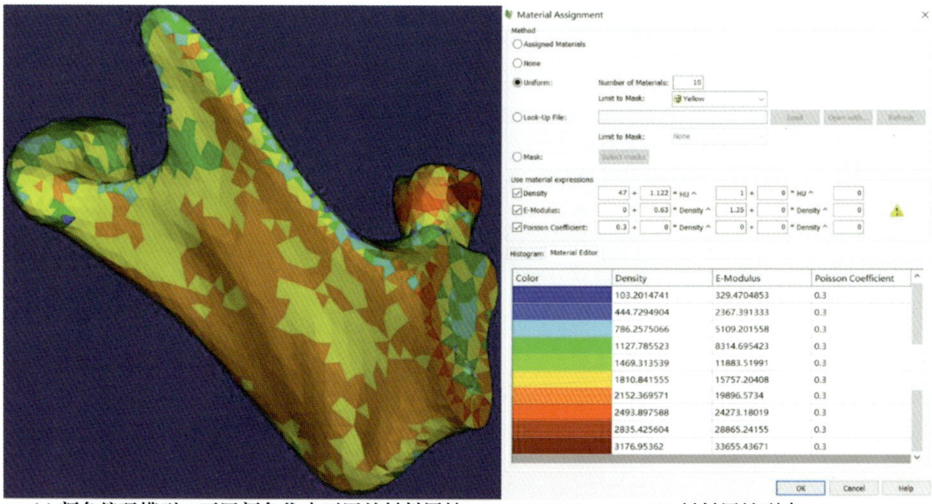

(a) 颜色编码模型，不同颜色代表不同的材料属性 (b) 材料属性列表

图 2–9 材料属性模型

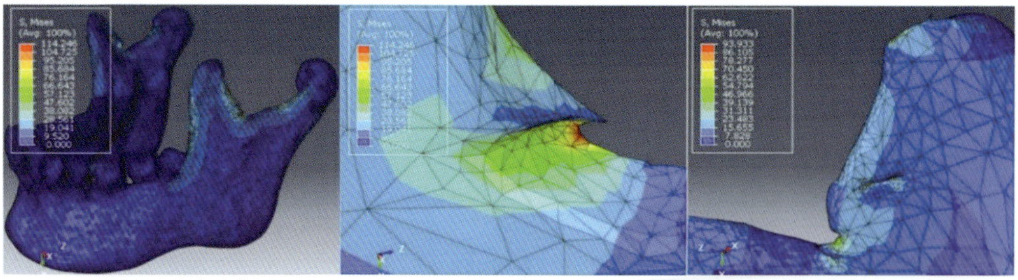

(a) 原模型的应力分布图 (b) 放大奇异区1 (c) 移除奇异区1，放大奇异区2

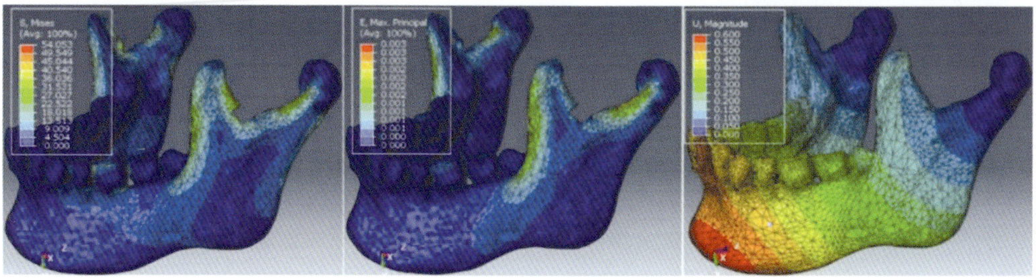

(d) 移除奇异区后的应力分布图 (e) 应变分布图 (f) 位移分布图

图 2–13 基于参数曲面模型的有限元分析结果

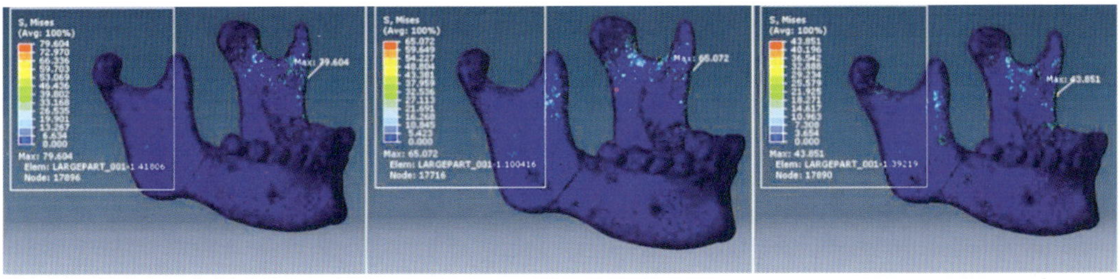

(a) 单板修复时骨应力分布　　(b) 双板修复时骨应力分布　　(c) V板修复时骨应力分布

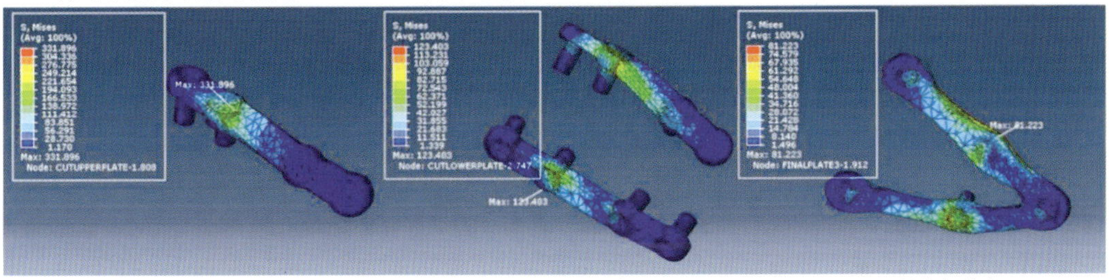

(d) 单板应力分布　　(e) 双板应力分布　　(f) V板应力分布

图 2-27　左侧磨牙区 250 N 加载条件下，三种固定方式下下颌骨与内固定系统的应力分布图

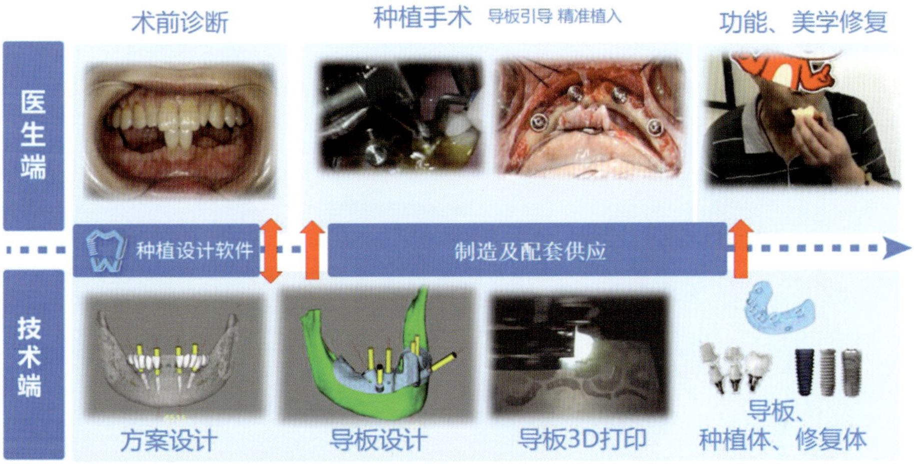

图 3-12　数字化种植技术流程

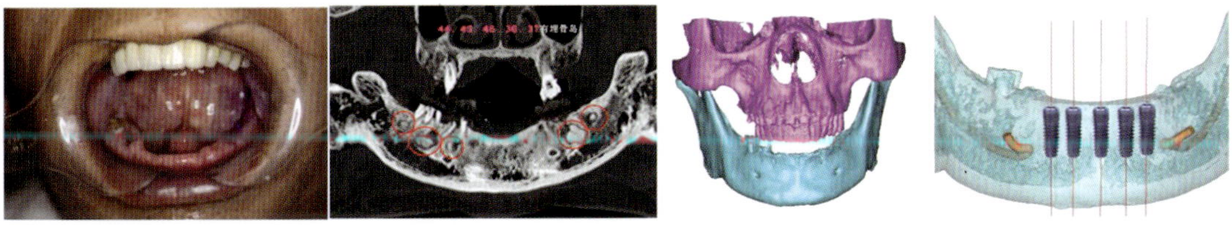

(a) 术前口内照　　(b) 术前全景片　　(c) 三维重建模型　　(d) 种植方案

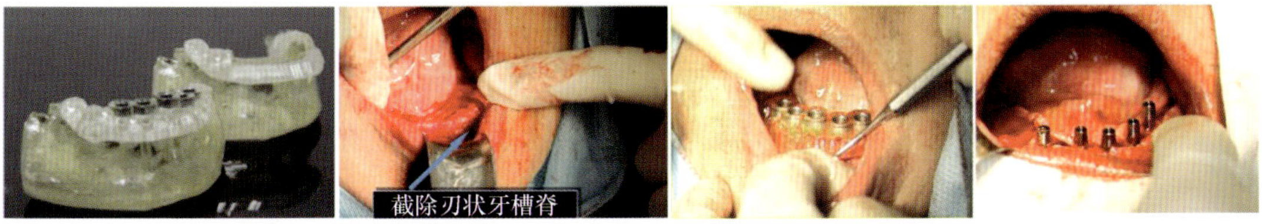

(e) 截骨导板和种植导板　　(f) 截骨导板切除牙槽脊　　(g) 骨支持种植导板备孔　　(h) 种植体就位

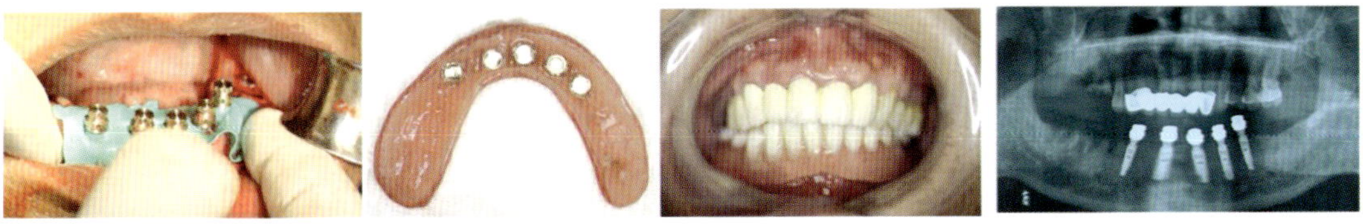

(i) 安装取模杆取模　　(j) 临时修复冠桥　　(k) 固定临时冠桥　　(l) 修复后的全景片

图 3-25　骨支持导板种植病例（浙江省人民医院提供病例）

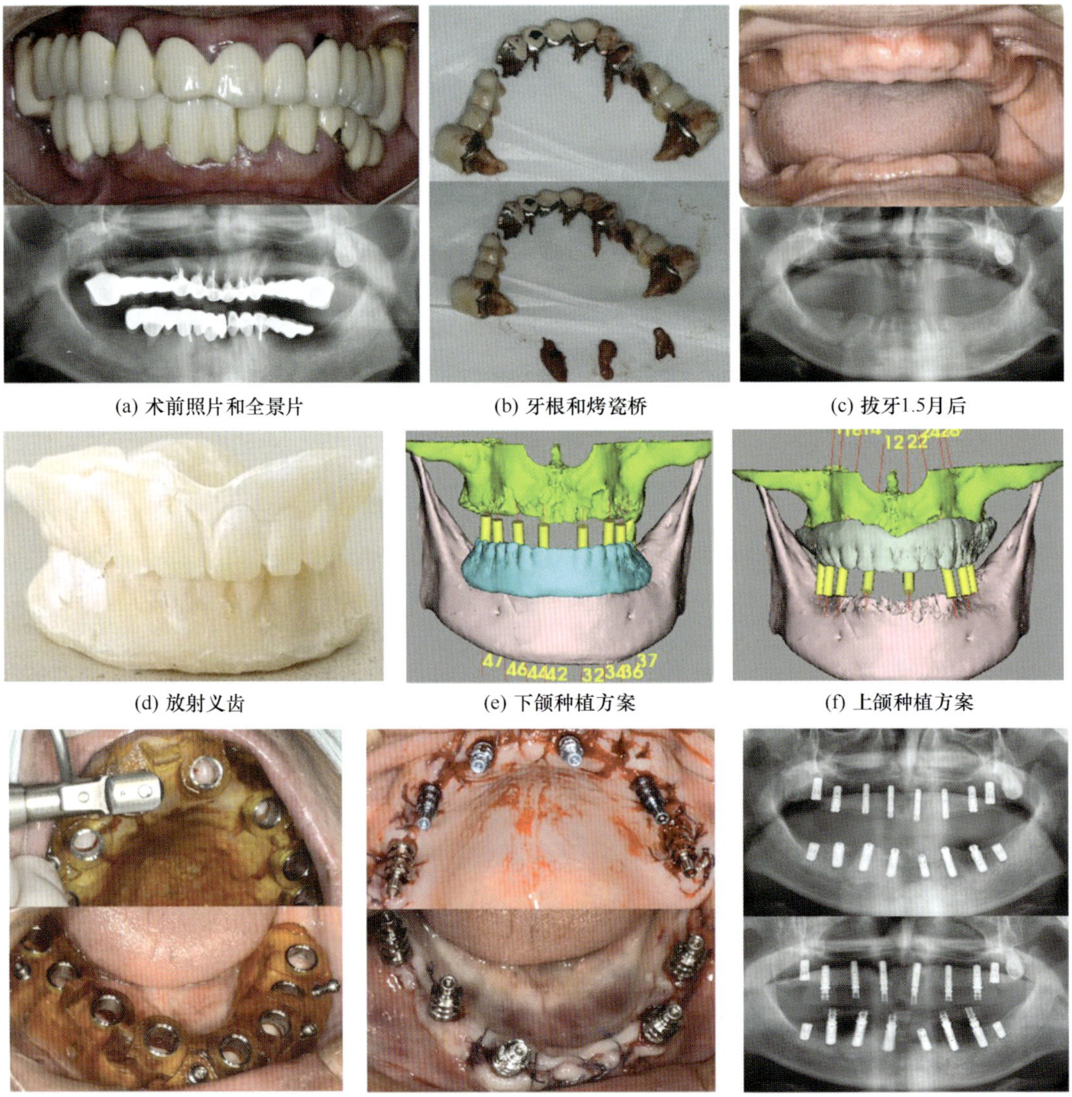

(a) 术前照片和全景片 (b) 牙根和烤瓷桥 (c) 拔牙1.5月后

(d) 放射义齿 (e) 下颌种植方案 (f) 上颌种植方案

(g) 导板引导种植备孔 (h) 安装取模植取印模 (i) 种植体就位全景片

图 3-26 牙龈支持导板种植病例（杭州口腔医院提供病例）

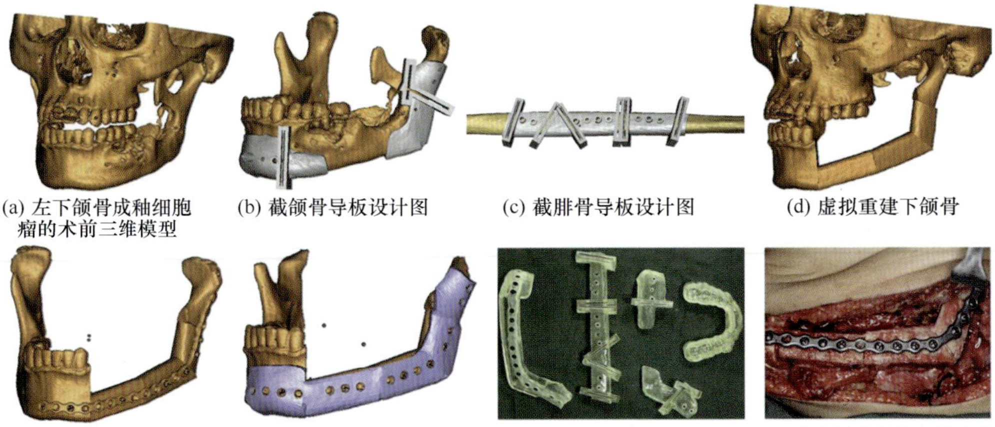

(a) 左下颌骨成釉细胞瘤的术前三维模型 (b) 截颌骨导板设计图 (c) 截腓骨导板设计图 (d) 虚拟重建下颌骨

(e) 塑形导板设计图 (f) 用预弯钛板固定的重建下颌骨模型 (g) 具有预弯钛板的腓骨重建下颌骨的3D打印模型 (h) 成形的腓骨瓣安放在缺损处并通过预弯钛板与相邻的下颌骨骨段进行固定

图 4-17 腓骨瓣移植修复重建下颌骨缺损的过程（浙江大学医学院附属第一医院提供病例）

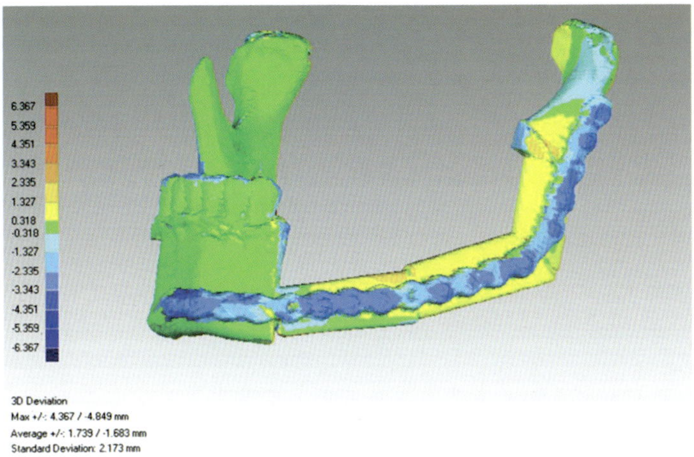

图 4-18　术前方案与术后重建模型的对比误差色谱图

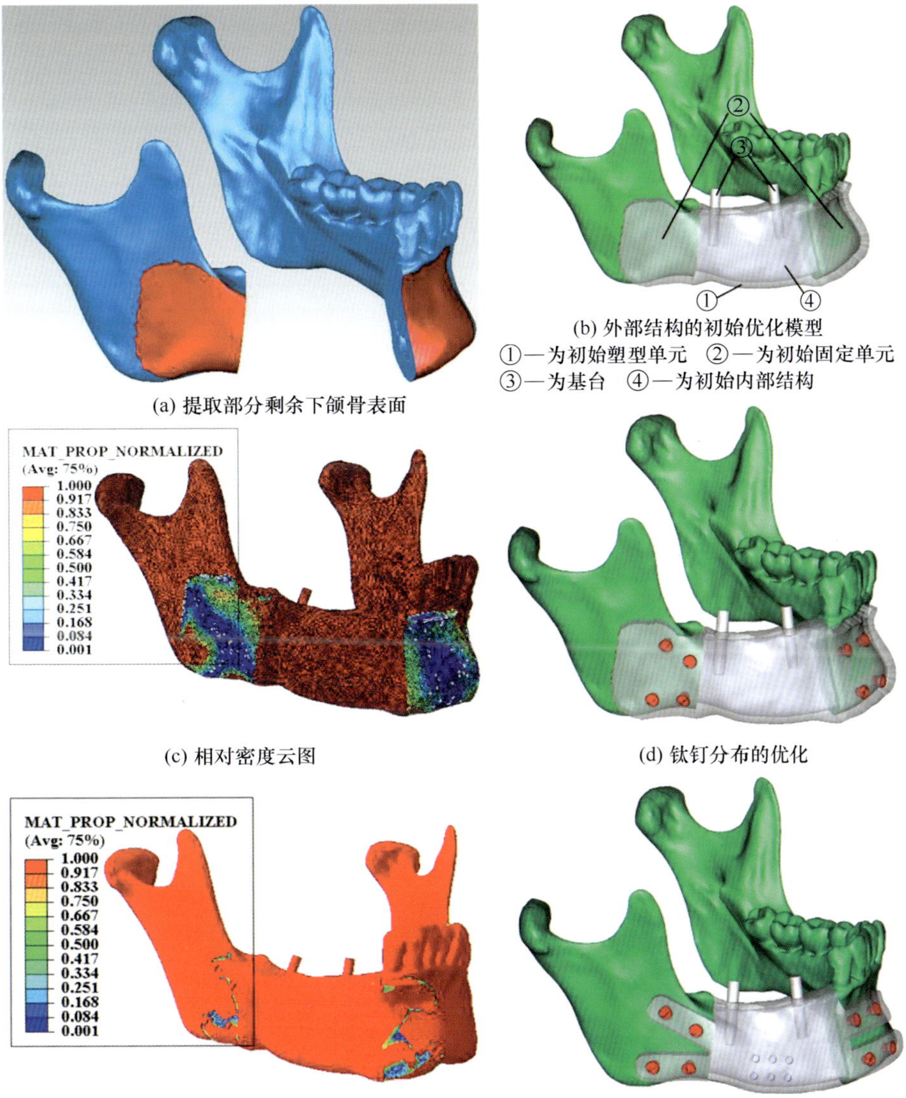

(a) 提取部分剩余下颌骨表面

(b) 外部结构的初始优化模型
①—为初始塑型单元　②—为初始固定单元
③—为基台　④—为初始内部结构

(c) 相对密度云图

(d) 钛钉分布的优化

(e) 钛钉分布位置

(f) 植入体优化的外部结构

图 5-6　固定单元设计流程

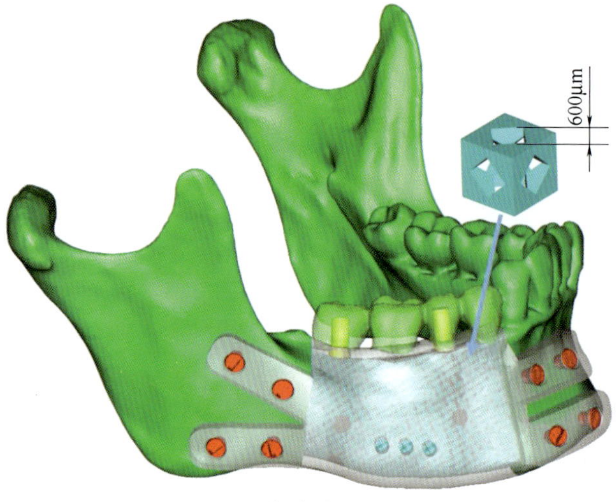

图 5-8　复合结构植入体

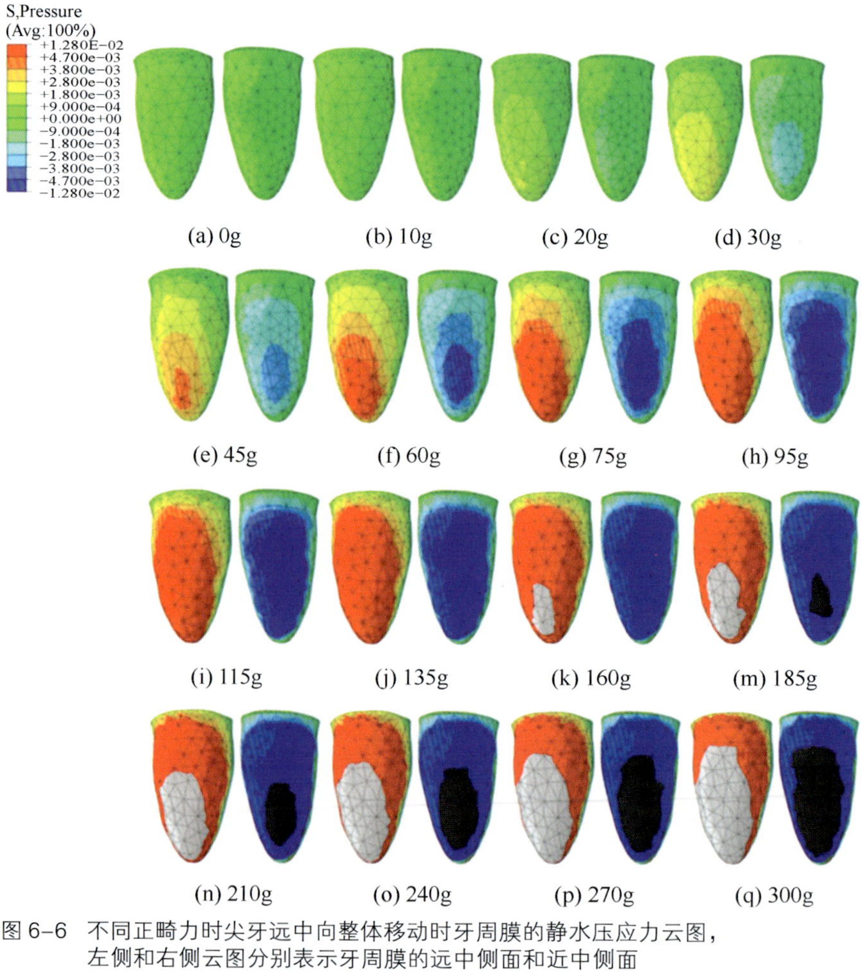

图 6-6　不同正畸力时尖牙远中向整体移动时牙周膜的静水压应力云图，左侧和右侧云图分别表示牙周膜的远中侧面和近中侧面

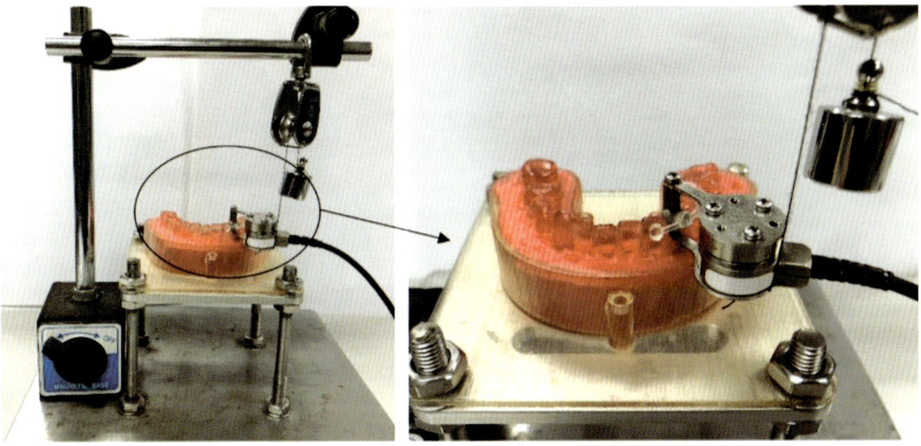

图 6-38　牙齿矫治力的动态测量平台

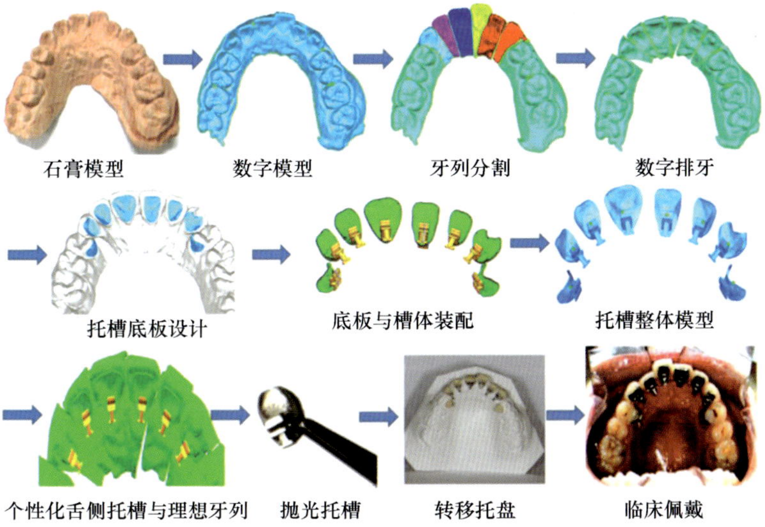

图 6-40　个性化舌侧托槽的数字化设计制造及佩戴流程图（浙江大学附属第一医院提供病例）

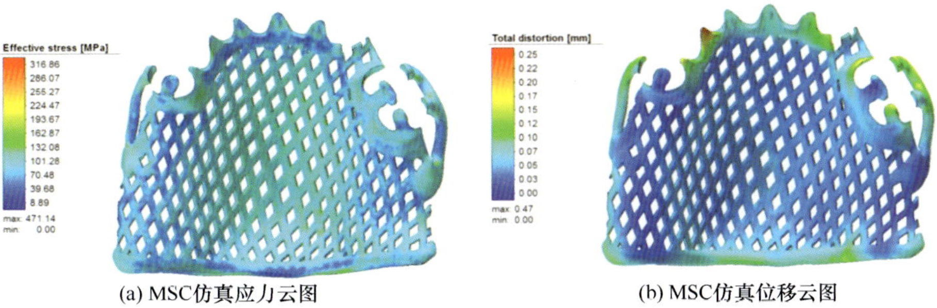

(a) MSC仿真应力云图　　(b) MSC仿真位移云图

图 7-14　赝复体支架 MSC 仿真结果

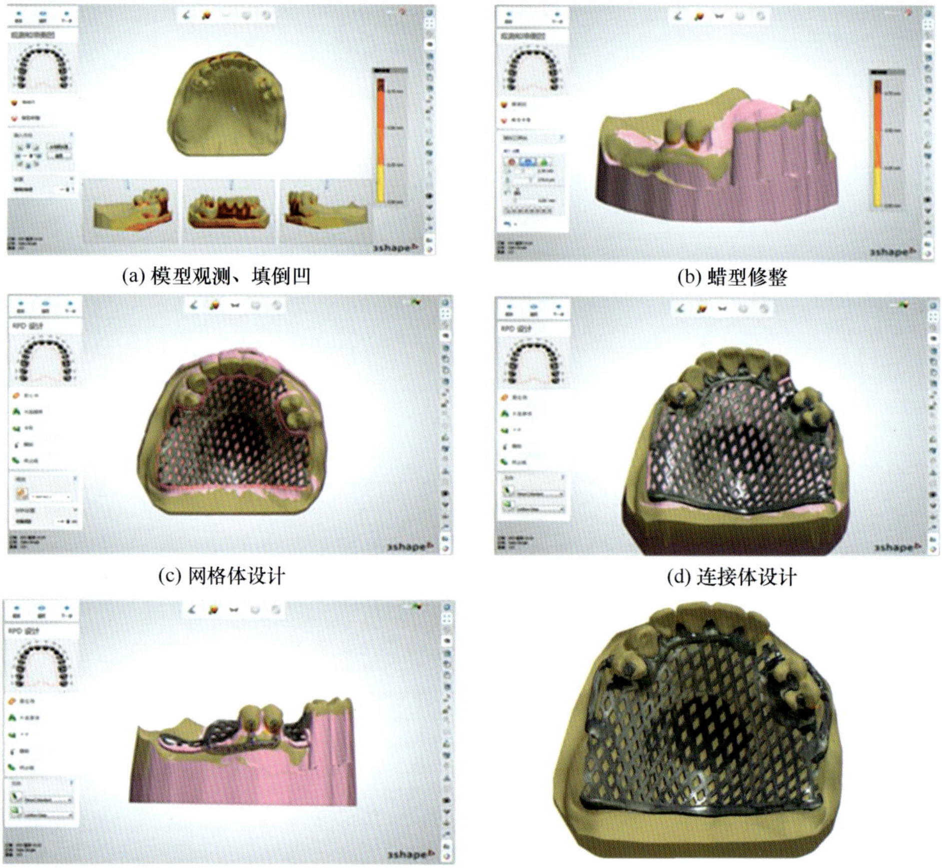

(a) 模型观测、填倒凹　　(b) 蜡型修整

(c) 网格体设计　　(d) 连接体设计

(e) 卡环、支托　　(f) 最终支架模型

图 7-12　上颌赝复体支架设计过程

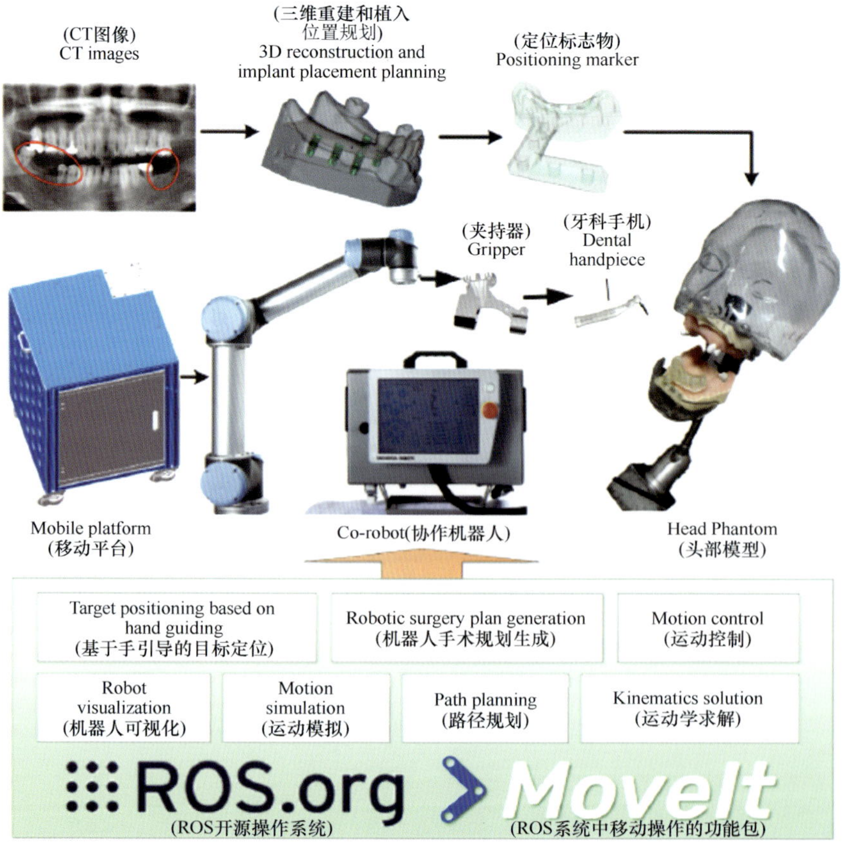

图 8-5　人机协作口腔种植机器人系统 HRCDIS